Andreas Bechdolf, Karolina Leopold,
Anja Lehmann, Eva Burkhardt

Junge Menschen mit Psychosen begleiten

Das Praxisbuch zum FRITZ

Psychiatrie Verlag

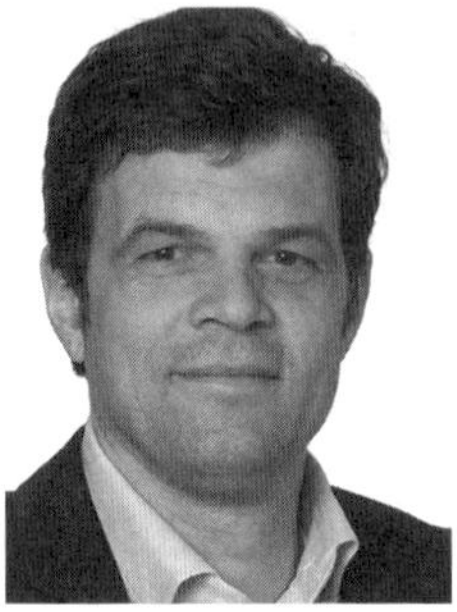

Prof. Dr. med.
Andreas Bechdolf
ist Facharzt für Psychiatrie und Psychotherapie sowie Professor für Psychiatrie und Psychotherapie an der Uniklinik Köln und der University of Melbourne. Er ist Chefarzt der Kliniken für Psychiatrie, Psychotherapie und Psychosomatik des Vivantes Klinikums Am Urban und des Vivantes Klinikums im Friedrichshain in Berlin.

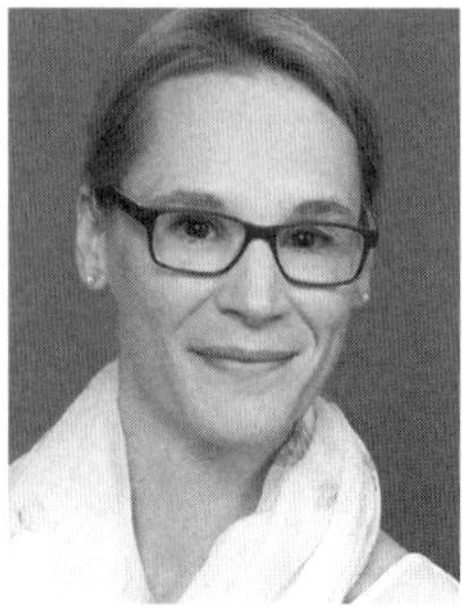

PD Dr. med. habil.
Karolina Leopold
ist Oberärztin an der Klinik für Psychiatrie, Psychotherapie und Psychosomatik des Vivantes Klinikums Am Urban und leitet das FRITZ-Projekt.

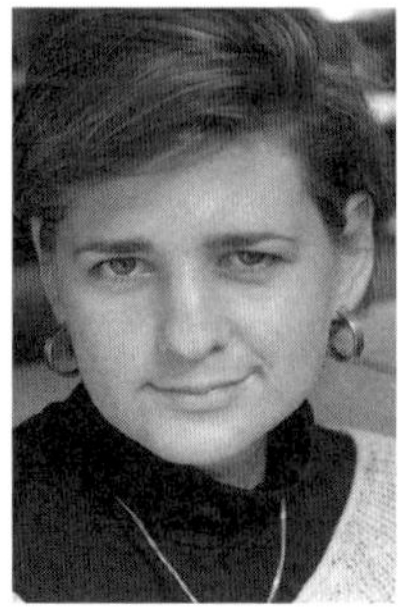

Dr. phil. Dipl.-Psych.
Anja Lehmann
ist leitende Psychologin der Kliniken für Psychiatrie, Psychotherapie und Psychosomatik des Vivantes Klinikums Am Urban und des Vivantes Klinikums im Friedrichshain in Berlin.

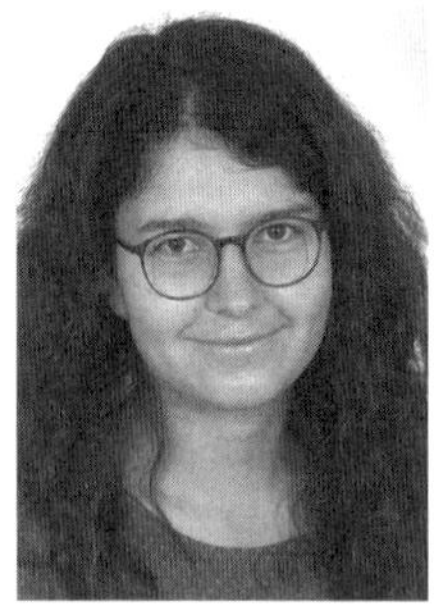

Dr. med.
Eva Burkhardt
ist Ärztin in Weiterbildung für Psychiatrie und Psychotherapie und wissenschaftliche Mitarbeiterin der Klinik für Psychiatrie, Psychotherapie und Psychosomatik des Vivantes Klinikums Am Urban und der University of Melbourne.

Andreas Bechdolf, Karolina Leopold,
Anja Lehmann, Eva Burkhardt

Junge Menschen mit Psychosen begleiten

Das Praxisbuch zum FRITZ

Mitarbeit
Navid Aliakbari
Alissa Bousselmi
Heike Drescher
Marita Fried
Tobias Hellenschmidt
Dorothea Jäckel
Michéle Kallenbach
Ali Karatas
Stefan Knoepfler
Florian Kunze-Forest
Stefanie Leopold
Maggie
Emilio Velasquez

Psychiatrie Verlag

Andreas Bechdolf, Karolina Leopold, Anja Lehmann, Eva Burkhardt
Junge Menschen mit Psychosen begleiten
Das Praxisbuch zum FRITZ

1. Auflage 2022
ISBN: 978-3-96605-114-9
ISBN E-Book (PDF): 978-3-96605-119-4

Bibliografische Information der Deutschen Nationalbibliothek
Die Deutsche Nationalbibliothek verzeichnet diese Publikation
in der Deutschen Nationalbibliografie;
detaillierte bibliografische Daten sind im Internet über
http://dnb.d-nb.de abrufbar.

Alle Arbeitsmaterialien stehen im Internet zum Download zur Verfügung unter:
https://psychiatrie-verlag.de/product/junge-menschen-mit-psychosen-begleiten/

Lektorat: Karin Koch, Köln
Umschlagkonzeption: GRAFIKSCHMITZ, Köln
unter Verwendung eines Fotos von Pixel-Shot /shutterstock.com
Typografiekonzeption und Satz: Iga Bielejec, Nierstein
Druck und Bindung: Druck & Medien Plump GmbH, Rheinbreitbach

PRAXIS

DOWNLOADMATERIALIEN

Phasen einer psychotischen Episode

Identifizierung von Frühwarnzeichen

Klinische Merkmale, Beziehungsgestaltung, Behandlungsziele und -optionen in den Phasen einer psychotischen Episode

Hilfreiche Haltungsmerkmale und Handlungsprinzipien

Teamaufgaben und Interventionen bei Fokus 1: Vertrauen aufbauen, Orientierung geben und Motivation fördern

Teamaufgaben und Interventionen bei Fokus 2: Gemeinsame Anliegen finden

Teamaufgaben und Interventionen bei Fokus 3: Krisen verstehen und Verantwortung teilen

Teamaufgaben und Interventionen bei Fokus 4: Identität und Autonomie fördern

Gefühle, ihre Funktion und mögliches Verhalten

Vorgehen bei einem Krisenplan

Literaturverzeichnis

Die Materialien finden sich auf https://psychiatrie-verlag.de/product/junge-menschen-mit-psychosen-begleiten/, den Zugangscode finden Sie auf Seite 33.

Vorbemerkung

Dieses Buch richtet sich an ein vielfältiges Publikum: an Menschen, die im Rahmen ihrer Arbeit jungen Leuten mit ersten psychotischen Episoden begegnen, aber auch an Personen, die selbst oder im Familien- und Freundeskreis Erfahrung mit psychotischen Krisen gemacht haben. Geschrieben wurde das Buch jedoch zu großen Teilen von Professionellen mit ärztlicher oder psychologischer Ausbildung. Es ist uns bewusst, dass unser Blick durch unsere berufliche Rolle geprägt ist, trotz der Zusammenarbeit mit Peermitarbeitenden und unseres eigenen Bemühens um die Einbeziehung der Perspektiven von Menschen mit Psychoseerfahrung. Wir sehen dies als Limitation, aber nicht als Hindernis für das Verfassen dieses Buches – wir möchten gern einiges weitergeben, was wir über die bestmögliche Unterstützung für Menschen mit ersten psychotischen Episoden gelernt haben, erheben aber keinen Anspruch auf Vollständigkeit.

An vielen Stellen sind Kompromisse und Beschränkungen nötig. Beispielsweise waren Entscheidungen über eine geeignete inklusive und nicht diskriminierende Sprache mit einem Ringen um bestimmte Begriffe verbunden, von denen hier nur einige wenige genannt werden sollen. Zentral war die Frage, wie wir von denjenigen sprechen sollten, an die sich unsere Angebote richten. Wir haben uns dafür entschieden, so weit wie möglich auf den Begriff »Patient*in« zu verzichten, da er aus unserer Sicht eine hierarchisch und durch den Krankheitsbegriff geprägte Perspektive impliziert.

Formulierungen wie »Menschen mit Psychoseerfahrung« oder »Psychiatrieerfahrene« erschienen uns im Kontext eines Buchs über Angebote für Menschen mit ersten psychotischen Episoden nicht passend, da Personen in dieser Situation meistens noch keine Erfahrung mit solchen Erlebensweisen und Behandlungsangeboten haben. Gerade wenn es nicht im engeren Sinne um die Auswirkung psychotischer Erlebensweisen geht, verwenden wir vorwiegend den bewusst unscharfen Oberbegriff »junge Menschen«. Wenn von »Betroffenen« die Rede ist, ist dies gemeint im Sinne von »denjenigen, die psychotische Episoden erleben«, »denjenigen, die von einer psychischen Krise betroffen sind«. Assoziationen mit »betroffen zu Boden schauen« oder »Betroffenheitsmiene« sind leider möglich, von uns aber nicht beabsichtigt. Uns ist bewusst, dass nicht nur die Menschen in psychotischen Krisen »betroffen« sind, sondern

auch Menschen aus deren familiärem, freundschaftlichem oder beruflichem Umfeld und auch wir als Mitglieder eines therapeutischen Teams.
Auch ein Wort wie »Behandlung« ist häufig passiv konnotiert, gemeint sind hier Behandlungsangebote, die ein gemeinsames Handeln zum Ziel haben. Es ist uns dabei wichtig, die Unterstützungsmöglichkeiten und Perspektiven verschiedener Berufsgruppen sichtbar zu machen. Der Begriff des »therapeutischen Teams« schließt alle Mitarbeitenden ein, die im Rahmen der Behandlung mit jungen Menschen in Kontakt kommen.
Viele der klinischen Beispiele stammen aus dem stationären Kontext, was damit zusammenhängt, dass die Station das erste Element des FRITZ (Frühinterventions- und Therapie-Zentrum) war, welches umgesetzt werden konnte. Im Laufe der Zeit kamen ambulante, aufsuchende und teilstationäre Angebote hinzu, die heute gleichwertige Alternativen darstellen und in allen Phasen der Behandlung zur Verfügung stehen.
Das Buch ist in die drei Abschnitte Grundlagen, Praxis und Implementierung gegliedert. In den Grundlagen-Kapiteln setzen wir uns mit der Grundidee von Frühintervention für Menschen mit psychotischen Krisen und dem aktuellen Forschungsstand hierzu auseinander. Zudem werden Modelle zum Verständnis psychotischer Episoden und zu entwicklungspsychologischen Aspekte von Adoleszenz und jungem Erwachsenenalter vorgestellt. Aus diesen Grundlagen leiten wir unsere therapeutische Haltung ab und diskutieren, wie diese Haltung sich in konkreten Behandlungsansätzen zeigen kann.
Die Kapitel im Praxis-Abschnitt setzen sich mit den unterschiedlichen Bestandteilen der FRITZ-Angebote auseinander. Dies sind zunächst Strategien und strukturelle Rahmenbedingungen, die den initialen Kontakt mit Hilfsangeboten erleichtern und das Risiko von Kontaktabbrüchen reduzieren. Im nächsten Schritt werden die therapeutischen Möglichkeiten von Einzelkontakten und Gruppenangeboten vorgestellt sowie medizinische Behandlungsangebote. Parallel findet die Arbeit mit Bezugspersonen der Betroffenen statt, für die es in den verschiedenen Phasen der Behandlung eigene Angebote gibt.
Im letzten Teil des Buches geht es um die Wege zur Implementierung eines Behandlungsangebots für junge Menschen mit ersten psychotischen Episoden sowie die Aufrechterhaltung und Weiterentwicklung des Modells.
Zur Idee, Etablierung und Weiterentwicklung von FRITZ und zum vorliegenden Buch haben viele Menschen beigetragen, denen unser Dank gebührt. In erster Linie sind dies die Mitglieder des FRITZ-Teams, aber auch die Geschäftsführung des Vivantes Klinikums Am Urban, Herr Dr. Danckert und Frau Gabel, sowie die Mitarbeitenden und Vorsitzenden der Vivantes

Geschäftsführung, Frau Dr. Grebe, Herr Dr. Thombansen und Frau Erz, ohne deren Unterstützung einige Aspekte des FRITZ-Konzepts nicht umsetzbar gewesen wären.
Nicht zuletzt möchten wir uns bei Annabelle (19), Jo (25) und Moritz (23) bedanken, drei jungen Menschen mit Behandlungserfahrung im FRITZ. Alle drei haben uns erlaubt, wörtliche Zitate aus unseren Gesprächen mit ihnen in diesem Buch zu verwenden, und sie werden Ihnen so beim Lesen immer wieder begegnen.

Erfahrungen von Betroffenen

»Wenn man einmal die Kontrolle über die eigenen Gedanken verloren hat, ist nichts mehr, wie es vorher war«

Maggie, 26

Fast fünf Jahre hat es gedauert, bis mein Selbstbewusstsein wieder einigermaßen auf der Höhe war. Es ist natürlich nicht so hoch wie während meiner Psychose, als alles möglich schien, aber ich bin wieder in der Lage, meinen Alltag zu bewältigen und mich (auch beruflichen) Herausforderungen zu stellen. Das verdanke ich nicht zuletzt dem FRITZ-Team.

Als ich nach meiner ersten Psychose gerade frisch aus dem Krankenhaus entlassen war, kam ich erstmals ins Urban-Krankenhaus. Dank der Empfehlung einer Assistenzärztin hatte ich einen Termin in der PIA erhalten, wo ich in der folgenden Woche vorstellig werden sollte. Doch ich hatte die Entlassung nicht gut weggesteckt. Im Gegenteil, ich stürzte in so ein tiefes Loch wie noch nie in meinem Leben. Alles, woran ich geglaubt hatte, war mir unter den Füßen weggezogen worden, und so richtig bewusst wurde mir das erst, als ich wieder zu Hause war. Ich saß allein in meiner Wohnung und starrte die Wand an.

Weil ich irgendetwas tun musste, ging ich ins Urban-Krankenhaus. In die Notaufnahme. Und bekam einen Platz auf der FRITZ-Station. Dort konnte ich den Schock erst einmal verarbeiten, und nach einer Woche wurde mir klar, dass es von mir abhängt, ob alles wieder gut wird.

Wenn man einmal die Kontrolle über die eigenen Gedanken verloren hat, ist nichts mehr, wie es vorher war. Wenn du dir selbst nicht mehr vertrauen kannst, wem bitte dann? Und so musste ich vor allem lernen, anderen Menschen zu vertrauen. Hilfe anzunehmen. Mich selbst nicht so wichtig zu nehmen.

Ohne meine Familie hätte ich das bestimmt nicht gepackt. Aber auch die PIA und die Therapie waren ein Anker. Ich hatte Glück und bekam schnell einen Therapieplatz. Es war alles neu für mich! Ich hatte mich immer für eine reflektierte Person gehalten, aber wenn sich die Selbstreflexion mit Wahnvorstellungen paart, erfährt man auch viel über das Universum, das in jedem

Einzelnen von uns steckt. Fakt ist: Meine Psychosen waren horizonterweiternde Erlebnisse und ich bin sehr dankbar, dass ich sie erleben durfte.
In dem Krankenhaus, wo ich zuerst war, beendete man meine Reise jedoch auf sehr unsanfte Weise. Ich wurde fixiert, ruhiggestellt und aus meinen Träumen gerissen. Daher war ich auch so orientierungslos, als ich wieder zu Hause war. Bei meiner zweiten Psychose im Urban-Krankenhaus war das ganz anders. Da ließ man mich meine getanzten Fantasien ausleben. Ich weiß nicht, ob es drei Tage waren oder eine Woche, die ich allein in einem Raum verbracht habe, aber der Film endete irgendwann von selbst und ich war bereit, wieder unter Leute zu gehen. Es war nicht so ein Schock wie beim ersten Mal.
Auch nach der Entlassung aus dem Krankenhaus erhielt ich viel Unterstützung. Bis heute habe ich alle vier bis sechs Wochen einen Arzttermin, bei dem ich alles ansprechen kann, was mich bewegt.
Auch das Jobcoaching hilft mir sehr. Es geht dabei nicht darum, möglichst schnell in die Berufstätigkeit gebracht zu werden, das hat bei mir praktisch von selbst geklappt, sondern viel mehr darum, ein ausgefülltes Leben zu führen und auch einen Ausgleich zur Alltagsroutine zu finden. Es ist in jedem Fall ein ganzheitliches Konzept, das den Menschen und seine individuellen Bedürfnisse in den Mittelpunkt stellt.

»Ich bin nicht krank, ihr seid krank!«

Ali Karatas, 25

Das war meine Reaktion auf die versammelte Mannschaft von Ärzten und Therapeuten, als ich das erste Mal mit einer akuten Psychose in die geschlossene Psychiatrie kam.
Ich bin bipolar I und hatte schon drei Episoden mit schwerem Verlauf. Erst die Manie, dann starke Depressionen. Im Gegensatz zu meinen manischen Phasen, die sehr aufregend waren und wie im Rausch vergingen, verliefen die depressiven Episoden sehr hart und langwierig. Gewichtszunahme, dunkle, ausweglose Gedanken, die sich wie im Karussell drehen, und ständig schlechte Laune standen jeden Tag auf dem Programm. Eine Abwärtsspirale, die Richtung Selbsthass und Suizid führen kann. Eines Tages sah ich alte Bilder von mir an und erkannte mich selbst nicht mehr. Was war aus mir geworden? Ein Mensch, der in Selbstmitleid ertrank.
Immer, wenn es so schwer erträglich wurde, suchte ich den Kontakt zu meiner Psychiaterin, die mich medikamentös optimal dosierte, sodass ich mich

irgendwann wieder aus der Wohnung wagte und etwas Lebensfreude fand. Diesen Impuls nutzte ich als Sprungbrett, um wieder Sport zu machen. Ich sammelte meine ganze Kraft und fokussierte mich darauf, nicht nachzudenken, ob ich Sport machen sollte oder nicht, sondern es einfach zu tun. Ich stand täglich auf, zog meine Joggingsachen an und verließ die Wohnung, so schnell ich konnte, bevor das Grübeln anfing. So fühlte ich mich von Tag zu Tag besser. Ich verlor Gewicht und mein Wohlbefinden steigerte sich. Umso mehr ich mich von Drogen, Koffein und Stress fernhielt, desto besser ging es mir.

Am Anfang habe ich mich sehr schwer mit meiner Erkrankung getan, doch als ich sie akzeptierte und mich aktiv entschied, trotzdem ein schönes, erfülltes Leben zu führen, fing der Kampf an, der bis heute und wahrscheinlich für immer andauern wird.

Die FRITZ-Station und die Menschen dort waren die perfekte Anlaufstelle, als es mir schlechter ging. Ihnen verdanke ich, dass ich ein Studium angefangen habe und wieder eine Perspektive bekommen habe. Sie haben mich immer verstanden und mir immer wieder hochgeholfen.

GRUNDLAGEN

Warum Angebote für junge Menschen mit ersten psychotischen Episoden?

In psychotischen Episoden verändern sich häufig das Denken und die Wahrnehmung, oft auch Antrieb und Stimmung. Für die Betroffenen heißt das, dass sie Aspekte ihrer Umgebung als verändert erleben, auf eine Art, die verwirrend, irritierend, bedrohlich oder manchmal auch faszinierend sein kann.

> **JO** *»Ich war dann eine Fee, die zaubern konnte, und habe Blumen gegessen. Der Tiergarten war mein Reich – ich war die Elfenkönigin.«*

Diese Prozesse können von Außenstehenden nahezu unbemerkt ablaufen, oft haben sie jedoch Auswirkungen auf das Verhalten der Betroffenen, beispielsweise auf ihre Beziehungen in der Schule oder am Arbeitsplatz. Meistens ist es diese sichtbare Spitze des Eisbergs, die den Anstoß für die Suche nach Unterstützung gibt.

> **ANNABELLE** *»Erst hatte ich schon ein bisschen das Gefühl, dass irgendwelche Leute was von mir wollen. Dann wurde es plötzlich viel stärker. Ich wusste: Jemand will mir etwas tun, und überall waren Zeichen und Symbole dafür. Ich bin den Leuten ausgewichen. Gespräche haben sich nicht mehr ergeben.«*

Psychotische Episoden als einschneidende Lebensereignisse

Eine erste psychotische Episode erleben Menschen meistens in der Jugend oder im jungen Erwachsenenalter (Kessler u. a. 2007). In dieser Zeit, in die für die meisten jungen Menschen der Abschluss der Schullaufbahn, die berufliche Orientierung, erste Erfahrungen mit Partnerschaft und Sexualität und die Ablösung vom Elternhaus fallen, kann eine psychische Krise schwerwiegende Auswirkungen haben. Beispielsweise haben bis zu 50 % der Menschen, die eine erste psychotische Episode erleben, die Schule ohne Abschluss verlassen (Bowman u. a. 2017). Schon zum Zeitpunkt einer ersten Behandlung im Krankenhaus haben Menschen mit psychotischen Symptomen seltener als Gleichaltrige

ein eigenes Einkommen, eine Arbeitsstelle oder eine stabile Partnerschaft (Häfner u. a. 2003; Rinaldi u. a. 2010). Auch vor diesem Hintergrund gehören psychotische Erkrankungen, vor allem Schizophrenie und bipolare Störungen, in der Gruppe der 10- bis 24-Jährigen zu den fünf wichtigsten Ursachen von gesundheitlich bedingten Einschränkungen (disability-adjusted life-years, DALYs) und eines vorzeitigen Todes (Gore u. a. 2011).
Von ersten psychotischen Episoden spricht man, wenn Schweregrad und Dauer psychotischer Symptome die diagnostische Schwelle der etablierten Klassifikationssysteme DSM oder ICD überschreiten. Auch heute noch vergeht im Durchschnitt mehr als ein halbes Jahr zwischen dem Beginn einer psychotischen Episode und dem Beginn einer Behandlung (Levi u. a. 2020). Das kann dem Stigma psychischer Erkrankungen und der Psychiatrie geschuldet sein, aber auch der Schwere aktueller psychotischer und depressiver Symptome (Mueser u. a. 2020). Viele Betroffene und ihr Umfeld sind auch überfordert und ratlos, da ihnen das Wissen über psychische Erkrankungen und Behandlungsangebote fehlt.

JO *»Ich glaube, ich wollte Hilfe, war mir aber unsicher, ob es mir schlecht genug geht.«*

Durch die Verzögerung des Behandlungsbeginns erleben die Betroffenen für längere Zeit psychotische Symptome, die häufig belastend sind und sich auf alle Bereiche des täglichen Lebens auswirken können. Außenstehende können die Veränderungen der Gedankengänge und des Verhaltens oft weder einordnen noch verstehen, was für die Betroffenen zu Gefühlen von Einsamkeit und Isolation führen kann. Zudem ist der Inhalt psychotischer Symptome häufig angstbesetzt, sodass während der akuten Psychose der Eindruck einer realen Bedrohung für das Leben der Betroffenen selbst oder ihnen nahestehender Personen entstehen kann. Diese Erfahrung kann selbst nach Abklingen der akuten Psychose Symptome einer Trauma-Folgestörungen hervorrufen, bis hin zur Manifestation einer posttraumatischen Belastungsstörung (Bendall u. a. 2007; McGorry u. a. 1991; Shaw u. a. 1997).

JO *»Ich dachte, dass ich Gott wäre, um in einem Moment die Welt zu retten. Alle waren böse, die ganze Welt. Die Nazis waren noch an der Macht.«*

Eine lange Dauer unbehandelter Psychosen stellt einen Risikofaktor für länger anhaltende Symptome auch nach Beginn einer Behandlung dar und ist mit einem insgesamt ungünstigeren Krankheitsverlauf mit stärker ausgeprägten Antriebs- und Motivationsstörungen (sogenannte Negativsymptomatik) assoziiert (Boonstra u. a. 2012; Penttilä u. a. 2014). Es ist dabei hervorzuheben, dass nicht nur der Start einer medikamentösen Behandlung, sondern auch ein möglichst früher Beginn von psychosozialer Unterstützung entscheidend für die längerfristige positive Entwicklung der Betroffenen ist (de Haan u. a. 2003).

Herausforderungen der Behandlung erster psychotischer Episoden

Zwar erleben 80–90 % der Betroffenen innerhalb eines Jahres nach Behandlungsbeginn ein Abklingen von Symptomen wie Wahnideen und Wahrnehmungsstörungen (Addington u. a. 2003; Tohen u. a. 2000), bei vielen rücken aber andere Belastungen in den Vordergrund. Im Jahr nach einer ersten psychotischen Episode entwickeln 40–50 % der Betroffenen depressive Symptome (Birchwood 2003; Coentre u. a. 2017), 20–40 % haben suizidale Gedanken (Barrett u. a. 2010) und etwa 10 % versuchen, ihr Leben zu beenden (Nordentoft u. a. 2002).

> **MORITZ** *»Die Psyche kann mir voll die Energie ziehen. Meine Freundin hat das Wort »Monster« benutzt, das hat mich so runtergezogen, weil ich dachte: Ich bin ein Monster – damit kann ich doch nicht vor die Tür gehen.«*

Häufig konsumieren Menschen mit psychotischen Episoden Substanzen, nicht selten in problematischer Weise. Oft ist unklar, ob sie das schon vor dem Beginn der psychotischen Symptomatik getan haben und der Konsum möglicherweise einen auslösenden Faktor darstellt oder ob er ein Versuch der Selbstmedikation ist. Eine kanadische Studie (Archie u. a. 2007), die die Häufigkeit von Substanzkonsum von Personen mit ersten psychotischen Episoden mit Gleichaltrigen verglich, zeigte keinen signifikanten Unterschied bei der Lebenszeithäufigkeit von Cannabisgebrauch (60 % vs. 55 %) und problematischem Alkoholkonsum (26 % vs. 21 %), jedoch deutlich höhere Raten von Halluzinogen- (29 % vs. 15 %) und Kokaingebrauch (20 % vs. 14 %).
Selbst wenn die Symptome einer ersten Psychose unter Behandlung nahezu vollständig abklingen, bleiben die Rückkehr in Schule, Ausbildung oder Berufstätigkeit und die Teilhabe am sozialen Leben häufig eine Herausforderung. Im Jahr nach der ersten Behandlung erlebt nur etwa ein Drittel der Betroffenen eine ähnliche gesellschaftliche Teilhabe wie vor der Erkrankung (functional

recovery, vgl. Whitehorn u.a. 2002). Ein wichtiger Faktor hierbei ist, dass selbst in spezialisierten Zentren etwa 30 % der Betroffenen nach einer ersten psychotischen Episode den Kontakt mit dem Behandlungsteam abbrechen (Doyle u.a. 2014). Außerhalb der spezifischen Behandlungsangebote für Menschen mit ersten psychotischen Episoden ist die Zahl der Behandlungsabbrüche noch höher. So fand eine britische Studie, dass 40 % der Betroffenen innerhalb des ersten Jahres keinen Kontakt mehr mit ihrem Behandlungsteam hatten (Garety & Rigg 2001). Und in einer finnischen Registerstudie zeigte sich, dass nach einer ersten stationären Behandlung aufgrund der Diagnose einer Schizophrenie weniger als die Hälfte der Betroffenen die empfohlenen Medikamente länger als einen Monat nahm (Tiihonen u.a. 2011). Risikofaktoren für Behandlungsabbrüche sind unter anderem fortgesetzter Substanzgebrauch, Leben außerhalb des Elternhauses und frühere Straftaten (Conus u.a. 2010).

Behandlungsabbrüche, aber auch viele andere Faktoren können das Risiko für das erneute Auftreten psychotischer Symptome erhöhen. Insgesamt erlebt mehr als die Hälfte der Betroffenen innerhalb der ersten drei Jahre mindestens eine weitere psychotische Episode mit Positivsymptomen (Alvarez-Jimenez u.a. 2012).

ANNABELLE *»Meine dritte Psychose war heftig und allumfassend. Ich dachte, jeder Passant bedroht mich.«*

Wiedererkrankungen sind verbunden mit einem erhöhten Risiko für anhaltende psychotische Symptome sowie negativen Folgen für das Selbstwertgefühl und die Hoffnung auf ein selbstbestimmtes Leben (Birchwood & Spencer 2001).

Wünsche von Betroffenen an die Behandlung

Möglicherweise sind viele Betroffene auch deshalb skeptisch gegenüber Behandlungsangeboten, weil sie das Gefühl haben, dass ihre Wünsche und Anliegen zu wenig gehört werden und die medizinischen und therapeutischen Behandlungsziele oft nicht mit ihren eigenen Zielen übereinstimmen. Als in einer US-amerikanischen Studie junge Menschen mit psychotischen Symptomen nach ihren Zielen für die Zukunft befragt wurden, nannten sie während der stationären Behandlung in einer psychiatrischen Klinik nicht zuerst gesundheitsbezogene Wünsche wie Symptomreduktion oder anhaltende Remission, sondern psychosoziale Ziele. Am wichtigsten war den Betroffenen eine beruflichen Tätigkeit oder Ausbildung, gefolgt von interpersonellen Zielen wie der Suche nach einer Partnerschaft oder dem Ausfüllen familiärer Pflichten (Ramsay u. a. 2011). Eine indische Studie kam trotz der kulturellen Unterschiede zum gleichen Ergebnis (Iyer u. a. 2011).

JO *»Ich möchte anfangen zu studieren. Und den Führerschein machen. Ich bin mir aber nicht sicher, ob das möglich ist mit den Tabletten und der Erkrankung.«*

Eine klientenzentrierte Psychiatrie muss daher versuchen, den Fokus weniger auf Symptomreduktion und stärker auf psychosoziale Therapieziele zu legen. McGorry und Kollegen (2014) haben grundsätzliche Erwartungen an psychosoziale Unterstützungsangebote für junge Menschen formuliert:

Erwartungen an Angebote für die psychische Gesundheit junger Menschen (nach McGorry u. a. 2014):

- Beteiligung junger Menschen (youth participation) auf allen Ebenen, z.B. in Beiräten, schon bei der Konzeption von Behandlungsangeboten, um eine jugendfreundliche, Stigma-freie Kultur zu fördern;
- Angebote, die an typischerweise im Jugendalter auftretende psychische Erkrankungen und die entwicklungspsychologischen Herausforderungen der Adoleszenz angepasst sind;
- ein ganzheitlicher, präventiver und optimistischer Rahmen, der Frühintervention fördert;
- eine umfassende, evidenzbasierte, phasenspezifische Behandlung, die auf Risiko-Nutzen-Abwägungen und partizipativer Entscheidungsfindung (Shared Decision-Making) beruht und vor allem auf soziale, ausbildungs- und arbeitsbezogene Ziele hinarbeitet;
- integrierte, klienten- und familienzentrierte Versorgung durch ein multiprofessionelles Team;
- Behandlungskontinuität beim Übergang vom Jugend- zum Erwachsenenalter;
- flexible Behandlungsdauer, je nach individuellem Bedarf.

Entwicklung spezialisierter Angebote für Menschen mit ersten psychotischen Episoden

Basierend auf der oben beschriebenen Versorgungsforschung der letzten Jahre zu Verläufen erster psychotischer Episoden, ihren Begleiterkrankungen und den psychosozialen Auswirkungen wurde die »Critical-Period-Hypothese« entwickelt. Diese besagt, dass es für Menschen mit psychotischen Erkrankungen eine kritische Phase gibt, etwa in den ersten drei bis fünf Jahren nach Beginn der Symptome, in der therapeutische Interventionen besonders viel bewirken können (Birchwood u.a. 1998; Boonstra u.a. 2012; Lieberman & Fenton 2000). Deshalb wurden verschiedene Interventionsstrategien erarbeitet, um schneller in Kontakt mit den Betroffenen zu kommen und ihnen den Zugang zu passenden Behandlungsangeboten zu erleichtern. Die Ziele der frühen Intervention sind die Verhinderung von langfristigen psychosozialen Einschränkungen, von Behandlungsabbrüchen sowie von Wiedererkrankungen und erneuten Krankenhausbehandlungen (Bird u.a. 2010).

Hier gibt es grundsätzlich zwei Wege, die im besten Fall gleichzeitig begangen werden: Einerseits kann versucht werden, durch gezielte Information der Bevölkerung und von Schlüsselpersonen für die Gesundheitsvorsorge das Bewusstsein für psychische Erkrankungen zu verbessern und Hemmnisse bei der Suche nach Unterstützung aus dem Weg zu räumen. Beispielsweise konnte gezeigt werden, dass durch Awareness-Kampagnen für die allgemeine Öffentlichkeit, Hausarztpraxen, Schulen und soziale Einrichtungen wie die Arbeitsagentur die Dauer unbehandelter Psychosen verringert werden kann (Lloyd-Evans u.a. 2011). Andererseits wurden international Modellprojekte entwickelt, um Menschen mit ersten psychotischen Episoden ein Behandlungsangebot zu machen, das ihren spezifischen Wünschen und Bedürfnissen gerecht wird (Correll u.a. 2018).

Evidenz spezialisierter Angebote

In den letzten drei Jahrzehnten wurden spezialisierte Frühinterventionsangebote für Menschen mit ersten psychotischen Episoden in Australien, Europa, Asien, Süd- und Nordamerika etabliert (Correll u.a. 2018; Edwards u.a. 2005). Die Effektivität der spezialisierten Angebote für Menschen mit ersten

Psychosen wurde in vier Metaanalysen klar festgestellt (Álvarez-Jiménez u.a. 2011; Bird u.a. 2010; Correll u.a. 2018; Fusar-Poli u.a. 2017).
Die aktuellste und bisher umfassendste Metaanalyse von Correll und Kollegen (2018) beruht auf zehn randomisierten kontrollierten Studien, in denen eine Standardbehandlung verglichen wurde mit der Behandlung in Frühinterventionszentren durch multiprofessionelle Teams, die in einem integrierten und koordinierten Therapieprogramm sowohl pharmakologische als auch psychosoziale Interventionen anbieten konnten, beispielsweise Fallmanagement, Psychotherapie, Familienarbeit und Individual Placement and Support (IPS) für die Verwirklichung von Ausbildungs- und beruflichen Zielen. Die Behandlung in spezialisierten Zentren für Menschen mit ersten psychotischen Episoden war bei allen Nachuntersuchungen, die insgesamt über zwei Jahre hinweg stattfanden, assoziiert mit geringerer Symptomschwere, einem niedrigeren Risiko für Behandlungsabbrüche oder stationäre Aufnahme und einer höheren Wahrscheinlichkeit, eine Ausbildung oder Berufstätigkeit aufzunehmen (Correll u.a. 2018).

ANNABELLE *»Ich habe mich ernst genommen gefühlt. Es wurde auf meine Anliegen, Sorgen und Befürchtungen eingegangen. Das Team hat auf Augenhöhe mit mir gesprochen, nicht herablassend.«*

Neben den in wissenschaftlichen Studien dokumentierten Vorteilen von Frühinterventionszentren berichten auch Betroffene und Angehörige über eine höhere Zufriedenheit mit der Behandlung. Sie beruht auf der Erfahrung, gehört und ernst genommen, informiert und in Entscheidungen einbezogen zu werden (Lester u.a. 2009). Studien zeigten zudem eine überzeugende Kosteneffektivität von Frühinterventionszentren für erste psychotische Episoden gegenüber der Standardbehandlung des jeweiligen Landes (Aceituno u.a. 2019; Rosenheck u.a. 2016).

Mögliche Risikokonstellationen

In vielen Fällen geht einer Psychose eine sogenannte Prodromalphase voraus – eine Phase mit frühen, unspezifischen Symptomen wie gedrückter Stimmung, sozialem Rückzug, Ängsten, Konzentrationsstörungen, Interessenverlust, Leistungseinbruch und teilweise kurzzeitigen oder nicht voll ausgeprägten psychotischen Symptomen (Fusar-Poli u.a. 2012; Häfner u.a. 2003; Schultze-Lutter u.a. 2015; Yung & McGorry 1996).

> **MORITZ** *»Erste Anzeichen habe ich erst rückblickend erkannt: Dass ich Wutausbrüche bekommen habe, dass zu viele Reize von außen auf mich kamen – der Verkehr war zu viel und zu laut und wenn zwei Leute auf einmal redeten ... Es war eine Reizüberlastung der Ohren.«*

Aus dem Wissen um Frühsymptome leitet sich die Überlegung ab, ob eine Intervention schon in dieser Phase möglich ist und ob der Übergang in eine manifeste Psychose verhindert oder zumindest die psychosozialen Auswirkungen verringert werden können. Mit diesem Ziel wurden sogenannte Ultra-High-Risk-Kriterien (UHR) entwickelt (YUNG & MCGORRY 1996). Im deutschsprachigen Raum gibt es ferner das Konzept der Basissymptome (SCHULTZE-LUTTER u. a. 2015). Auf dieser Grundlage können bekannte Risikofaktoren und ungewöhnlicher Veränderungen der Wahrnehmung oder des Denkens erfragt werden, um junge Menschen zu identifizieren, bei denen ein erhöhtes Psychoserisiko bestehen könnte.

Bei allen Symptomen ist die Abgrenzung hin zu einer voll ausgeprägten psychotischen Episode notwendig. Hier stellt sich die Frage, ab welcher Dauer und Ausprägung die Diagnose einer Psychose gestellt werden sollte. Gleichzeitig ist zu beachten, dass ungewöhnliche Gedanken (z.B. flüchtige paranoide Ideen wie das Angestarrtwerden in der Öffentlichkeit) oder Wahrnehmungen (z.B. der gelegentliche unbegründete Eindruck, die Klingel oder Signaltöne des Telefons gehört zu haben) relativ weit verbreitet sind und daher nicht ausreichend spezifisch, um daraus auf ein erhöhtes Psychoserisiko zu schließen. Für diese Abgrenzung ist eine systematische, detaillierte und differenzierte Evaluation von Risikosymptomen und -kriterien notwendig und kann beispielsweise mit strukturierten diagnostischen Interviews erfolgen.

Um geeignete Interventionen für die so identifizierten Risikopersonen zu entwickeln, wurden in klinischen Studien spezifische Therapieansätze auf ihre Wirksamkeit für die Verhinderung des Übergangs vom UHR-Status in eine erste psychotische Episode sowie die Verringerung der Symptomatik und damit verbundenen psychosozialen Einschränkungen untersucht (FUSAR-POLI u. a. 2020). Es liegen mittlerweile zahlreiche Metaanalysen vor (DAVIES u. a. 2018; DEVOE u. a. 2019, 2020). Die aktuellste Metaanalyse (MEI u. a. 2021), die 26 randomisierte kontrollierte Studien einschließt, zeigt, dass spezifische kognitiv-verhaltenstherapeutische Behandlungsangebote die Übergangsraten in erste psychotische Episoden halbieren können, sodass diese Behandlungsform auch in den relevanten Leitlinien als Hauptbehandlungsstrategie bei Menschen mit erhöhtem Risiko empfohlen wird (DGPPN 2019b; SCHMIDT u. a. 2015; SCHULTZE-LUTTER u. a. 2015; NICE 2014).

Gestaltung von Frühinterventionsprogrammen

Eine der ersten spezialisierten Einrichtungen weltweit zur Behandlung junger Menschen mit ersten psychotischen Episoden war das Early Psychosis Prevention and Intervention Centre (EPPIC, heute Teil von Orygen) in Melbourne, Australien (HUGHES u. a. 2014). Am Anfang stand 1984 die Gründung einer forschungsorientierten psychiatrischen Station für Menschen mit ersten psychotischen Episoden. Schnell zeigte sich, dass eine pflegerische und ärztliche Behandlung allein nicht ausreichte, um die Betroffenen vor allem in ihren langfristigen Zielen zu unterstützen. Unter Einbeziehung von verschiedenen Berufsgruppen wurde daher ein Konzept für ein recoveryorientiertes klinisches Therapieprogramm entwickelt, welches Familienarbeit, Psychoedukation und Training in sozialen und Alltagskompetenzen beinhaltete (COPOLOV u. a. 1989).

Auf der Station war auch für alle Beteiligten sichtbar, dass viele Betroffene erst lange nach Symptombeginn eine Behandlung suchten. Um eine frühere Diagnosestellung zu ermöglichen und den ersten Kontakt mit dem psychiatrischen Versorgungssystem so angenehm und niedrigschwellig wie möglich zu gestalten, wurde ein mobiles Team entwickelt, das Erstgespräche auch außerhalb der Klinik, beispielsweise zu Hause oder in der Schule, anbieten konnte. Dieses Team war auch in der Lage, auf Notfallsituationen schnell und flexibel zu reagieren und so auch eine stationäre Aufnahme zu unterstützen oder zu verhindern.

Wesentlich für das ambulante Angebot war die Zuordnung jedes Betroffenen zu einem Team mit pflegerischen, psychologischen, sozialarbeiterischen und ärztlichen Kompetenzen, wobei eine Person aus den ersten Berufsgruppen in der Regel das Fallmanagement machte. Das ambulante Behandlungsteam wurde auch, wenn notwendig, bei einem stationären Aufenthalt mit einbezogen, um eine möglichst hohe Behandlungskontinuität zu sichern. Zudem wurde eine stationsersetzende Behandlung zu Hause und ein tagesklinisches Programm etabliert, sodass die Dauer stationärer Aufenthalte verkürzt werden konnte. In diesem Kontext wurden auch die Familienarbeit und zielgruppenspezifische Psychotherapieansätze weiterentwickelt. Mit diesem innovativen Versorgungsmodell gelang es, die Dauer der unbehandelten Psychose zu verkürzen, stationäre Aufenthalte zu verkürzen und in vielen Fällen ganz zu vermeiden (MCGORRY u. a. 1996).

Die beschriebenen grundsätzlichen Elemente von Frühinterventionsprogrammen finden sich inzwischen auch in internationalen klinischen Leitlinien wieder (DGPPN 2019b; Early Psychosis Guidelines Working Group 2010; NICE 2014). Hierzu gehört die Behandlung von jungen Menschen während der ersten drei bis fünf kritischen Jahre einer psychotischen Erkrankung durch koordinierte, spezialisierte, multiprofessionelle Teams, die auch aufsuchend tätig werden können und deren Angebote Pharmakotherapie, kognitive Verhaltenstherapie und intensive psychosoziale Unterstützung umfassen. Besonders gut untersuchte Behandlungselemente sind kognitive Verhaltenstherapie, Familienintervention, soziale Kompetenztrainings und Individual Placement and Support (Bird u. a. 2010; Correll u. a. 2018). Zudem sollen Frühinterventionsangebote entwicklungspsychologische Aspekte der Adoleszenz und des jungen Erwachsenenalters berücksichtigen, wie die Ablösung von der Primärfamilie, die Bildung einer eigenen Peergroup, das Erleben romantischer und sexueller Beziehungen und die Entwicklung einer beruflichen Perspektive (DGPPN 2019b).

ANNABELLE *»Ich finde es gut, dass die FRITZ-Station für junge Leute ist. Wenn du 26 bist und die Mitpatienten sind 50 – das sind ganz andere Lebenswelten.«*

Die praktische Umsetzung der Empfehlungen hängt auch von den Versorgungssystemen der verschiedenen Länder ab. Hier sollen exemplarisch die Gemeinsamkeiten und Unterschiede von zwei Frühinterventionsprogrammen für Menschen mit ersten psychotischen Episoden vorgestellt werden (Abbildung 1). Für die erste Publikation (Addington u. a. 2013) wurde ein Delphi-Konsensusverfahren mit 31 internationalen Experten aus Nordamerika, Europa, Australien und Asien durchgeführt, aus dem 32 essenzielle Bestandteile abgeleitet und hinsichtlich ihrer wissenschaftlichen Evidenzbasis eingestuft wurden. Der zweite Aufsatz (Hughes u. a. 2014) beschreibt die Komponenten des australischen EPPIC-Programms (Early Psychosis Prevention and Intervention Centre, siehe oben), die sich im Verlauf von zwanzig Jahren als bedeutsam herausgestellt haben.

Zentrale Bestandteile von Frühinterventionsprogrammen

	Addington u. a. 2013	**Hughes u. a. 2014**
Bevölkerungsbasierte Interventionen	Bereitstellung von Informationen zu psychischer Gesundheit für die Allgemeinbevölkerung und für Einrichtungen der sozialen und Gesundheitsversorgung	
Zugang	Offenheit für Menschen mit potenziellem komorbidem Substanzgebrauch	Vorhandensein einer klar definierten Anlaufstelle für Erstkontakt, z. B. kostenfreie Telefonhotline
	Zeitnahe Kontaktaufnahme nach Erstkontakt durch Betroffene oder Überweisende	Akzeptanz von Überweisungen aus unterschiedlichsten Quellen sowie Selbst-Zuweisungen
		Ansprechende, jugendgerechte Erscheinung des Zentrums, das mit öffentlichen Verkehrsmitteln gut erreichbar ist
		Erste klinische Kontaktaufnahme nach Erstkontakt innerhalb von 48 Stunden
Klinischer Erstkontakt und Assessment	Personenzentriertes Assessment	Flexible Möglichkeiten des Erstkontakts inkl. Hausbesuch
	Umfassende Anamnese und klinisches Assessment inkl. Suizidalität	Multiprofessionelles Team für Erstkontakt und Anamnese
	Erstellung von Behandlungsplänen für psychosoziale Bedürfnisse	
	Informed Decision Making	
	Informed Consent	
Handlungssettings	Fachärztliche Kompetenz im Behandlungsteam	Verfügbarkeit von Triage-System, Krisenintervention und Akutbehandlung (auch zu Hause) zu jeder Zeit, mit dem Ziel der Minimierung stationärer Behandlungszeiten
	Verfügbarkeit von Kriseninterventionsteams und Hausbesuchen	Jugendgerechte stationäre Angebote für akute und subakute Behandlungsphase
		Ambulante Behandlung durch möglichst kontinuierliches, multiprofessionelles Team inkl. Fallmanagement und fachärztliche Kompetenz
Medizinische Interventionen	Evidenzbasierte Pharmakotherapie nach Leitlinien, also ggf. niedrige Dosierung und langsame Dosiserhöhung, Vermeidung von Polypharmazie, Nutzung von Clozapin bei Behandlungsresistenz	Evidenzbasierte Pharmakotherapie nach Leitlinien, also ggf. niedrige Dosierung und langsame Dosiserhöhung, Bevorzugung atypischer Antipsychotika
	Monitoring von Nebenwirkungen	Monitoring von Nebenwirkungen und physischer Gesundheit

ABBILDUNG 1.2 Zentrale Bestandteile von Frühinterventionsprogrammen

	Addington u.a. 2013	**Hughes u.a. 2014**
	Präventive Interventionen zur Vermeidung von Gewichtszunahme und metabolischen Veränderungen	
Psychotherapeutische Interventionen	Individuelle Psychoedukation	Individuelle Psychotherapie inkl. Psychoedukation und kognitiv-behavioraler Therapie für Psychosen; Durchführung durch für das Fallmanagement verantwortliche Person, die durch erfahrene psychologische Fachkraft supervidiert wird
Interventionen für Substanzgebrauch	Integrierte Behandlung von Sucht und Psychose	
Recoveryorientierung	Erstellung von Behandlungsplänen für berufliche oder Ausbildungsziele	Individuelle und gruppenbasierte recoveryorientierte Interventionen im sozialen, beruflichen oder Ausbildungsbereich
	Supported Employment (IPS)	
Gruppenprogramme		Kleingruppen mit Fokus auf sozialen Interaktionsschwierigkeiten, Umgang mit Symptomen und/oder Substanzgebrauch
		Angebot sozialer Gruppenaktivitäten ohne direkten Gesundheitsbezug (z.B. Musik, Kunst)
Familienintervention	Gruppenbasierte Psychoedukation für Familien	Offenheit für Familienmitglieder, Freunde und andere Bezugspersonen
		Individuelle Psychoedukation für Familien durch Fallmanagement und/oder Familientherapie
		Peerberatung durch Familienmitglieder von Betroffenen
Einbeziehung von Psychoseerfahrenen (Peer Support)		Individuelle Peerberatung durch Psychoseerfahrenen, die geschult, supervidiert und adäquat bezahlt werden
		Einbeziehung von jungen Psychoseerfahrenen in Entscheidungsprozesse bei Service, Öffentlichkeitsarbeit und Personal

ABBILDUNG 1.3 Zentrale Bestandteile von Frühinterventionsprogrammen

	Addington u.a. 2013	**Hughes u.a. 2014**
Strukturelle und personelle Entwicklung	Klinische Supervision und frühinterventionsspezifische Aus- und Weiterbildung der Mitarbeitenden	
	Wöchentliche Teammeetings	Strategische Partnerschaften mit anderen Diensten, z. B. in den Bereichen Gesundheit, Soziales, Bildung, Alkohol- und Drogenberatung
	Kontinuierliche Erfassung und Reflexion des Behandlungsfortschritts (Outcome Measures)	
Angebote für Menschen mit erhöhtem Psychoserisiko (UHR)		Angebot von Früherkennung und spezialisierter Behandlung für Menschen mit erhöhtem Psychoserisiko (UHR)
		Möglichkeit der Weiterbehandlung im Fall des Übergangs in eine manifeste psychotische Störung

Geht das auch im deutschen Gesundheitssystem?

Der Verbesserung des Zugangs von jungen Menschen zu psychiatrischer und psychotherapeutischer Behandlung sowie des Ausbaus präventiver Strategien und flexibler, klientenzentrierter Behandlungsangebote wird von der Weltgesundheitsorganisation (WHO), der Organisation für wirtschaftliche Zusammenarbeit und Entwicklung (OECD) und der Europäischen Union (EU) höchste Priorität eingeräumt (Barbato u.a. 2016; Hewlett & Moran 2014; WHO 2015). Trotz deutlicher Appelle für eine Verbesserung der Versorgung von Menschen in frühen Phasen psychischer Erkrankungen – auch in den Leitlinien der Fachgesellschaften (DGPPN 2019 b; NICE 2014) – sind in Deutschland bisher weder spezialisierte Behandlungsangebote für Menschen mit ersten psychotischen Episoden noch niedrigschwellige Zentren für psychische Gesundheit Teil der psychiatrischen Regelversorgung (Karow u.a. 2013; Leopold u.a. 2015). Die wenigen vorhandenen Angebote gehen häufig auf Initiativen von Einzelpersonen zurück, sind oft an psychiatrische Abteilungen von Universitätskliniken angeschlossen und werden zu einem großen Teil durch Forschungsmittel finanziert (LEOPOLD u. a. 2015).

Insgesamt erschwert das über mehrere Sozialgesetzbücher zersplitterte psychiatrische Behandlungs- und Finanzierungsmodell in Deutschland eine nutzerorientierte, integrierte, sektorübergreifende Behandlung, die für junge Menschen mit ersten psychotischen Episoden international so erfolgreich evaluiert ist. In Deutschland gibt es ein vielfältiges, aber regional sehr unterschiedliches und unübersichtliches Netz von Hilfsangeboten für psychische Krisen. Hierzu gehören Beratungsstellen etwa von Universitäten, gemeinnützigen oder kirchlichen Trägern, Selbsthilfegruppen, ärztliche und psychotherapeutische Praxen, Rettungsstellen sowie ambulante, teilstationäre und stationäre Angebote von Kliniken für Psychiatrie, Psychosomatik und Kinder- und Jugendpsychiatrie. Gerade für Menschen, die zum ersten Mal eine psychische Krise erleben, ist es schwer, zu wissen, an wen sie sich wenden können, um Unterstützung zu bekommen.

MORITZ *»Die Notaufnahme mit ihren Farben und ihrer Präsenz. Man hat keine Kontrolle, wann man drankommt, es ist ein furchtbarer Ort, gerade wenn man psychisch krank ist. Ich konnte nicht in diesem Raum sein, aber wenn ich ging, verpasste ich vielleicht den Arzt. Ich kam nicht rein in dieses System.«*

Um jungen Menschen, die zum ersten Mal Hilfe suchen, gerecht zu werden, ist eine Zusammenarbeit und Vernetzung der vielen vorhandenen Ressourcen und Anlaufstellen notwendig. Idealerweise sollten alle Beteiligten ihre Stärken und Schwerpunkte einbringen, sodass junge Menschen flexible, zu ihrer Lebensrealität passende Angebote bekommen können, zwischen denen fließende Übergänge bestehen.

In dem vorliegenden Buch wird der Versuch gemacht, die international als effektiv evaluierten Strategien auf das deutschsprachige Versorgungssystem zu übertragen und weiterzuentwickeln. Tatsächlich erfüllt das FRITZ eine Reihe der international definierten Qualitätsstandards. Auch die Akuteffekte des stationären Behandlungsteils des FRITZ auf die Zufriedenheit mit der Behandlung, Kontakthalten mit den Behandlungsangeboten, symptomatische und funktionelle Verbesserung sind mit den international implementierten Angeboten vergleichbar (SIEBERT u. a. 2021).

Erste psychotische Episoden verstehen

Psychotische Episoden sind individuell so verschieden wie die Menschen, die sie erleben, und können für die Betroffenen tiefe existenzielle Krisen darstellen (Arbeitsgemeinschaft der Psychoseseminare, Bundesverband der Angehörigen psychisch Kranker, Dachverband psychosozialer Hilfsvereinigungen 2001). In diesem Kapitel sollen verschiedene Modelle und Hintergrundannahmen vorgestellt werden, die dabei helfen können, das Erleben Betroffener einzuordnen und mit ihnen in Kontakt zu treten. Dazu gehören das Verständnis des phasenhaften Verlaufs psychotischer Erkrankungen und einzelner psychotischer Episoden sowie ein reflektierter und sorgfältiger Umgang mit diagnostischen Kategorien.

Ein weiterer wichtiger Aspekt ist die Auseinandersetzung mit entwicklungspsychologischen Herausforderungen der Lebensphase, in der Psychosen häufig erstmals auftreten.

Phasencharakter von Psychosen

Psychosen setzen sich aus einer Vielzahl von Symptomen zusammen. Diese entwickeln sich sowohl biografisch als auch krankheitsphasenbezogen über die Zeit. Die Unterteilung eines dynamischen Prozesses in Stadien oder Phasen stellt immer eine Vereinfachung dar. Dennoch halten wir diese Stadien- und Phasenmodelle für hilfreich, um ein Bewusstsein für die unterschiedlichen möglichen Anliegen und Bedürfnisse von Betroffenen in Abhängigkeit von der klinischen Situation zu entwickeln.

Da Psychosen vielgestaltig sind, sind auch die Modelle zur Entstehung von Psychosen und auch einzelner Symptome wie Stimmenhören oder der sogenannten Negativsymptome zahlreich. Wir dürfen aber davon ausgehen, dass Psychosen nur im Zusammenspiel vieler Faktoren zu verstehen sind. Das bedeutet, dass auch unterschiedliche Modelle keinen Widerspruch darstellen müssen, sondern zutreffend sein können und ihre Berechtigung haben.

Wir haben das Stadienmodell ausgewählt, weil es für eine ganzheitliche Unterstützung der Betroffenen hilfreich ist, ein psychologisches Grundverständnis für den Phasencharakter der Symptomentwicklung zu haben. Dies erleichtert den Zugang zu einer oft als »unverständlich« erscheinenden Erkrankung.

Stadienmodell psychotischer Erkrankungen

Das Stadienmodell (Staging Modell) psychotischer Erkrankungen wurde von McGorry und Kollegen entwickelt und beschreibt mögliche Verläufe psychotischer Erkrankungen ausgehend von einer ersten psychotischen Episode (McGorry u. a. 2006).

Abbildung 2 zeigt eine vereinfachte Darstellung solcher möglichen Verläufe. Während viele Betroffene ein vollständiges Abklingen der psychotischen Symptome erleben (—— Linie), kommt es bei anderen zu einem Fortbestehen von einigen Symptomen (—— Linie), einem Wiederauftreten der Psychose (—— Linie) oder sogar mehreren Rückfällen (– – – Linie).

ABBILDUNG 2 Stadienmodell psychotischer Erkrankungen (McGorry u. a. 2006)

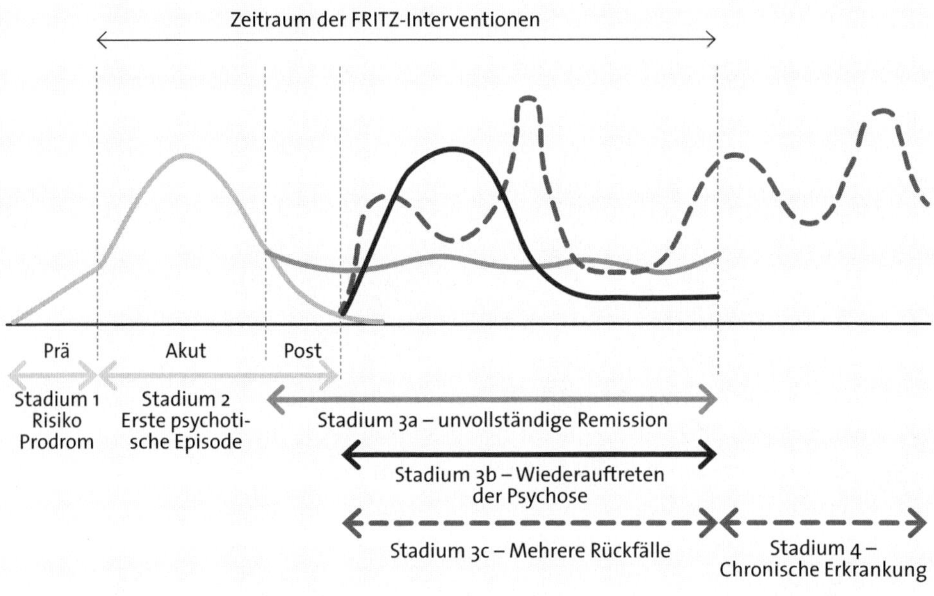

Angebote für junge Menschen mit psychotischen Symptomen sollten nicht nur eine intensive Behandlung der ersten psychotischen Episode anbieten, sondern die Betroffenen in den ersten drei bis fünf Jahren nach Beginn der Symptomatik auf ihrem weiteren Weg gut begleiten und unterstützen. Es ist nicht möglich, den individuellen Krankheitsverlauf einer Person vorherzusagen. Die Herausforderung für das Behandlungsteam ist es, trotzdem handlungsfähig zu bleiben und ein hypothesenbasiertes Behandlungsangebot zu machen.

Verlauf einer psychotischen Episode

Unabhängig vom Stadium einer psychotischen Erkrankung können innerhalb einer psychotischen Episode häufig mehrere aufeinander folgende Phasen gefunden werden. In Abbildung 3 sind diese Phasen beispielhaft für die erste psychotische Episode markiert. In späteren Episoden findet sich oft der gleiche Verlauf mit einer Phase der Symptomentwicklung (Prä), der akuten Symptomatik (Akut) und des Abklingens (Post) der akuten Symptomatik. Im Anschluss kann eine Phase der Stabilisierung folgen. Diese Phasen sind unabhängig von den Behandlungs- und Motivationsphasen, die im nächsten Abschnitt näher erläutert werden.

ABBILDUNG 3 Phasen einer psychotischen Episode

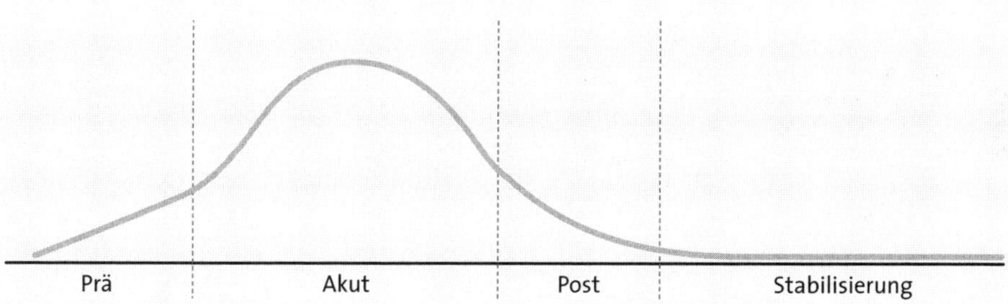

Grundsätzlich können Menschen in allen Krankheitsphasen in Behandlung kommen. In jeder dieser Phasen kann es Gründe für eine Akutbehandlung geben, sei es aufgrund von akuter Eigen- oder Fremdgefährdung oder einer Einschränkung der Handlungs- und Planungsfähigkeit durch die bestehenden Symptome. Umgekehrt bedeutet das Durchleben einer Akutphase nicht notwendigerweise, dass eine stationäre oder stationsersetzende Behandlung notwendig ist. Viele Betroffene erleben gerade in der Präphase Verunsicherung und Leidensdruck, da Symptome zwar noch nicht voll ausgeprägt, aber dennoch bereits beeinträchtigend sind. Es gibt aber auch Menschen, die in ihrer akuten psychotischen Phase zu Hause Bücher geschrieben haben, in der nachfolgenden postpsychotischen Depression jedoch so hoffnungslos geworden sind, dass sie bei akuter Suizidalität stationär aufgenommen werden mussten. Einige Betroffene berichten, dass die nachfolgende depressive Phase für sie viel schlimmer war als die Psychose selbst, was für Angehörige und Behandelnde nicht immer nachvollziehbar ist.

Gerade für Menschen, die bereits eine psychotische Episode erlebt haben, kann eine frühe Intensivierung der Unterstützung bei einsetzenden Frühsymptomen die Entwicklung einer voll ausgeprägten Akutphase manchmal verhindern (flatten the curve). Wirksame Maßnahmen können z.B. Stressreduktion, Tagesstrukturierung und soziale Unterstützung sein.

Ziel einer jeden Behandlung sollte es sein, das Behandlungsteam als in Krisen hilfreich zu etablieren, sodass Hilfen möglichst früh, möglichst schon bei Krisenentstehung, in Anspruch genommen werden und so unnötig lange stationäre Aufenthalte und Zwangsmaßnahmen vermieden werden können.

Präakutphase oder Prodromalphase

Psychotische Episoden beginnen oft mit zunächst kaum merklichen Veränderungen des Denkens, der Wahrnehmung, der Gefühle, der Sprache oder der Bewegungen. Diese sogenannten Prodromalsymptome ähneln den Gefühlen und dem Erleben Gesunder in körperlichen und seelischen Belastungs- oder Ausnahmezuständen (siehe Abbildung 3). Häufig unterscheiden sich selbst manifeste psychotische Symptome nicht so sehr inhaltlich, sondern hauptsächlich in ihrer Intensität vom Erlebnisvermögen »Gesunder« (Klingberg u.a. 2009).

Das kurze Auftreten präpsychotischer Symptome bedeutet nicht notwendigerweise, dass Betroffene langfristig eine psychotische Erkrankung entwickeln werden. Spricht man jedoch mit Menschen, die aufgrund einer ersten psychotischen Episode Hilfe suchen, lässt sich rückblickend häufig eine Prodromalphase identifizieren, in der die Symptome begonnen haben. Durch die genaue Erkundung des Symptombeginns kann es gelingen, Frühwarnzeichen für spätere psychotische Episoden zu identifizieren.

> **MORITZ** *»Es gibt Dinge, die die Wut triggern. Ich will das zurückhalten, aber kann es nicht kontrollieren. Das muss dann raus. Und dann werde ich müde und werde für ein paar Stunden wie ohnmächtig. Dann war ich in einer Bubble und konnte nicht mehr mit den Leuten reden. Wutanfälle hatte ich früher nicht.«*

Identifizierung von Frühwarnzeichen

Die Auseinandersetzung mit eventuellen Prodromalsymptomen bietet eine große Chance für das psychosoziale Verständnis der Psychoseentstehung:

- Was waren Belastungen zu dieser Zeit?
- Welche Risikofaktoren lagen vor?
- Wie war der Umgang mit diesen Belastungen (Stressoren) und mit den ersten Symptomen?
- Gab es Versuche der Selbstmedikation z.B. mit Cannabis oder Alkohol? Und waren diese zumindest kurzfristig erfolgreich?
- Wer war wichtig oder hilfreich in dieser Zeit?
- Warum wurde (keine) Hilfe gesucht?
- Wie wurden diese beginnenden Veränderungen bewertet?
- Wer hat Veränderungen neben den Betroffenen selbst bemerkt?

Alle Downloadmaterialien können heruntergeladen werden auf https://psychiatrie-verlag.de/product/junge-menschen-mit-psychosen-begleiten/. Der Zugangscode lautet: FRITZ_Berlin

In der Prodromalphase kann sich die Wahrnehmung verändern, Dinge bekommen eine besondere Bedeutung, der Sinn von Worten, von Handlungen, von Gesten vermittelt sich nicht mehr automatisch und/oder zu schnell (over-/undermentalizing, siehe FRITH & FRITH 2003; MONTAG u.a. 2011). Das sind Phänomene, die für sich genommen in jedem Leben auftauchen können: Ungewöhnliche Verknüpfungen zwischen Wahrnehmung, Erleben und Bedeutung können faszinierend sein und bilden die Grundlage für kreatives Denken. Wenn diese Vorgänge jedoch gehäuft auftreten oder sehr intensiv sind, kann in der Folge das Selbstverständnis und die Sicherheit in sozialen

Situationen bedroht sein. Anstrengung und Anspannung steigern bis zu einem bestimmten Punkt die Leistungsfähigkeit, bei zu stark ausgeprägtem Stress sinkt die Leistungsfähigkeit jedoch wieder ab und es können Fehler in der Wahrnehmung, Interpretation und inhaltlichen Einordnung von Reizen auftreten (siehe Abbildung 4).

ABBILDUNG 4 Anspannung und Leistungsniveau (Yerkes-Dodson-Kurve)

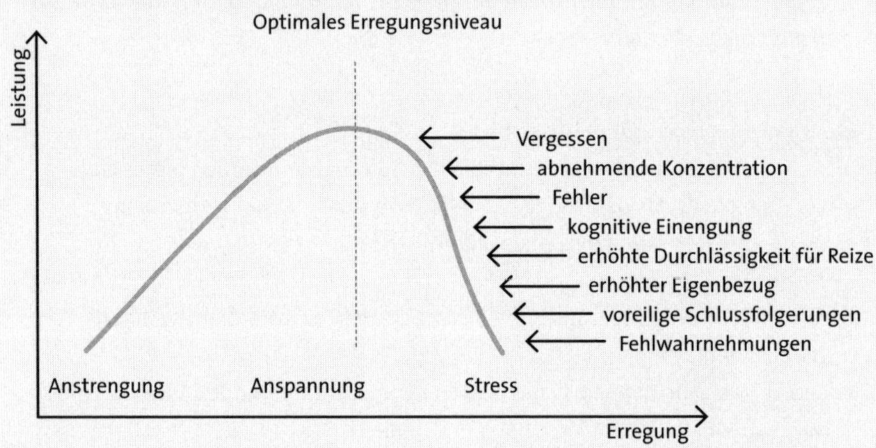

Wenn der Bedeutungsraum nicht mehr mit anderen geteilt werden kann, wird die verbale Kommunikation immer schwieriger, was entweder dazu führt, dass immer mehr verzweifelte Versuche unternommen werden, die Kommunikation aufrechtzuerhalten und Verständnis zu finden, oder die Kommunikation abrupt abgebrochen und vermieden wird.

> JO *»Jeden Tag hatte ich extreme Stimmungsschwankungen und immer wieder Zusammenbrüche. Ich habe meine Mutter angefleht, etwas dagegen zu machen.«*

In dieser Phase, die der akuten Phase vorausgeht, sind die Symptome relativ undifferenziert, der Leidensdruck erwächst aus der Fremdheit des Erlebens, dem Gefühl, »etwas stimmt mit mir nicht«, »so bin ich doch eigentlich nicht«. Die Durchlässigkeit für sowohl innere als auch äußere Reize ist erhöht, dies führt dazu, dass schon wenige Reize ausreichen, um zu Belastungen zu werden.

MORITZ *»Die Dinge waren alle intensiver, sogar der Schrank – nicht positiv. Während des Gesprächs mit meiner Psychiaterin machte mir die Schachtel mit den Taschentüchern Wahrnehmungen, die es mir schwer machten, mich zu konzentrieren.«*

Wird dieser erhöhten Empfindsamkeit mit (Selbst-)Abwertung und invalidierenden Äußerungen begegnet, wird die Aktivierung von wirkungsvollen Selbstfürsorge- und Schutzmechanismen unterbunden und es kommt zu einem Teufelskreis, dessen (Auf-)Lösung die Ausbildung psychotischer Symptome sein kann.
Zusätzlich treten oft formale und inhaltliche Störungen des Denkens auf. Gedanken können anfangen, durcheinanderzulaufen, aufdringlich werden. Es kann zu einem Überflutetwerden von Gedanken kommen oder im Gegenteil zu einer Blockade von Gedanken. In beiden Fällen können Inhalte nicht mehr fixiert werden. Die psychologische Folge davon ist das Gefühl, die Kontrolle über die eigenen Denkvorgänge zu verlieren. Kontrollverlust führt zu Angst und dem natürlichen Impuls, die Störung durch bewusste Selbstkontrolle zu bewältigen und nach außen hin zu verbergen. All diese Phänomene sind auch Gesunden in krisenhaften Zuständen bekannt.
Wenn aber die Identität als Mensch im Ganzen infrage gestellt wird, wenn sich Fehlwahrnehmungen verdichten und beginnen, das Denken und Handeln zu bestimmen, wenn aufgrund von Scham die Entscheidung getroffen wird, sich von anderen Menschen zurückzuziehen, weil diese die eigene Irritation vielleicht bemerken könnten, dann können sich die Symptome in Richtung einer akuten Psychose entwickeln.

ANNABELLE *»Es hat sich über ein paar Tage angebahnt. Es gab einen Mann, in den ich verliebt war, vor dem ich aber gleichzeitig Angst hatte. Erst dachte ich, er schickt mir Leute. Es wurden immer mehr und dann waren es alle.«*

Akutphase

Kennzeichnend für die akute psychotische Phase ist, dass nun fast alle Symptome als ich-stimmig, also als folgerichtige und geradezu (überlebens)notwendige Reaktionen auf akut erlebte Bedrohungen und Herausforderungen erlebt werden. Die oben beschriebene Durchlässigkeit ist nun voll ausgeprägt. Es ist anzunehmen, dass die voll ausgebildeten psychotischen Symptome eine Anpassungsleistung des Organismus darstellen, die es ihm ermöglicht, die Flut von oft negativen und bedrohlichen Informationen selbstwerterhaltend und sinnstiftend zu verarbeiten.

JO *»Die Nächte davor habe ich gar nicht bis ganz wenig geschlafen und einen Text geschrieben, wo ich dachte, das wäre jetzt meine Lebensaufgabe. Ich dachte, ich hätte den Sinn des Lebens gefunden, dass es Gute und Böse gibt und ich es schaffe, alle Menschen gut zu machen, und dass alle Diktaturen verschwinden werden, wenn ich diesen Text veröffentliche.«*

Wichtig ist es, nach Inseln im Verhalten und Erleben zu suchen, die nicht durch die Psychose geprägt sind. Es erfordert also ein besonderes Einfühlungsvermögen und eine besondere Offenheit für unterschiedliche Realitäten und die Überzeugung, dass jeder Mensch zu jedem Zeitpunkt einen guten Grund hat, sich so zu verhalten, wie er sich verhält, und die Dinge so zu sehen, wie er sie gerade sieht. Doch je akuter die Symptomatik ist, je emotional aufgeladener die Situation, je schwieriger die Umgebungsbedingungen, je stressiger der Alltag, desto schwieriger wird es für alle Beteiligten, diese Offenheit und Empathie aufzubringen und aufrechtzuerhalten. Das gilt auch und gerade, wenn es zu Gewalt und Aggression im Rahmen der Behandlung gekommen ist. Kommt es zu Zwangsmaßnahmen, werden diese von den Betroffenen oft als traumatisch erlebt.

Traumata sind schwere seelische Verletzungen oder eine starke psychische Erschütterung, die durch extrem belastende Ereignisse hervorgerufen werden. Menschen mit einer erhöhten Durchlässigkeit für innere und äußere Reize sind schneller und tiefer zu erschüttern und somit subjektiv existenziellen Bedrohungen ausgeliefert, die als traumatisch erlebt werden können. Die körperlichen Reaktionen auf eine akute Lebensbedrohung unterscheiden sich nicht bei psychotischem Erleben und »realer« Bedrohung. Es besteht also immer die Möglichkeit, dass psychotisches Erleben an sich als traumatisch erlebt wird. Eine Infragestellung des eigenen Erlebens stellt eine basale traumatische Erfahrung dar, die fast allen Psychosen gemein ist.

Es bestehen also in der akuten Phase einer Psychose mehrere potenzielle Dimensionen tiefer seelischer Verletzungen:

- Psychotische Symptome können Reaktionen auf vorangegangene Traumatisierungen sein. So ist z.B. das Auftreten von akustischen Halluzinationen stark assoziiert mit sexuellen und emotionalen Gewalterfahrungen und intrusivem, unkontrollierbarem Erleben der akustischen Halluzinationen (Peach u.a. 2021; Read u.a. 2001; Read u.a. 2005). Darüber hinaus wissen wir, dass die Häufigkeit von traumatischen Ereignissen in der Geschichte von Menschen mit psychotischen Erkrankungen überproportional hoch ist (Larkin & Morrison 2007; Read 1997; Read u.a. 2001).

- Psychotisches Erleben kann an sich traumatisch sein (BENDALL u. a. 2007; SHAW u. a. 1997; MCGORRY u. a. 1991).
- Erlebte Zwangsmaßnahmen, wie sie im psychiatrischen Behandlungskontext immer wieder auftreten, sind per se traumatische Ereignisse, weil sie den Verlust eigener Handlungs- und Steuerungsfähigkeit bedeuten und mit physischer Machtausübung verbunden sind (CUSACK 2003; MCGORRY u. a. 1991; MORRISON u. a. 1999; PRIEBE u. a. 1998; SHAW u. a. 1997).
- Zeuge von Zwangsmaßnahmen bzw. von Gewalt und Aggression zu sein kann als traumatisch erlebt werden (CUSACK u. a. 2003; MORRISON u. a. 2003).
- Auch Behandelnde können traumatisiert werden. Falsch verstandene »Professionalität« kann dazu führen, dass eigene Belastungen, z.B. die Konfrontation mit Traumata der Betroffenen, Gewaltsituationen im Stationsalltag und der eigenen unfreiwilligen (oft notwendigen) Täterschaft, nicht wahrgenommen werden und so einen Boden für Burn-out-Erscheinungen bilden (NEWELL & MACNEIL 2010). Die Stigmatisierung der psychischen Verletzbarkeit von »Professionellen« steht der von psychisch Erkrankten in nichts nach.

Das Wissen um die hohe Verletzlichkeit von Menschen mit psychotischen Erfahrungen bringt Behandlungsteams immer wieder in ethisch schwierige Situationen: Wie schützen sie Betroffene vor unangenehmen oder bedrohlichen Aspekten der Psychose und dem Miterleben von Aggressionen auf der Station, ohne selbst in den Augen der Betroffenen zu potenziellen Tätern zu werden? Oft gibt es hierfür keine einfachen Lösungen. Ein möglicher Ansatz zur Verbesserung der Erkennung und Behandlung von Traumata sowie der Etablierung eines respektvollen, sicheren, nicht re-traumatisierenden Unterstützungsangebots wird häufig als Trauma Informed Care bezeichnet (BENDALL u.a 2011; MITCHELL u. a. 2020; MORRISON u. a. 2003).
Routinemäßige, geordnete Nachbesprechungen von Gewaltvorkommnissen fördern das gegenseitige Verständnis von Handlungsreaktionsmustern und sind ein wichtiges Mittel zur Reduktion von Zwangsmaßnahmen im stationären Alltag (MAHLER u. a. im Druck; WULLSCHLEGER u. a. 2019; GOODING u. a. 2018; MONTAG u. a. 2017).

Postakutphase

Kommt es zum Abklingen der psychotischen Symptome (Remission), geschieht das auf vielfältige Art und Weise. Betroffene beschreiben Erfahrungen wie »Es ist alles noch da, aber es ist irgendwie in den Hintergrund gerückt«. Stimmen werden leiser oder lassen längere Pausen zu, in denen Gespräche leichter geführt werden können. Der innere und äußere Bewegungsradius erweitert sich zunehmend. Gleichzeitig nimmt die Reizdurchlässigkeit ab, was manchmal als Abstumpfen erlebt wird.

Einige Symptome verschwinden vollständig – Stimmen verstummen, Ängste verflüchtigen sich. Nicht immer ist das sofort zu erkennen. Wenn beispielsweise eine Handlung wieder möglich ist, die im Rahmen von wahnhaftem Erleben gefährlich erschien – z.B. die Benutzung einer Dusche, obwohl die Dämonen unter Androhung von Strafe die Berührung mit Wasser untersagt haben –, ist das dann ein mutiger Schritt oder gibt es eine alternative Erklärung innerhalb des Wahnsystems? Ist es die Einsicht, dass die Ängste nur ein Produkt der eigenen Psyche sind? Und was bedeutet das dann für das Selbstbild? »Wenn die Ängste nur ›Einbildung‹ waren, wie kann ich mir dann je wieder trauen?«

Die Postakutphase ist fragil. Wenn wir davon ausgehen, dass psychotische Symptome eine wie auch immer geartete psychische Schutzfunktion haben, fällt diese nun weg. Der Symptomrückgang hat also einen Preis. Wie hoch dieser ist, hängt ab vom Selbstbild, vom Erklärungsmodell, von biografischen Vorerfahrungen und den zur Verfügung stehenden Bewältigungsstrategien.

ANNABELLE *»Mit meiner Zimmernachbarin hatte ich gute Gespräche. Manchmal habe ich ihr von einem komischen Gefühl erzählt und ihr ging es genauso. Das war dann beruhigend.«*

Teilweise bleiben einzelne Symptome bestehen, erweisen sich als wenig beeinflussbar durch Medikamente. Dies wird aber nicht in jedem Fall von den Betroffenen als Beeinträchtigung erlebt. Es ist therapeutisch hilfreich, den Fokus auf die Selbstwirksamkeit zu legen. Oft haben Menschen bereits unbewusst Strategien entwickelt, schreiben diese aber nicht sich selbst, sondern den Umständen zu, da sie ihre eigenen Stärken und Einflussmöglichkeiten unterschätzen. Dabei ist es nicht selbstverständlich, sich trotz noch aktiver Stimmen an Gesprächen zu beteiligen oder bei starken Antriebsstörungen Termine wahrzunehmen.

Behandlungsteams haben manchmal die Sorge, Betroffene könnten »nur eine Fassade aufbauen«. Die mentale Leistung, die es benötigt, trotz Symptomen eine Fassade der Normalität aufrechtzuerhalten, sollte jedoch nicht unterschätzt werden. Es bedeutet, diese Menschen sind in der Lage, langfristige Ziele zu fokussieren und ihr kurzfristiges Verhalten darauf auszurichten. Das wiederum setzt eine ausgeprägte Fähigkeit zur Perspektivübernahme voraus.

ABBILDUNG 5 Klinische Merkmale, Beziehungsgestaltung, Behandlungsziele und -optionen in den Phasen einer psychotischen Episode

		Prä	Akut	Post	Stabilisierung
Klinisches Bild	emotional	• Misstrauen • Scham • Verunsicherung • Angst • Verzweiflung	• Anspannung • Angst • Wut • Verzweiflung • Zuversicht	• Postpsychotische Depression • Scham • Erschöpfung • Hoffnungslosigkeit • Leere • Gefühlsarmut • Erleichterung	• Vorsicht • Erschütterung • Trotz • Sorglosigkeit • Euphorie • Wut • Scham • Langeweile • Unterforderung
	kognitiv	• Wahrnehmungsveränderungen • Konzentrationsstörungen • Hemmung von Denken oder Sprache	• Wahnvorstellungen, Halluzinationen • Ich-Störungen • Formale Denkstörungen	• Rückfallangst • Verunsicherung • Rat- und Orientierungslosigkeit • Perspektivverlust • Konzentrationsstörungen	• Identitätsfragen • Erhöhtes Self-Monitoring • Gleichsetzung von Person und Erkrankung vs. Negation der Erkrankung
	behavioral	• Rückzug oder Getriebenheit • Ambivalenz • Rituale • Schlafstörungen	• Getriebenheit • Aktionismus • Starre	• Rückzug • Spracharmut • Übergroßes Schlafbedürfnis	• Stressvermeidung, • Lebensvermeidung • Eingeschränkter Bewegungsradius • Schonhaltung • Rückzug
Behandlungsziele		• »Flatten the curve« • Selbstwirksamkeitserleben stärken • Ressourcenaktivierung • Ggf. Anwendung schon erarbeiteter Krisenpläne • Mittelfristig Störungsverständnis erlangen	• Beruhigung • Geteilte Realitäten schaffen • Offene Kanäle finden • Zwang und Gewalt verhindern	• Krisenverständnis abgleichen • Selbstwirksamkeit steigern • Teilhabe wiederherstellen • Hoffnung induzieren und aufrechterhalten • Rückfallprophylaxe	• Recovery • Teilhabe aufrechterhalten und ausbauen • Integration der Krisenerfahrung in das biografische Narrativ • Aktive, sozial integrierte Lebensgestaltung • Krankheitsunabhängige Lebensziele • Rollenmodelle finden
Interventionen		• Achtsamkeit • Realitätsprüfungen • Mikroanalysen • Skills • Tagesstrukturpläne • Problem- bzw. störungsspezifische Interventionen (alle VT-Techniken) • Emotionsregulationstechniken	• Reizarmut • Sicherheit vermitteln: klare Kommunikation, Verbindlichkeit • Teamakzeptanz: Wer hat den besten Zugang? • Anspannungsreduktion: Skills, Medikamente • Wenn Zwangsmaßnahmen unvermeidlich: Nachbesprechung	• Nachbesprechungen von Zwangsmaßnahmen, Wiedergutmachungen leisten • Aktivitätenaufbau, Tagestrukturpläne • Belastungserprobungen • IPS • Ambulante Psychotherapie bahnen bzw. wiederaufnehmen	• Krisenpläne erstellen bzw. überarbeiten • Behandlungsvereinbarungen unter Einbeziehung des ambulanten Netzwerks • IPS • Ambulante Psychotherapie • Selbsthilfegruppen und Trialogseminare

Nach einer psychotischen Episode kommt es nicht selten zu einer ausgeprägten seelischen und körperlichen Erschöpfung. Diese ist teilweise so ausgeprägt, dass sie sich zu einer schweren depressiven Episode entwickelt. Erschöpfung und der Wunsch nach Erholung können den Herausforderungen der Krankheitsbewältigung und der Rückkehr in den Alltag entgegenstehen. Es fehlen uns noch sichere Kriterien für eine Unterscheidung von notwendiger Erholungsphase und der Manifestation »neuer« Symptome als sogenannter Negativsymptome.
Als weiterführende Literatur sei das Buch »Die abklingende Psychose« empfohlen (Schlimme & Brückner 2017).

Stabilisierungsphase und Rückfallprophylaxe

Nach dem Abklingen der akuten Symptomatik stehen Betroffene vor der Aufgabe, ihre individuellen Psychoseerfahrungen zu verarbeiten und mitzuteilen, die Diagnose der Erkrankung anzunehmen, die eigene Verantwortung an der Entstehung der Erkrankung zu klären, möglicherweise eine medikamentöse Behandlung für sich zu akzeptieren und sich vor Selbst- und Fremdstigmatisierung zu schützen. Viele sehen sich damit konfrontiert, dass das »normale« Leben und bisherige Pläne radikal infrage gestellt werden.

> **MORITZ** *»Was sage ich jetzt, wenn ich mich gleich in der ersten Woche beim neuen Job krankmelde? Vielleicht, dass ich Bluthochdruck habe?«*

Sekundäre Krankheitsprozesse wie z.B. (Selbst-)Stigmatisierung, Schuld- oder Versagensgefühle, Resignation, Verunsicherung bezüglich der eigenen Identität und Nebenwirkungen der Medikation wie Gewichtszunahme oder eine reduzierte Gefühlswahrnehmung können einer heilsamen Krisenverarbeitung im Sinne einer tatsächlichen Genesung im Wege stehen.
Gerade im stationären Krankenhaussetting lassen die Akuität der Symptome und der damit verbundene Druck, schnell eine Symptomreduktion und damit Leidensminderung herbeizuführen, die medikamentöse Behandlung oft als primäre Behandlungsoption erscheinen. In der Stabilisierungsphase wird die Gewichtung verschiedener Bestandteile der Behandlung neu verhandelt. Veränderungen in der Behandlungsstrategie können für Betroffene, Angehörige und Behandlungsteam von Verunsicherung und Sorge geprägt sein. Dabei gilt es zu verhindern, in einen Teufelskreis aus Misstrauen und Krankheitsangst zu geraten, ohne die unbekannte Wahrscheinlichkeit einer erneuten Manifestation ganz aus den Augen zu verlieren.

Ziele für Unterstützende in dieser Phase sind, die Auseinandersetzung mit der Psychoseerfahrung anzuregen, die individuelle Verarbeitung zu unterstützen, dabei ein individuelles Erklärungsmodell zu fördern, sekundäre Krankheitsprozesse zu begrenzen und somit die Grundlage für psychotherapeutische Arbeit zu legen, die eine Integration der Psychoseerfahrung in das Selbstbild ermöglichen kann. Das geschieht unter anderem dadurch, dass wertfreie Räume geschaffen werden und eine gemeinsame normalisierende, individuelle und differenzierte Sprache gesucht wird, damit sich Schwarz-Weiß-Kategorien auflösen und ein Nebeneinander von widersprüchlichen Erfahrungen zugelassen werden kann. Ziel ist es, den individuellen Sinn und die individuelle Bedeutung der Krankheitserfahrung biografisch zu verankern.

Wie nennen wir's? Diagnostische Kategorien als Hypothesen

Symptome von Psychosen sind nicht spezifisch, sie können bei einer Vielzahl von psychischen Erkrankungen auftreten. Für die Differenzialdiagnose sind neben dem psychopathologischen Querschnittsbefund deshalb auch Verlaufs- und Zeitkriterien von Bedeutung, sodass sich Diagnosen im Krankheitsverlauf ändern können (Lambert u. a. 2004).
Vor allem in der Frühphase der Erkrankung zeigt sich häufig ein symptomatisch sehr heterogenes Bild, welches eine eindeutige diagnostische Zuordnung schwierig macht. Die genaue Definition von Diagnosekriterien ist auch in den beiden etablierten Klassifikationssystemen ICD und DSM nicht identisch, beispielsweise unterscheiden sich die Zeitkriterien, die häufig keine zuverlässige Grundlage haben.
Es ist hilfreich, sich diese Limitationen diagnostischer Kategorien vor Augen zu führen und mit Betroffenen und Angehörigen offen zu besprechen. Andernfalls können leicht Missverständnisse oder Zweifel an der Kompetenz des Behandlungsteams entstehen, beispielsweise wenn eine Diagnose im zeitlichen Verlauf geändert wird. Auch der Vergleich der eigenen Symptome mit denen anderer Betroffener kann zu Verunsicherung führen. Aufgrund der ausgeprägten Unterschiede psychischer Symptome bei gleicher Diagnose, aber auch der Überlappung psychischer Symptomkomplexe bei unterschiedlichen Diagnosen kann der Eindruck der Willkür entstehen.
Trotz all der genannten Schwierigkeiten mit diagnostischen Kategorien sind differenzialdiagnostische Überlegungen wichtig, da sie sowohl für die Prognose

als auch für die Therapieempfehlungen einen Unterschied machen können. Eine ausführliche psychopathologische Befunderhebung und Anamnese inklusive Erfassung von Risikofaktoren sind daher unerlässlich. Standardisierte Erfassungsinstrumente können hierbei hilfreich sein, ersetzen aber nicht die klinische Beurteilung durch das multiprofessionelle Team. Der Einbezug von Angehörigen bzw. anderen Personen des sozialen Umfelds und gegebenenfalls eine Rücksprache mit Vorbehandelnden können wichtige zusätzliche Informationen liefern, die eine bessere Charakterisierung von Verlauf und Symptomatik zulassen. Auch eine testpsychologische Untersuchung in den Bereichen Aufmerksamkeit, Lernen und Gedächtnis, Exekutivfunktionen und soziale Kognition kann bei differenzialdiagnostischen Entscheidungen hilfreich sein.

Ein wichtiger Teil der Differenzialdiagnostik ist der Ausschluss einer organischen Genese der Symptomatik beispielsweise durch neurologische Erkrankungen. Hierfür sind zusätzlich eine sorgfältige körperliche Untersuchung sowie gegebenenfalls Laboruntersuchungen und die Anwendung bildgebender Verfahren erforderlich. Genauere Empfehlungen hierzu finden sich im Kapitel »Chancen medizinischer Angebote«.

Ein weiterer relevanter Aspekt der Differenzialdiagnostik ist die Unterscheidung zwischen affektiven und nichtaffektiven Psychosen, da sich die Behandlungsempfehlungen für diese beiden Gruppen in einigen Punkten unterscheiden (siehe S. 205). Insbesondere bei ersten psychotischen Episoden ist diese Abgrenzung häufig schwierig, ebenso wie die Bewertung der Rolle von Substanzkonsum hinsichtlich der Entstehung oder Aufrechterhaltung von Symptomen. Darüber hinaus können viele Symptome im Rahmen verschiedener anderer psychischer Erkrankungen auftreten, und andere psychische Erkrankungen können gleichzeitig mit einer psychotischen Erkrankung bestehen. Dieser Komplexität des Themas sollte in Gesprächen mit Betroffenen Rechnung getragen werden. Dabei kann die Rolle von diagnostischen Kategorien als Anhaltspunkt für die Behandlungsstrategie betont und dennoch die prognostische Untersicherheit reflektiert werden.

Diagnosen sind Hypothesen, die Hinweise für die Behandlung geben können. Wichtiger ist es jedoch, eine gemeinsame Sprache zur Beschreibung des Erlebens zu finden.

In der Literatur und im klinischen Alltag werden die Begriffe einer ersten psychotischen Episode oder einer Erstmanifestation einer Schizophrenie oft

nicht klar voneinander getrennt. Tatsächlich ist die Vielfalt von Diagnosen in Zentren für Menschen mit ersten psychotischen Episoden sehr groß. In einer irischen Studie erfüllte etwa ein Drittel der Personen mit einer ersten psychotischen Episode die Kriterien für eine Erkrankung aus dem schizophrenen Formenkreis, 37 % erhielten die Diagnose einer affektiven Psychose und 29 % erlebten substanzinduzierte Psychosen oder psychotische Symptome im Rahmen anderer psychischer Erkrankungen (Baldwin u. a. 2005).
Selbstverständlich sollte sich aus der diagnostischen Zuordnung keine »Dringlichkeitshierarchie« ableiten. Die Belastung durch das Erleben psychotischer Symptome ist unabhängig von der zugrunde liegenden Diagnose. Abwertende Begriffe wie »Pseudohalluzinationen« oder »quasipsychotische« Symptome sind inakzeptabel und werden der Komplexität des Themas nicht gerecht. Angebote für Menschen mit ersten psychotischen Episoden müssen durch Offenheit für die unterschiedlichen Erlebensweisen und Erfahrungen junger Menschen gekennzeichnet sein.

Erkrankungen aus dem schizophrenen Formenkreis

Die Diagnose Schizophrenie umfasst kein einheitliches Krankheitsbild, sondern eine vielgestaltige Gruppe von Erkrankungen mit unterschiedlichen Symptommanifestationen und Verlaufstypen. Es gibt kein einzelnes Symptom, das für die Diagnose zwingend erforderlich ist.
Die Zeitkriterien für die diagnostischen Kategorien des schizophrenen Formenkreises unterscheiden sich in den Klassifikationssystemen deutlich. Eine Abgrenzung zwischen Schizophrenie und schizophreniformer Störung ist beispielsweise nur im DSM definiert (siehe Abbildung 6).

ABBILDUNG 6 Zeitkriterien für psychotische Erkrankungen in ICD und DSM

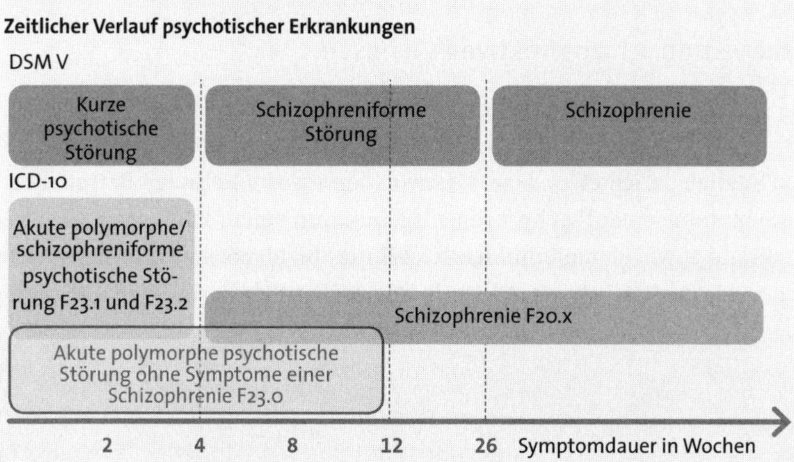

Die kurzen bzw. vorübergehenden psychotischen Störungen sind durch einen akuten Beginn und eine rasche Rückbildung der Symptomatik innerhalb von ein bis drei Monaten gekennzeichnet. Das Vorliegen einer akuten Belastung ist typisch, aber nicht zwingend. Häufiger als bei anderen psychotischen Erkrankungen bleibt es bei einer einmaligen Episode (Fusar-Poli u. a. 2016). Die Unterscheidung der einzelnen Diagnosen in der ICD-10 ergibt sich aus dem Zeitkriterium, da die »akute polymorphe psychotische Störung mit Symptomen einer Schizophrenie« (F23.1) und die »akute schizophreniforme Störung« (F23.2) höchstens vier Wochen andauern, die »akute polymorphe psychotische Störung ohne Symptome einer Schizophrenie« (F23.0) jedoch bis zu drei Monaten. Zusätzlich bestehen Unterschiede im psychopathologischen Bild. Bei der »akuten schizophreniformen Störung« besteht die vollständige Symptomatik einer Schizophrenie, bei der »akuten polymorphen psychotischen Störung mit Symptomen einer Schizophrenie« treten zwar schizophrene Symptome auf, die Kriterien müssen jedoch nicht vollständig erfüllt sein; es besteht also bei gleichem Zeitkriterium ein gradueller Unterschied in der Symptomausprägung. Die »akute polymorphe psychotische Störung ohne Symptome einer Schizophrenie« hingegen zeigt rasch wechselnde Symptomatik mit hoher affektiver Beteiligung. Diese Einteilung der ICD unterscheidet sich wesentlich von der des DSM. Kurze psychotische Störungen sind eine Diagnosekategorie, die gerade in Frühinterventionssettings häufig genutzt wird. Wenn Menschen früh in die Behandlung kommen und relativ schnell eine vollständige Rückbildung von Symptomen erleben, ist es unmöglich zu sagen, ob die Symptome ohne eine Behandlung über eine längere Zeit weiterbestanden hätten. Entsprechend finden sich in Studien hohe Übergangsraten von kurzen psychotischen Störungen und schizophreniformen Störungen zu Diagnosen wie Schizophrenie, schizoaffektiven oder bipolaren Störungen im längeren zeitlichen Verlauf (Kingston u. a. 2013).

Affektive und schizoaffektive Psychosen

Der Psychose zugeordnete Symptome treten sowohl im Rahmen von depressiven Erkrankungen als auch von bipolaren Störungen auf. In epidemiologischen Studien berichteten 14–19 % der von depressiven Episoden Betroffenen über Symptome einer Psychose, die insgesamt mit einem schwereren Krankheitsverlauf sowie einem erhöhten Risiko für Suizidversuche und negativen psychosozialen Auswirkungen wie z.B. finanziellen Schwierigkeiten assoziiert waren (Johnson u. a. 1991; Ohayon & Schatzberg 2002).

Symptome einer Psychose im Rahmen bipolarer Störungen wurden mit einer Häufigkeit zwischen 15 und 19 % sowohl in depressiven und manischen als auch in gemischten Episoden berichtet (ØSTERGAARD u. a. 2013). Der Übergang zwischen affektiven Störungen mit Symptomen einer Psychose und schizoaffektiven Störungen ist fließend und in den beiden Klassifikationssystemen ICD und DSM auch unterschiedlich. Gerade bei Menschen mit ersten psychotischen Episoden ist diese Unterscheidung selten möglich und soll deshalb hier nicht im Detail ausgeführt werden. Mögliche Folgen für die medikamentöse Behandlung werden im Kapitel »Chancen medizinischer Angebote« erläutert.

Substanzinduzierte psychotische Störungen

Bei den substanzinduzierten Störungen können Symptome einer Psychose im Rahmen einer Intoxikation, eines Entzugssyndroms oder einer psychotischen Störung auftreten. Dabei sind Alkohol, Cannabis und polyvalenter Substanzkonsum besonders häufig, wobei Alkohol vor allem bei älteren Betroffenen im Vordergrund steht. Bei Intoxikationen oder Entzugssyndromen besteht die Symptomatik nur über kurze Zeit und steht in unmittelbarem Zusammenhang mit dem Substanzkonsum, daher ist die diagnostische Zuordnung häufig relativ klar. Bei den substanzinduzierten psychotischen Störungen (F1X.5) hingegen kann die Symptomatik bis zu zwei Wochen nach Konsum auftreten und trotz Abstinenz bis zu sechs Monate anhalten. Angaben zu erforderlichen Mindestmengen oder Konsumfrequenz für die Diagnose gibt es nicht.
Substanzinduzierte psychotische Störungen unterscheiden sich in der Symptomatik nicht von anderen psychotischen Erkrankungen, daher kann die Differenzialdiagnose schwierig sein. Ein ursächlicher Zusammenhang von Substanzkonsum und Symptomatik ist nur durch Abstinenz und daher häufig erst im späteren Verlauf festzustellen. Die Übergangsraten von substanzinduzierten Psychosen zu Schizophrenien und bipolaren Störungen sind vor allem bei den cannabisinduzierten Psychosen sehr hoch und liegen bei jungen Menschen (< dreißig Jahre) bei bis zu 47 % (STARZER u. a. 2018). Studien zeigen außerdem, dass sich die Schwere der Symptome und die Auswirkungen auf das psychosoziale Funktionsniveau substanzinduzierter psychotischer Störungen nicht von denen anderer psychotischer Erkrankungen unterscheiden, sodass die Unterscheidung dieser diagnostischen Kategorien generell infrage steht (O'CONNELL u. a. 2019).
Tritt eine erste psychotische Episode im Kontext von Drogenkonsum auf, besteht die Hoffnung, dass Betroffene durch Reduktion oder vollständige

Abstinenz entscheidenden Einfluss auf den weiteren Verlauf nehmen können. Dies stärkt die Selbstwirksamkeit und kann die Therapiemotivation verbessern. Gleichzeitig sollte der Eindruck einer Zuweisung von Schuld oder der alleinigen Verantwortung für denKrankheitsverlauf unbedingt vermieden werden.

Evidenzbasierte Empfehlungen zur medikamentösen Behandlung von substanzinduzierten Störungen gibt es bisher nicht, sodass bei fehlendem Abstinenzwunsch oder Fortbestehen von Symptomen trotz Abstinenz eine individuelle Therapieentscheidung getroffen werden muss.

Psychotische Syndrome bei weiteren psychischen Erkrankungen

Viele psychische Erkrankungen können mit Symptomen einer Psychose einhergehen oder fließende Übergänge zu psychotischen Störungen aufweisen, beispielsweise in Form von Wahrnehmungsveränderungen bei dissoziativen Störungen oder nicht korrigierbaren Überzeugungen im Hinblick auf das eigene Körperbild bei körperdysmorphen oder Essstörungen. Die Behandlungsempfehlungen für diese Grenzbereiche sind häufig vage und die Evidenzlage ist lückenhaft. In diesen Fällen muss das Team gemeinsam mit den Betroffenen individuelle Behandlungsentscheidungen treffen. In einigen Fällen kann dies die vorrangige Behandlung der zugrunde liegenden Erkrankung sein, unter der Annahme, dass eine Abnahme der generellen Symptomatik und der damit verbundenen Belastung auch mit einer Verringerung psychotischer Symptome einhergehen werde. Gleichzeitig muss abgewogen werden, inwieweit eine Verzögerung der gezielten Behandlung der Symptome mit dem Risiko einer Chronifizierung bzw. einer längeren Dauer unbehandelter Psychosen einhergeht.

Borderline-Persönlichkeitsstörung Menschen mit emotional instabiler oder »Borderline«-Persönlichkeitsstörung erleben häufig Symptome einer Psychose, insbesondere Halluzinationen. In einer niederländischen Studie berichteten 43 % der Befragten über mindestens einmal monatlich auftretende Halluzinationen, am häufigsten über akustische Wahrnehmungsstörungen (Niemantsverdriet u. a. 2017). Bis zu 38 % der Personen, die wegen einer emotional instabilen Persönlichkeitsstörung in Behandlung sind, erfüllen gleichzeitig die Kriterien für eine psychotische Störung, was häufig mit einem insgesamt schwereren Krankheitsverlauf verbunden ist (Slotema u. a. 2018).

Phänomenologisch gibt es keine eindeutigen Unterschiede zwischen Wahrnehmungsstörungen im Rahmen von Erkrankungen aus dem schizophrenen Formenkreis oder emotional instabiler Persönlichkeitsstörung. Das heißt, Symptome wie akustische Halluzinationen treten mit vergleichbarer Frequenz und Intensität auf, haben ähnliche, oft negative und abwertende Inhalte und sind mit einer hohen Belastung für die Betroffenen verbunden (Cavelti u. a. 2019; Slotema u. a. 2012). Eine Einordnung von Symptomen einer Psychose bei Menschen mit emotional instabiler Persönlichkeitsstörung als »Pseudohalluzinationen« oder »Psychose-ähnliche« Symptome ist daher nicht gerechtfertigt. Erst in den letzten Jahren hat sich ein wissenschaftliches Interesse an geeigneten Behandlungsstrategien für diese Gruppe entwickelt. Bisher ist keine ausreichende Evidenz für spezifische Behandlungsansätze, wie beispielsweise antipsychotische Medikation, vorhanden (Chanen u. a. 2019). Entscheidungen über geeignete Therapieoptionen sollten daher auf Basis einer Risiko-Nutzen-Abwägung individuell mit Betroffenen besprochen werden.

Posttraumatische Belastungsstörung (PTBS) Wie bereits erwähnt (siehe S. 36f.), sind traumatische Erfahrungen ein Risikofaktor für die Entwicklung psychotischer Störungen und können gleichzeitig eine mögliche Folge von psychotischem Erleben und den Erfahrungen psychiatrischer Behandlung sein (McGorry u. a. 1991; Read u. a. 2005). Auch bei einer PTBS ist eine Abgrenzung häufig schwierig, da typische Symptome wie visuelle oder taktile Intrusionen, chronische Anspannung und Misstrauen eine inhaltliche Nähe zu psychotischem Erleben haben. Und es zeigt sich, dass Symptome einer Psychose bei Menschen mit PTBS auch außerhalb von Situationen auftreten, die mit traumatischen Erinnerungen verknüpft sind. Einige Autoren sprechen deshalb von einem Subtyp der PTBS mit psychotischen Symptomen, welcher bei 15–64 % der Personen mit PTBS vorliegen könnte (Braakman u. a. 2009). Traumaspezifische Psychotherapien können nicht nur PTBS-Symptome, sondern auch paranoide und Beziehungsideen verringern (van den Berg u. a. 2018). Entgegen verbreiteter Befürchtungen ist das Risiko der Verschlechterung psychotischer Symptome geringer als bei Personen, die keine Psychotherapie erhalten (ebd.). Generell wird der Einsatz einer Medikation in der Behandlung der PTBS nicht empfohlen (Schäfer u. a. 2019), jedoch finden sich vereinzelt Hinweise, dass der Einsatz von Antipsychotika bei Personen mit PTBS mit psychotischen Symptomen zu einer Verbesserung der Symptomatik führen kann (Braakman u. a. 2009).

Zwangsstörungen Bei schweren Zwangsstörungen ist der Übergang von Zwangsgedanken und Befürchtungen über mögliche Folgen des Unterlassens von Zwangshandlungen hin zu wahnhaften Überzeugungen fließend. Im

DSM-5 ist es möglich, eine Zwangsstörung »mit fehlender Einsicht / wahnhafter Überzeugung« zu diagnostizieren, wobei die Abgrenzung zu einer eigenständigen psychotischen Erkrankung offen bleibt (RASMUSSEN u. a. 2019). Unter Menschen mit Zwangsstörungen finden sich jedoch nicht nur solche, die wahnhafte Überzeugungen mit einem klaren Bezug zur Zwangssymptomatik haben, sondern auch welche, die mehrere Kriterien für eine psychotische Störung erfüllen (EISEN & RASMUSSEN 1993). Obwohl antipsychotische Medikamente teilweise in der Behandlung schwerer Zwangsstörungen eingesetzt werden, gibt es keine gesicherten Daten, ob sie zur Behandlung wahnhafter Überzeugungen im Rahmen von Zwangsstörungen wirksam sind (KORDON u. a. 2013).

Autismus-Spektrum-Störungen Die historische Vermutung, dass Autismus eine »Psychose des Kindesalters« sei, ist inzwischen widerlegt. Es ist jedoch bekannt, dass Menschen mit Autismus-Spektrum-Störungen ein erhöhtes Risiko insbesondere für katatone Symptome haben (DGKJP & DGPPN 2018). Gleichzeitig besteht auch hier die Gefahr, dass typische Symptome von Autismus-Spektrum-Störungen als Zeichen einer psychotischen Erkrankung fehlinterpretiert werden. Zu denken ist hier beispielsweise an ungewöhnliche, gehemmt oder konkretistisch wirkende Denkmuster, ein sehr spezifisches Interesse für bestimmte Themen oder an repetitive Verhaltensweisen (COCHRAN u. a. 2013). Fremdanamnese und eine detaillierte Erhebung der Entwicklungsgeschichte sind für die Differenzialdiagnostik in diesem Fall von besonderer Wichtigkeit (DGKJP & DGPPN 2018).

Wer erlebt erste psychotische Episoden? Entwicklungspsychologische Aspekte

»Ungefähr dreiviertel aller psychischen Erkrankungen beginnen in Kindheit und Jugend oder im jungen Erwachsenenalter (vor Mitte 20). Psychotische Erkrankungen sind vor dem 14. Lebensjahr selten, ihre Häufigkeit nimmt aber danach deutlich zu. Die meisten Menschen mit Psychoseerfahrung haben ihre erste Episode vor dem 30. Lebensjahr erlebt« (KESSLER u. a. 2007). In der Behandlung von Menschen mit ersten psychotischen Episoden ist daher eine Auseinandersetzung mit den Besonderheiten der Lebensphase von Adoleszenz und jungem Erwachsenenalter hilfreich. Da sich der Übergang vom Jugend- in das Erwachsenenalter in den letzten Jahrzehnten stark verändert

beziehungsweise verlängert hat, wollen wir die wichtigsten Aspekte hier zusammenfassen.
Entwicklungspsychologische Besonderheiten Jugendlicher und junger Erwachsener in Kognition, Emotion und Verhalten sollten in therapeutischen Settings ebenso berücksichtigt werden wie das besondere Bedürfnis nach Autonomie einerseits und nach Beziehung und Halt andererseits. Die besonderen Anforderungen dieser Übergangsphase an die persönliche Entwicklung und das Risiko der Gefährdung derselben, wenn es in dieser Phase zu einer Erkrankung kommt, müssen bei einer flexiblen und individuellen Therapie- und auch Nachsorgeplanung eine wichtige Rolle spielen. Die Reintegration in Schul- und Berufsleben (siehe S. 93 ff.) und andere soziale Kontexte stellen dabei eine bleibende Herausforderung dar.
Besonders wichtig zur Optimierung der Versorgung dieser jungen Menschen ist die interdisziplinäre Zusammenarbeit zwischen kinder- und jugendpsychiatrischen und erwachsenenpsychiatrischen Teammitgliedern sowie die Unterstützung bei der Transition zwischen diesen beiden Systemen.

Entwicklungsaufgaben und Besonderheiten in der Adoleszenz

Mit Adoleszenz (lat. adolescere: »heranwachsen«) ist die Übergangsperiode zwischen Kindheit und Erwachsenenalter gemeint, sie beginnt mit der Pubertät und endet mit dem Erreichen der Selbstständigkeit (Stangl 2020). In den meisten aktuellen Definitionen beginnt die Adoleszenz mit dem Eintritt der Pubertät, etwa im Alter von 12 bis 13 Jahren. Die Dauer der Adoleszenz hängt stark von Zeit und Ort des Aufwachsens sowie anderen sozialen Kriterien ab (Remschmidt 2013). Während einige Autoren die Adoleszenz bis zum 24. Lebensjahr fassen (Sawyer u. a. 2018), sprechen andere von einer Phase des »emerging adulthood«, die den Übergang zwischen Adoleszenz und jungem Erwachsenenalter, also etwa das Alter zwischen 18 und 25, umfasst (Arnett 2000).
Das Erwachsenwerden ist eine Zeit tiefgreifender psychologischer, körperlicher und sozialer Veränderungen. Während biologisch die sexuelle und körperliche Reifung in diese Lebensphase fallen, ist die Adoleszenz soziologisch ein Zwischenstadium, in dem Jugendliche bereits die Geschlechtsreife erreichen, jedoch nicht vollumfänglich eigenverantwortlich berufliche und gesellschaftliche Aufgaben wahrnehmen. Rechtlich wird zuerst die Strafmündigkeit erreicht (mit 14 Jahren), dann die Volljährigkeit (mit 18 Jahren). Psychologisch schließt

diese Phase sämtliche individuellen Vorgänge ein, die mit dem Erleben, der Auseinandersetzung und Integration oben genannter Veränderungen einhergehen (Patton u. a. 2018; Patton u. a. 2016; Remschmidt 2013).
Wie der Begriff der »Adoleszenz« ist auch der Begriff der »Entwicklungsaufgabe« unterschiedlich definiert: Entwicklung als spontaner Reifungsprozess; als Entwicklungsaufgabe, der pädagogisch »nachgeholfen werden muss«; Entwicklung als Aufgabe oder als ein Prozess, der die Betroffenen vor neue Aufgaben stellt (Flammer 2009).
Havighurst schrieb 1956 von einer »Aufgabe, die in oder zumindest ungefähr zu einem bestimmten Lebensabschnitt des Individuums entsteht, deren Bewältigung zu Glück und Erfolg bei späteren Aufgaben führt, während ein Misslingen zu Unglücklichsein, zu Missbilligung durch die Gesellschaft und zu Schwierigkeiten mit späteren Aufgaben führt« (Flammer 2009; Havighurst 1956, S. 215). Als typische Entwicklungsaufgaben für die Lebensphase der Adoleszenz nannte Havighurst den Aufbau von Beziehungen zu Gleichaltrigen, den Erwerb einer männlichen bzw. weiblichen Rolle, die Akzeptanz des eigenen Körpers, die Erlangung emotionaler und ökonomischer Unabhängigkeit, die Berufswahl, die Vorbereitung von Heirat und Familie und den Erwerb intellektueller Fähigkeiten sowie sozial verantwortlicher Verhaltensweisen.
Mit dieser Beschreibung werden die traditionellen, kulturellen und geschichtlichen Dimensionen der Entwicklungsaufgaben deutlich, die oben genannt sind. Sie sind aber offensichtlich nicht mehr zeitgemäß und mittlerweile überholt. Dreher und Dreher haben diese daher 1985 um Selbstständigkeit, Selbstsicherheit und -kontrolle sowie Aufbau einer Zukunftsperspektive ergänzt (Dreher & Dreher 1985). Zudem benannten sie Entwicklung von Toleranz, den Abbau von Vorurteilen, eine kritische Haltung gegenüber der Gesellschaft und ein Verständnis für komplexe Zusammenhänge in Politik und Wirtschaft als weitere mögliche neue Entwicklungsaufgaben dieser Lebensspanne.
Zwanzig Jahre später hat der Soziologe Klaus Hurrelmann die veränderten Herausforderungen zu vier zentralen Entwicklungsaufgaben gebündelt (Hurrelmann & Quenzel 2016). Sie werden in Abbildung 7 dargestellt.

ABBILDUNG 7 Vier zentrale Entwicklungsaufgaben der Adoleszenz (HURRELMANN & QUENZEL 2016)

Qualifizieren	Entwicklung der intellektuellen und sozialen Kompetenzen, um eine berufliche Aufgabe und Rolle zu übernehmen
Binden	Ablösung von den Eltern, Aufbau von engen, freundschaftlichen und partnerschaftlichen Beziehungen und ggf. Gründung einer eigenen Familie
Konsumieren	Entwicklung der Fähigkeit, mit Konsum-, Medien- und Freizeitangeboten zu eigenem Vorteil umzugehen, gesellschaftliche Teilhabe an Konsum und Wirtschaft
Partizipieren	Entwicklung eines individuellen Werte- und Normensystems, politische Teilhabe

Insgesamt ist die Phase der Adoleszenz geprägt von vielfältigen neuen Erfahrungen, dazu gehören erste sexuelle Erlebnisse und die Erkundung von emotionaler und körperlicher Intimität, aber auch erste berufliche Erfahrungen. Dadurch verändert sich das Bild von der Welt; Glaubens- und Wertvorstellungen werden hinterfragt. Mehr oder weniger versuchen junge Menschen sozusagen ein »Anprobieren« unterschiedlicher Modelle der eigenen Zukunft (ARNETT 2000).

Was die Phase der Adoleszenz besonders auszeichnet, ist ihr variabler Verlauf. Junge Menschen können sehr viele verschiedene gesellschaftliche und soziale Rollen einnehmen und dabei schneller oder langsamer Eigenständigkeit erlangen. Die psychologische Entwicklung verläuft in dieser Altersspanne von Person zu Person höchst unterschiedlich und ist durch das Alter allein kaum vorherzusagen (ARNETT 2000).

Trotz oder wegen aller Schwierigkeiten und Herausforderungen, mit denen Heranwachsende in der Adoleszenz konfrontiert werden, ist diese Lebensphase auch eine Zeit der außerordentlichen Reifung (ARNETT 2000).

Identität und Bindung

Erikson definierte Entwicklung als Bewältigung einer Krise, die er im ursprünglichen griechischen Sinn des Wortes als »Scheideweg« verstand (ERIKSON 1968). Er beschrieb acht normative Krisen, denen Menschen im Laufe ihres Lebens ausgesetzt sind. Die Adoleszenz sei die Krise, in der Identität versus Identitätsdiffusion verhandelt werde. Durch Veränderungen im Individuum selbst und veränderten Erwartungen der Umwelt werde von Jugendlichen eine Identitätsklärung bzw. -definition verlangt, vor allem die Übernahme neuer sozialer Rollen. Die erfolgreiche Bewältigung der Identitätsfrage sieht Erikson als Voraussetzung für die Auseinandersetzung mit der darauf folgenden Entwicklungskrise der jungen Erwachsenen, in der die Chance auf Intimität und Solidarität der Möglichkeit der Isolierung gegenübersteht (Flammer 2009).

> **MORITZ** *»Als ich 18 war, wollte ich die Welt erobern. Ich wollte erfolgreich sein, einen Job haben, der Beste sein. Ich war immer sehr ehrgeizig. Ich wollte die Welt zu etwas Besserem machen. Jetzt merke ich, dass ich das alles nicht mehr will, ich will bei meiner Freundin sein, Kinder machen und einen Job.«*

Die Lebenswege junger Menschen sind in den letzten Jahrzehnten vielfältiger geworden, und die Phase der Identitätsfindung braucht mehr Zeit. Bereits Erikson beobachtete in Industrienationen so etwas wie eine verlängerte Adoleszenz und Identitätserkundung (Erikson 1968). Während schulische und berufliche Ausbildungsprozesse immer länger dauern und Jugendliche immer später ökonomisch unabhängig werden, später heiraten, ausziehen und Kinder bekommen, setzen biologische Reifungsprozesse der Pubertät immer früher ein (Gluckman & Hanson 2006; Seiffge-Krenke 2006). Diese immer größer werdende Diskrepanz zwischen körperlicher Reife und noch nicht erreichbarer sozialer Autonomie wird als Reifungslücke (Moffitt 1997) oder als »emerging adulthood« (Arnett 2000) bezeichnet.

Neben der Entwicklung einer Ich-Identität ist die Auseinandersetzung mit der eigenen Geschlechterrolle eine jugendtypische Aufgabe, die sich in den letzten Jahrzehnten ebenfalls sehr verändert hat und von jungen Menschen eine wesentlich aktivere Gestaltung der Geschlechterrolle erfordert. Während sie einerseits nach wie vor die oft traditionellen Erwartungen der Eltern und Großeltern spüren und stereotype Geschlechterinszenierungen in den Medien erleben, haben andererseits viele der früheren geschlechtsspezifischen Normen an Verbindlichkeit verloren (Hurrelmann & Quenzel 2016).

Die Auseinandersetzung mit der eigenen Geschlechtsidentität und sexuellen Orientierung beeinflusst die Beziehungen in dieser Lebensphase, wodurch sich auch die eigene soziale Rolle ändert. Die Bedeutung der Beziehung zu den Eltern und der Familie nimmt ab, ihre Meinungen sind nicht mehr so wichtig. Parallel werden die Beziehungen zu Gleichaltrigen wichtiger, ihre Meinungen gewinnen an Gewicht. Die Fähigkeit, eine intime Beziehung einzugehen und aufrechtzuerhalten, ist ebenso wie der Aufbau stabiler freundschaftlicher

Beziehungen eine wesentliche Entwicklungsaufgabe der Adoleszenz. Gruppen von Gleichaltrigen stellen ein bedeutsames und umfassendes Bezugssystem dar, in dem die eigene Rolle erkundet und nach und nach definiert werden kann. Mithilfe Gleichaltriger beginnen junge Menschen, eigenständige Wert- und Normenstrukturen sowie soziale Spielregeln zu entwickeln, wozu in besonderer Weise Enttäuschungsfestigkeit, Durchsetzungsfähigkeit und Widerstandspotenziale in zwischenmenschlichen Interaktionen gefragt sind (HURRELMANN & QUENZEL 2016).

Eine besondere Herausforderung in der Adoleszenz ist die gleichzeitige Orientierung an zwei Maßstäben, dem Elternhaus einerseits und der Gruppe der Gleichaltrigen andererseits. Dabei scheinen Meinungen der Eltern in Bezug auf Zukunftsperspektive und Bildung die größere Rolle zu spielen, während Gleichaltrige Alltag, den Freizeit- und Unterhaltungsbereich stärker beeinflussen (ARNETT 2000).

Moderne Medien spielen als Orientierungspunkt ebenfalls eine zentrale Rolle in der Identitätsentwicklung von jungen Menschen. Das Internet ist dabei nicht nur eine Informationsquelle, die selbstbestimmt und autonom genutzt werden kann, sondern bietet über soziale Netzwerke auch eine kreative Plattform zur Selbstinszenierung sowie zum Knüpfen sozialer Kontakte.

> **JO** *»Die Erlebnisse von anderen zu hören tut auch gut, z.B. wie es weitergehen kann – ich habe gesehen, wie alle unterschiedliche Wege gehen. Wir haben über Dinge gesprochen, die mich beschäftigen und die auch andere betreffen wie Ausziehen, Verantwortung übernehmen, digitale Beziehungen. Es ging darum, wie man mit Lebenssituationen und Lebensphasen umgehen kann.«*

Emotionsregulation und Impulskontrolle

Stimmungsschwankungen, Risikoverhalten, Konflikte mit den Eltern und anderen Bezugspersonen (ARNETT 1999) sowie Schwierigkeiten mit Stresstoleranz und Selbstfürsorge (SINGH u. a. 2017) werden von vielen jungen Menschen in der Adoleszenz durchlebt. Dahl beschrieb diese Schwierigkeiten in der Verhaltens- und Gefühlsregulation metaphorisch mit »starting the engines with an unskilled driver« (DAHL 2004, S. 17).

> **MORITZ** *»Als ich 18 war und nicht die größte Party der Gegend schmeißen durfte, hatte ich einen Wutanfall. Da habe ich ein Loch in die Holztür geschlagen – da hängt jetzt ein Bild drüber …«*

Intensive Gefühle, Neugier und erhöhte Risikobereitschaft tragen dazu bei, dass gelegentlicher Substanzmissbrauch, sexuelle Experimente, ungeschützter Geschlechtsverkehr, risikobereites Fahren, aber auch das Begehen von Straftaten in dieser Lebensphase deutlich häufiger sind als in früheren oder späteren. So machen lebensgefährliche Verletzungen 62 % aller Todesfälle bei in Deutschland lebenden Jugendlichen zwischen 15 und 20 Jahren aus (Konrad u. a. 2013). In allen westlichen Ländern hat strafrechtlich relevantes Verhalten bei jungen Menschen seinen Höhepunkt an der Grenze zum Erwachsenenalter, auch wenn es sich überwiegend um leichte Normverstöße handelt.
Auch selbstverletzendes Verhalten ist bei Jugendlichen (25–35 %) und jungen Erwachsenen (14 %) deutlich häufiger als in der Allgemeinbevölkerung (3 %) (Plener u. a. 2016; Plener u. a. 2012), nicht nur im Rahmen von psychiatrischen Erkrankungen, sondern auch in Abwesenheit einer Diagnose (Jacobson u. a. 2008; Nock u. a. 2006). Auch Suizidgedanken und -versuche spielen in dieser Lebensspanne eine besonders große Rolle. Suizide sind bei Kindern und Jugendlichen nach Unfällen die zweithäufigste Todesursache. Hinzu kommt eine hohe Zahl von Suizidversuchen; das Verhältnis von Suizidversuchen zu vollendeten Suiziden liegt bei etwa 40:1. Hierbei ist zu berücksichtigen, dass Suizidgedanken auch unter psychisch gesunden Jugendlichen relativ häufig auftreten können (7–14 %) und bei Weitem nicht immer mit einer psychiatrischen Diagnose einhergehen müssen (Donath u. a. 2014; Plener u. a. 2009; Resch u. a. 2008).

Neurobiologie der Adoleszenz

Nahezu alle Organe, aber auch körperlichen Funktionen unterliegen in der Adoleszenz großen Veränderungen; im Folgenden werden diese nur kurz und unvollständig angerissen, um die Zusammenhänge mit oben genannten Besonderheiten in Persönlichkeitsentwicklung und Verhalten während der Adoleszenz zu verdeutlichen.
Der Beginn der Pubertät geht einher mit massivem Körperwachstum sowie hormonellen Veränderungen, die nicht nur die Entwicklung der sekundären Geschlechtsmerkmale bewirken, sondern auch die Hirnentwicklung beeinflussen. Während der Adoleszenz kommt es zu einer grundlegenden Reorganisation des Gehirns. Die Reifung von weißer und grauer Substanz beeinflusst die Weiterentwicklung der emotionalen und kognitiven Netzwerke – wie, ist im Detail noch nicht verstanden. Fest steht, in Kindheit und Jugend nimmt die graue Substanz zunächst zu, im weiteren Verlauf werden jedoch überschüssige

Synapsen eliminiert. Parallel wächst die weiße Substanz vor allem durch Myelinisierung, was zu einer schnelleren Impulsübertragung führt (GIEDD 2008). Während im primären sensomotorischen Kortex die maximale Dichte der grauen Substanz bereits postnatal erreicht wird, reift der präfrontale Kortex zuletzt. Subkortikale Hirnareale entwickeln sich wiederum früher, sodass in der Adoleszenz ein Ungleichgewicht zwischen bestimmten früh reifen Hirnarealen wie dem limbischen Belohnungssystem und sich erst später entwickelnden Kontrollzentren im präfrontalen Kortex besteht. Dies könnte im Zusammenhang mit dem Auftreten von adoleszenztypischen Verhaltensweisen wie Risikoverhalten stehen (KONRAD 2011; KONRAD u. a. 2013).

Es gibt vielfach Hinweise dafür, dass gewisse Prozesse bis in die späten zwanziger Jahre andauern, speziell der Aufbau neuronaler Verbindungen, die für die Integration von exekutiven Funktionen und emotionalen Systemen, aber z.B. auch für die Reifung des noradrenergen und dopaminergen Neurotransmittersystems wichtig sind (FEDOROW u. a. 2006; SIMMONDS u. a. 2014).

Die erhöhte Plastizität des Gehirns in der Adoleszenz geht vermutlich auch mit einer erhöhten Vulnerabilität für schädliche Umwelteinflüsse einher, weshalb man beispielsweise bei ausgeprägtem Cannabiskonsum dauerhafte kognitive und hirnstrukturelle Veränderungen fürchtet (SCHNEIDER 2008).

Psychische Erkrankungen und psychiatrische Behandlung in Adoleszenz und jungem Erwachsenenalter

Die Lebensphase der Adoleszenz beschreibt also eine Zeit, in der heranwachsende Individuen immer mehr Verantwortung für sich selbst übernehmen, sich aber gleichzeitig in ihrer Persönlichkeitsentwicklung noch deutlich von Erwachsenen unterscheiden und mehr Schutz brauchen als diese (SAWYER u. a. 2018).

Psychiatrische Erkrankungen, die in der Lebensphase der Adoleszenz beginnen, können oftmals zu einer Unterbrechung der »normalen« Entwicklung führen und die Bewältigung der anstehenden Aufgaben erschweren (HERPERTZ-DAHLMANN u. a. 2013). Adoleszente mit psychischen Problemen suchen seltener professionelle Unterstützung als Menschen anderer Altersgruppen. Gleichzeitig sind Therapieabbrüche in dieser Lebensphase sehr häufig (ZACHRISSON u. a. 2006).

Besonderheiten in der Behandlung Adoleszenter und junger Erwachsener mit psychotischen Erkrankungen

Insbesondere bei einem frühen Beginn der Erkrankung können junge Menschen mit psychotischen Episoden Entwicklungs- und Reifedefizite haben. Ein individuelles Einschätzen und Handhaben der jeweiligen Entwicklungsstufen ist in einem therapeutischen Setting unumgänglich, um die nötige Unterstützung bieten und Stabilität und Halt geben zu können. Gleichzeitig ist es wichtig, je nach Entwicklungsstand und aktueller Symptomatik sowie psychosozialer Teilhabe, die größtmögliche Autonomie zu bieten und die Selbstständigkeit zu fördern.

> JO *»Eine Zeit lang haben sich meine Eltern, glaube ich, ein bisschen verloren und nicht angehört gefühlt. Meine Mutter fand es gar nicht gut, dass ich einen Rückfall hatte, als das Medikament abgesetzt wurde. Ich glaube, sie hat sich darauf nicht genug vorbereitet gefühlt. Rückblickend denke ich, ich hätte es vielleicht besser gefunden, meine Eltern mehr mit einzubeziehen, weil ich selber gar nicht so gut entscheiden konnte. Andererseits war es aber gut, dass ich eine eigene Stimme hatte – dass es am Ende von mir abhing, was passierte.«*

Bei der Behandlung von jungen Menschen sind Beziehungsangebote besonders wichtig. Dabei sollte man eine angemessene Distanz wahren, gleichzeitig Halt und Stütze sein und Autonomiebestrebungen bestärken. Eine der größten Herausforderungen für ein therapeutisches Team ist es, den altersentsprechenden Kampf um Autonomie anzuerkennen und dabei die aus der Erkrankung erwachsende Gefährdung und Bedürftigkeit nicht aus den Augen zu verlieren.

> JO *»Im FRITZ wurde auf Augenhöhe mit einem geredet, auch von den Mitpatienten, auf der anderen Station war ich wie das kleine Mädchen.«*

Wie schon beschrieben, können Heranwachsende ausgeprägte Stimmungsschwankungen und eine geringere Impulskontrolle haben, sie denken oft weniger langfristig, reflektieren seltener ihr Handeln. Gleichzeitig stehen sie am Beginn ihrer sexuellen Entwicklung, haben häufig ein hohes Interesse an Sexualität und probieren sich diesbezüglich wie auch in Bezug auf ihre gesamte Identität erst aus. Auch Hochrisikoverhaltensweisen und Substanzkonsum sind in dieser Altersspanne häufig. All diese Punkte können im Alltag einer stationären Behandlung eine Herausforderung werden. Dabei ist es wichtig zu wissen, dass diese Verhaltensweisen Teil einer gesunden Entwicklung sind bzw. sein können und nicht grundsätzlich pathologisiert werden sollten. Im

Gegenteil: Es ist wichtig, diese Prozesse als Teil einer gesunden Entwicklung zu verstehen und zu begleiten. Im besten Fall kann man in einem offenen Austausch über Vor- und Nachteile gewisser Verhaltensweisen mit den Jugendlichen ins Gespräch kommen und eine Reflexionshilfe auf Augenhöhe sein.
Im therapeutischen Alltag ist es demnach wichtig, keine anonymen hierarchischen Strukturen zu schaffen, sondern flexibel und empfindsam auf die Bedürfnisse der jungen Menschen einzugehen. Klare Orientierungen, Regeln und Grenzen sind dabei als Teil eines Gesamtrahmens ebenso wichtig wie individuelle Rücksichtnahme und ausreichend Freiräume, um Autonomie auszuhandeln und einzuüben. Der Alltag sollte dabei auch in einer Klinik genügend Freiräume und Ausschnitte der Normalität bieten, um Selbstverwaltung und Selbstversorgung zu üben (Du Bois 2014).
Der Aufbau einer tragfähigen therapeutischen Beziehung ist ein besonders wichtiger Faktor. Gemeinsame Unternehmungen oder gesprächsweise eine Bezugnahme auf Themen, die für junge Menschen von Interesse sind, können es ihnen erleichtern, Vertrauen zu fassen und sich zu öffnen.

JO *»Ich finde es gut, wenn Leute aus dem Team auch mal was von sich erzählen oder Witze machen.«*

Um die Motivation junger Menschen zu fördern, kann es hilfreich sein, auf wenig beliebte therapeutische Mittel – beispielsweise Arbeitsblätter, die viele an Schule erinnern – zu verzichten und stattdessen eher auf Internetberichte, Filme und Ähnliches zurückzugreifen. Auch Angebote zum Mitmachen, etwa Verhaltensexperimente oder Rollenspiele, werden genauso wie gruppentherapeutische Angebote häufig gut angenommen. Bei dem in dieser Lebensphase oft instabilen Selbstbild, das durch die Erkrankung weiter destabilisiert werden kann, ist es zudem besonders wichtig, eine entpathologisierende Haltung einzunehmen und zu vermitteln sowie einen Fokus auf Selbstwirksamkeitserleben und selbstwertstabilisierende Maßnahmen zu legen (Lincoln 2014).
Da die Peergroup eine wichtige Rolle in der Meinungsbildung von jungen Menschen spielt (Arnett 2000), aber auch um einer Stigmatisierung entgegenzuwirken und gemeinsam Krankheitsmodelle und Perspektiven zu entwickeln, kann es sinnvoll sein, wichtige gleichaltrige Bezugspersonen in die Behandlung zu integrieren, indem man sie beispielsweise zu einem gemeinsamen Gespräch einlädt. Außerdem kann es hilfreich sein, junge Menschen mit ähnlichen Problemen in Gruppentherapien zusammenzubringen und zum gegenseitigen Austausch zu ermutigen – persönlich oder auch online.

Besonderheiten in der Behandlung Minderjähriger

In der Behandlung von Minderjährigen ist der Einbezug der Sorgeberechtigten und wichtiger Bezugspersonen unerlässlich, wobei die wachsende Fähigkeit und das größer werdende Bedürfnis zu selbstständigem und verantwortungsbewusstem Handeln mit zunehmendem Alter unbedingt berücksichtigt werden müssen. Die Partizipation Minderjähriger ist auch im Interesse der Begleitenden, denn sie führt zu einer besseren Akzeptanz und Umsetzung von Behandlungsentscheidungen. Und sie ist im Sinne der UN-Kinderrechtskonvention, die das Recht Minderjähriger betont, über alle sie betreffenden Dinge informiert und bei Entscheidungen einbezogen zu werden. Kompliziert werden kann dies, wenn das Sorge- und Informationsrecht der Eltern mit dem Autonomierecht der Minderjährigen kollidiert, beispielsweise, wenn Minderjährige nicht wünschen, dass ihre Eltern in Behandlungen einbezogen werden. Auf Besonderheiten der Arbeit mit Familiensystemen wird später noch näher eingegangen (S. 171 ff.).

Eine multiprofessionelle Zusammenarbeit verschiedener Berufsgruppen spielt während der stationären Behandlung von Kindern und Jugendlichen eine wesentliche Rolle. Das gilt für die Sozial- oder Milieutherapie, aber auch für die Klinikschule, wo die Belastbarkeit während der Behandlung erprobt und eine graduelle Reintegration in eine alte oder neue Schule vorbereitet werden kann.

Die enge Zusammenarbeit mit komplementären Helfersystemen, wie Jugendamt und Jugendhilfe, dem kinder- und jugendpsychiatrischen Dienst oder schulpsychologischen Angeboten, sollte Teil der regelhaften Versorgung von Minderjährigen sein, um auch über den stationären Aufenthalt hinaus eine adäquate Unterstützung in allen Lebensbereichen sicherzustellen.

Leider stellt der Übergang von der Kinder- und Jugendpsychiatrie in die Erwachsenenpsychiatrie für junge Menschen oft nach wie vor eine große Herausforderung dar. Gerade für schwer oder chronisch kranke Jugendliche ist aber ein lückenloser Übergang zwischen den Versorgungssystemen wichtig. Daher müssen unbedingt strukturelle und ökonomische Rahmenbedingungen für fächerübergreifende ambulante, teilstationäre und vernetzte Angebote geschaffen und systematische Übergänge in Hilfen zur Teilhabe für junge Menschen etabliert werden (Banaschewski u. a. 2019).

Hilfreiche Annahmen und therapeutische Konzepte

Allgemeine Prinzipien und Annahmen für den klinischen Alltag sind zunächst die allgemeinen Menschenrechte basierend auf der Resolution der Generalversammlung der Vereinten Nationen. Diese stellen Teams oft genug vor schwierige ethische Herausforderungen, mal explizit, mal implizit (Council of Europe 1997; Engelmann u. a. 2018). Wie ethisches Handeln im Kontext einer Frühintervention bei jungen Menschen mit Psychosen konkret aussehen kann, möchten wir in diesem Kapitel beschreiben. Wir stellen die allgemeinen Haltungsprinzipien und Behandlungsannahmen vor, die wir erarbeitet haben, und schauen danach noch genauer auf die Beziehungsgestaltung.

Haltung und Handlung

Für die Erklärung des eigenen Tuns und die Transparenz im klinischen Alltag hat es sich bewährt, explizite Grundannahmen zu formulieren, um sie in Form von sich daraus ableitenden Handlungsprinzipien zu operationalisieren.

Haltung den Betroffenen gegenüber

Menschen in psychischen Krisen sind in erster Linie Mitmenschen. Alle Teammitglieder verhalten sich so, wie sie selbst ihre Geschwister, Eltern und andere nahe Bezugspersonen in einer psychischen Krise behandelt sehen wollen.

ABBILDUNG 8.1 Hilfreiche Haltungsmerkmale und Handlungsprinzipien

Haltung den Betroffenen gegenüber	Handlungsprinzipien
Betroffene sollen in Situationen, die sie und ihre Behandlung betreffen, anwesend sein (Partizipation).	Wenn Betroffene beteiligt werden, so hilft dies, Realitätskontrolle zurückzugewinnen. Es ist Aufgabe des Teams, eine dafür geeignete Sprache zu finden und Gespräche so zu moderieren, dass dies möglich wird.
Das natürliche soziale Umfeld ist eine wichtige Ressource. Viele Menschen versuchen ihr Bestes, um zu helfen, verfügen jedoch möglicherweise nicht immer über die notwendigen Informationen, Fähigkeiten, Gelegenheiten und Unterstützungsmöglichkeiten.	Wichtige Bezugspersonen sollen nach Möglichkeit und unter Vorbehalt der Einwilligung der Betroffenen in die Behandlung miteinbezogen werden. • Angehörigenvisiten • Gemeinsame Therapie- und Krisenplanung • Angehörigengruppen
Jeder Mensch handelt seinen Motiven entsprechend, niemand ist grundsätzlich motiv- bzw. motivationslos. Die Motivation zur Behandlung ist Bestandteil der Therapie und nicht Voraussetzung für Unterstützung.	Das Team übernimmt die Verantwortung, den Betroffenen zu helfen, Behandlungsziele zu entwickeln und einen Weg zu finden, um diese zu erreichen. Teammitglieder unterstützen sich und die Betroffenen dabei, aktive Motivationen zu entdecken und für den Genesungsprozess nutzbar zu machen.
Jeder Mensch hat zu jedem Zeitpunkt einen guten Grund, sich gerade so und nicht anders zu verhalten; jedes Verhalten ergibt Sinn vor dem Hintergrund der individuellen Erlebensgeschichte und der gegenwärtigen Bedingungen.	Teammitglieder bemühen sich, Schuldzuweisungen und Beschämungen zu vermeiden und die existenzielle Ungerechtigkeit psychischer und anderer Erkrankungen anzuerkennen. Dem Team ist bewusst, dass traumatische und invalidierende Vorerfahrungen eher die Regel als die Ausnahme sind.
Veränderungen sind immer mit Ängsten und Anstrengungen verbunden.	Das Team bemüht sich, Betroffenen zu ermöglichen, Rückfälle in altes Verhalten nicht als Versagen zu verarbeiten, damit Scham- und Schuldgefühle nicht die erneute Inanspruchnahme von Hilfe erschweren. Das Wiederauftreten von alten Verhaltensweisen gehört zum Veränderungsprozess und stellt eine therapeutische Chance dar, zugrunde liegende Probleme noch besser zu verstehen.
Das Leben suizidaler Menschen ist aktuell unerträglich, sie haben im Moment keine hilfreichen Strategien, um die Situation zu bewältigen, wollen aber grundsätzlich etwas verändern. Das Leben beenden zu wollen ist der Wunsch nach einer ultimativen Veränderung.	Dem Team ist bewusst, dass suizidale Äußerungen und Handlungen Ausdruck von gefühlter punktueller oder genereller Ausweglosigkeit sind. Das Team bemüht sich, den Beziehungsaspekt suizidaler Äußerungen und Handlungen wertschätzend und validierend zu reflektieren.

ABBILDUNG 8.2 Hilfreiche Haltungsmerkmale und Handlungsprinzipien

Haltung den Betroffenen gegenüber	Handlungsprinzipien
Ungewissheit und Unsicherheit sind determinierende Merkmale von Krisen und gleichzeitig anhaltende Stressoren.	Es liegt in der Verantwortung aller Teammitglieder, Routinen zu hinterfragen und zu schnelle oder unverrückbare Schlussfolgerungen zu vermeiden sowie genügend Sicherheit gebende Verbindlichkeit zu gewährleisten.
Ein positiver Selbstwert und Autonomie sind wichtige Ressourcen im Genesungsprozess.	Respekt vor dem Autonomiewunsch und Stärkung eines positiven Selbstbilds sind wichtige Ziele der Behandlung und haben ggf. Vorrang vor der Symptomreduktion. Durch eine aktive Partizipation an allen Behandlungsentscheidungen werden sowohl Autonomie als auch Selbstwert gestärkt. Wir wollen, dass die Betroffenen schrittweise von uns unabhängig werden.
Psychische Krisen sind immer multifaktorielle Geschehen. Jede Person hat auf verschiedene Aspekte Einfluss, aber nicht notwendigerweise die Kontrolle.	Falls die Behandlung nicht weitergeführt wird oder es zu Abbrüchen kommt, so ist die Ursache im therapeutischen Konzept, in unzureichenden Fallkonzeptionen und Informationslagen, fehlenden Teamressourcen, mangelnder Supervision oder ungenügender Passung zwischen Betroffenen und Behandelnden zu suchen.

Haltung uns selbst gegenüber

Teammitglieder sind in erster Linie Mitmenschen. Unsicherheiten, Ängste und Aggressionen von Teammitgliedern sind normal. Die Strukturen erlauben es Teammitgliedern, solche Erfahrungen in einer respektvollen Atmosphäre anzusprechen und zu reflektieren.

ABBILDUNG 9 Personenzentrierte Multiprofessionalität und Handlungsprinzipien

Personenzentrierte Multiprofessionalität	Handlungsprinzipien
Menschen in Krisen zu begleiten ist keine Einzelleistung: Geteilte Verantwortung für Betroffene und füreinander erleichtert und verbessert die Arbeit.	Es finden regelmäßige Teambesprechungen statt, in denen Zusammenarbeit und Verantwortlichkeiten vereinbart werden. Das Team hilft, die Kompetenzen jedes einzelnen Teammitglieds zu verbessern. Leitungspersonen leben das Teilen von Verantwortung vor.
Äußere und innere Vielstimmigkeit sind natürliche Gegebenheiten und stellen eine Ressource für Team und Betroffene dar.	Jede Stimme soll gehört werden. Fehler sind willkommen, um gemeinsam daraus zu lernen. Die Teamstrukturen laden ein, auch widersprüchliche Ansichten äußern zu können. Das Team trägt getroffene Entscheidungen gemeinsam.
Die Rollen von Mitarbeitenden im psychiatrischen System sind oft mit nicht bewussten Privilegien und Machtaspekten verbunden.	Es liegt in der Natur von Privilegien, dass sie dem Individuum nicht immer bewusst sind, wie z.B. davon ausgehen zu können, dass einem geglaubt wird, alle Personen im Team zu kennen, mit Strukturen und Abläufen vertraut zu sein, über einen bestimmten sozialen Status zu verfügen, sich seiner Zugehörigkeit sicher sein zu können. Teammitglieder geben einander die Erlaubnis, sich gegenseitig daran zu erinnern, um so den nötigen Respekt vor unterschiedlichen Erfahrungshintergründen zu wahren.

Störungsspezifische Annahmen

Die Inhalte von Psychosen können zunächst schwer nachvollziehbar erscheinen, aber sie sind dem psychologischen Verständnis grundsätzlich zugänglich. Es ist hilfreich, wenn alle Teammitglieder sich mit Neugier den subjektiven Erfahrungsberichten der Betroffenen nähern können. Für jede Phase der Behandlung stehen psychotherapeutische Angebote zur Verfügung.

ABBILDUNG 10 Störungsspezifische Annahmen und Handlungsprinzipien

Störungsspezifische Annahmen	Handlungsprinzipien
Erste psychotische Episoden sind pluripotent und die Prognosen unsicher.	Die prognostische Unsicherheit wird den Betroffenen gegenüber offen kommuniziert. Das Team bemüht sich um Offenheit für Veränderungen der klinischen Präsentation und um eine Balance zwischen der Wahrnehmung von Risiken und der Würdigung von optimistisch stimmenden Entwicklungen.
Erste psychotische Episoden manifestieren sich in der Regel in vulnerablen Lebensphasen.	Die Auseinandersetzung mit entwicklungspsychologischen Aspekten und Herausforderungen der jeweiligen Lebensphase ist fester Bestandteil der Behandlung.
Verstehen und Verstandenwerden sind keine Selbstverständlichkeit. Verunsicherung und Misstrauen in Bezug auf die Intentionen des Gegenübers sind häufig Teil des psychotischen Erlebens.	Teams, die mit Menschen mit Psychoseerfahrungen arbeiten, müssen stärker um eine gemeinsame Sprache und ein gemeinsames Verständnis ringen als andere. Es liegt in der Verantwortung aller Teammitglieder, um Vertrauen zu werben und dieses nicht vorauszusetzen.
Das Erleben von ersten psychotischen Erfahrungen hat häufig keinen individuellen oder biografischen Vergleichsrahmen; vieles passiert so zum ersten Mal und kann von anderen schwer nachempfunden und auch von den Betroffenen nur schwer eingeordnet werden.	Das Team bemüht sich um Anerkennung von Gefühlen der Überwältigung und Angst bei den Betroffenen. Es unterstützt sie in der Übertragung von Ressourcen und Erfahrungen aus anderen Lebensbereichen auf die neue Situation.
Verlust von sozialem Interesse, Antrieb und Motivation ist als Negativsymptom Teil der Erkrankung und unterliegt nicht der Absicht oder dem Willen des Patienten.	Die Aktivierung der Betroffenen ist Aufgabe des Teams und funktioniert besser, wenn keine Wertung zugrunde gelegt wird.

Beziehungserleben in psychotischen Episoden

Psychose verändert das Erleben von sich in Beziehung zur Welt und zu anderen fundamental. Das gilt grundsätzlich für alle psychischen Störungen, für das psychotische Erleben jedoch im Besonderen. Egal, welche Konzepte über die Entstehung von Psychosen favorisiert werden, Einigkeit besteht dahingehend, dass sich für Psychosen typische Symptome in der Beziehungsgestaltung manifestieren.

Uneinigkeit herrscht allerdings darüber, ob es sich bei Beziehungsangst und verändertem Selbst- und Fremderleben um Ursache oder Folge, Genotyp oder Phänotyp des Phänomens Psychose handelt. Grundsätzlich kann jedoch davon ausgegangen werden, dass die Selbstverständlichkeit des gegenseitigen Verstehens aufgehoben ist. Interaktion sowie Kommunikation verändern sich, und es stellt eine besondere Herausforderung dar, in Kontakt zu treten bzw. einen gemeinsamen Bezugsrahmen herzustellen.

Ein Aspekt des psychotischen Erlebens ist die Durchlässigkeit der inneren und äußeren psychischen Grenzen (Cullberg 2014; Schmidt 2012; Bock 2006):

- Grenzen zwischen Ich und Umwelt verschwimmen (Konzept der Ego-Membrane, vgl. Cullberg 2014);
- Eigenes und Fremdes ist nicht mehr so leicht voneinander zu trennen;
- Inneres dringt ungehindert nach außen (z.B. Halluzinationen: innere Dialoge können zu äußeren werden);
- eigenes Erleben und Verhalten kann als fremd empfunden werden (z.B. Ich-Störung, Fremdbeeinflussungserleben);
- aus Entwicklungsaufgaben werden existenzielle Dilemmata, u. a. das Nähe–Distanz-Dilemma (Mentzos 2015).

Wahn z.B. wird als eine inhaltliche Denkstörung definiert, also als eine Störung der Urteilsfähigkeit, die zu einer Behinderung der Lebensführung führt und zur Folge hat, dass Betroffene trotz der Unvereinbarkeit der Wahninhalte mit der objektiven, nachprüfbaren Realität an diesen festhalten. Wahn ist somit gekennzeichnet durch eine subjektive Gewissheit (ich-synton), die nicht korrigierbar und beeinflussbar ist durch Erfahrung oder Logik. Das bedeutet, Überzeugungen sind nicht mehr mit anderen teilbar, Betroffene werden nicht mehr verstanden, verstehen vielleicht auch andere nicht mehr oder sind eben überzeugt davon, gerade das zu tun. Eine gemeinsame Verständigung ist dann schwierig.

Unverständlichkeit kann dabei nicht nur psychopathologisches Merkmal, sondern auch Ausdruck eines erschwerten Zugangs zu Selbstgewissheit und Selbstverständnis sein, verbunden mit Angst vor dem Aussprechen der eigenen Gedanken und den befürchteten Reaktionen (Stanghellini & Lysaker 2007).

ABBILDUNG 11.1 Beispiele für Beziehungsaspekte von Symptomen

Symptom	Mögliche Beziehungsaspekte
Suizidalität	Es geht um Leben oder Tod, was die Unerträglichkeit des aktuellen Zustands verdeutlicht. Hilflosigkeit auf Betroffenenseite vs. Verantwortungsübernahme auf Teamseite, Ohnmacht vs. Macht.
Verfolgungserleben	Wer beschützt, wer ist Komplize? Die übergroße Bedeutung einer einzelnen Person (von XY verfolgt) steht der Minimierung der Bedeutung und Handlungsfähigkeit der anderen gegenüber (»keiner kann mir helfen, keiner ist so mächtig wie XY«).
Beziehungserleben – Ich-Störungen	Große Verbundenheit mit allen – kein Selbstgefühl; Notwendigkeit von expliziter Kommunikation ist aufgehoben, »ich weiß, was du denkst« – sowohl Überlegenheits- als auch Unterlegenheitsgefühle sind möglich. Jegliche Interaktion erscheint potenziell als gefährlich.
Vergiftungserleben	Existenzielle Bedrohung der körperlichen Unversehrtheit, Unberechenbarkeit der Wirkungen von Handlungen und Substanzen, also Unberechenbarkeit des Gegenübers – kann zu indirekter, als manipulativ empfundener Beziehungsgestaltung führen.
Agitiertes Verhalten	Behindert inhaltliche Fokussierung im Hier und Jetzt; »ich kann nicht hören, was Sie sagen – Ihre Taten schreien so laut« (afrikanisches Sprichwort).
Akustische Halluzinationen	Verschiedene Interaktionspartner konkurrieren um die Aufmerksamkeit des Stimmenhörenden.
Logorrhö	Bemühen um Verstandenwerden bei gleichzeitiger Verhinderung von ebenbürtiger Kommunikation; »Antwortverhinderungskommunikation« – niemand darf widersprechen, alle sind genervt; in der Folge Einsamkeit unter Menschen.
Spracharmut	Geringes Vertrauen in die Möglichkeit der verbalen Verständigung. Unverstandensein und Unverstandenbleiben sind Ausgangspunkt und Folge; stellt den Anspruch, helfen zu können, auf Teamseite infrage.
Vernachlässigung von Hygiene und Körperpflege	Starker vertrauter Eigengeruch – hält andere auf Abstand, vergrößert den eigenen Radius, verhindert nahe Kontakte.
Passivität	Beziehungsverweigerung (den anderen abprallen lassen) oder Beziehungseinladung: »Übernimm Verantwortung für mich!« Falle für Behandelnde, auf der therapeutischen Wippe zu weit nach vorn oder nach hinten zu sein.

ABBILDUNG 11.2 Beispiele für Beziehungsaspekte von Symptomen

Symptom	Mögliche Beziehungsaspekte
Eingeschränkte Mimik und Gestik	Nonverbale Interaktion ist gestört, erschwert unmittelbares Verstehen; Mimik und Gestik wirken manchmal »unheimlich«, abweisend, rätselhaft. Soziale Interaktion erfordert viel Aufwand, man muss ankämpfen gegen den Impuls, eine Kontaktaufnahme einfach gar nicht erst zu versuchen, weil es nichts bringt (»wenn der schon nicht mal auf mein lächelndes ›Guten Morgen‹ reagiert …«).
Substanzkonsum	Offen: Vertrauen in die Wirkung der eigenen Substanz(en), Autonomiedemonstration oder Ausdruck großer Hilflosigkeit, Zerrissenheit zwischen altem konsumierendem Umfeld und »neuem Weg«. Verdeckt: kein Vertrauen in das Team, in Absprachen, Regeln, in das therapeutische Angebot.
Ambivalenz	Kann das Gegenüber zu vorschneller übergreifender Verantwortungsübernahme verführen; aktiviert Hilfeimpulse im Gegenüber (therapeutische Wippe), Hinweis auf Vermeidungs-Vermeidungskonflikte (Betroffene sehen nur zwei Alternativen, die ihnen beide als katastrophal oder unerträglich erscheinen).

Die Identifikation solcher Symptomeffekte auf die therapeutische Beziehung kann wichtige Ansatzpunkte für eine weiterführende Reflexion des Zusammenspiels von Psychose und interpersonellen Beziehungen liefern. Zudem bieten sie für das Behandlungsteam eine Möglichkeit, die Optionen der Beziehungsgestaltung zu vergrößern. Beziehungskonsequenzen bestimmter Erlebensweisen können sich nämlich zwischen den Teammitgliedern deutlich unterscheiden. Ein zu schnelles Festlegen auf eine Interpretation kann einer funktionalen Beziehungsentwicklung im Wege stehen und zu selbsterfüllenden Prophezeiungen führen.

Darüber hinaus verändert nicht nur das Erleben konkreter Symptome die Beziehung zu sich selbst, zu anderen sowie zur Welt und zur Gesellschaft, das bewirkt auch die Erfahrung, eine psychische Erkrankung zu haben bzw. in einer psychiatrischen Einrichtung behandelt zu werden. Die Behandlung von ersten Symptomen ist vor diesem Hintergrund so vielschichtig, risikobehaftet und voller Chancen, dass der Beziehungsaspekt nie isoliert als ein »Baustein« betrachtet werden darf.

ABBILDUNG 12 Einfluss der Psychoseerfahrung auf unterschiedliche Beziehungsebenen

Beziehung	Konkretes psychotisches Erleben	Erleben, psychisch erkrankt zu sein
Zu sich	Ich-Grenzen werden durchlässig: »Ich kann mir nicht trauen.« »Ich weiß nicht (mehr), wer ich bin, was zu mir gehört.« »Ich verstehe mich nicht.« – »Endlich verstehe ich alles über mich.« »Ich weiß nicht, wo ich anfange und wo ich aufhöre.« »Bin ich das?« »Gibt es mich überhaupt?«	Definition der Person durch die Erkrankung, Gleichsetzung von Person und Erkrankung (Engulfment): »Ich bin nur Erkrankung.« »Mit mir stimmt was nicht.« Oder Abgrenzung von der Erkrankung bzw. Negation der Erkrankung: »Die Erkrankung gehört nicht zu mir.« »Die Erkrankung gibt es nicht.«
Zu anderen	»Andere sind gefährlich.« – Angst. »Niemand versteht mich.« – »Bitte versteht mich.« »Ich kann zu sehr spüren, wie es anderen geht.« »Andere beeinflussen mich.« – Ausgeliefertsein. »Ich kann (oder muss) andere beeinflussen.« – Angst, Verantwortung, Macht, Verachtung.	Besonders sein – andersartig – abartig: »Ich bin eine Belastung / Zumutung für andere.«
Zur Welt, zur Gesellschaft	Nichts beitragen können vs. alle retten müssen. Die Welt endlich zu verstehen. Zugehörigkeit, Berechenbarkeit vs. Ausgeliefertsein. Keinen Platz haben vs. seinen Platz genau kennen.	Zu einer Außenseitergruppe gehören, Opfer der Gesellschaft sein – nicht ich, sondern die Welt ist krank. Nichts beitragen können, nicht dazugehören – Passivität und Desinteresse.

Beziehungsangebote und Beziehungsmodelle

Wir gehen davon aus, dass menschliches Verhalten immer darauf ausgerichtet ist, grundlegende Bedürfnisse zu befriedigen. Grawe (1998) postuliert vier empirisch gut belegte Grundbedürfnisse:

- das Bedürfnis nach Orientierung und Kontrolle,
- das Bindungsbedürfnis,
- das Bedürfnis nach Lustgewinn und Unlustvermeidung sowie
- das Bedürfnis nach Selbstwerterhöhung.

Innerpsychische und interpersonelle Spannungen entstehen durch diesen Bedürfnissen entgegenlaufende (inkonsistente) Wahrnehmungen und eine Ausrichtung der seelischen Aktivitäten auf ausgleichende Gegenmaßnahmen. Daraus ergibt sich ein therapeutischer Ansatz, der als komplementäre Beziehungsgestaltung bekannt ist: Das Behandlungsteam versucht, sich den aktivierten Bedürfnissen der Betroffenen entsprechend zu verhalten, um somit eine positive Erfahrung in der Therapie zu ermöglichen. Dabei ist das Handeln des Teams immer zielgerichtet, verfolgt z.B. Modellbildung, Klärung, Aufbau von Änderungsmotivation, Bearbeitung von Vermeidung oder von Schemata. Die therapeutischen Maßnahmen dienen also immer auch den Zielen des Behandlungsteams, die (noch) nicht explizit mit den Zielen der Betroffenen übereinstimmen; das Ziel des Teams, z.B. Veränderungsmotivation etablieren, steht neben dem Ziel des Betroffenen, z.B. Selbstwerterhalt.

Die genaue Ausformung auf der Handlungsebene erfordert eine möglichst genaue motivationale Diagnostik und ist natürlich geprägt von den jeweiligen individuellen motivationalen Zielen und den zu Verfügung stehenden Mitteln zu deren Umsetzung.

Für Behandlungsteams können psychotische Phänomene verwirrend, wenn nicht sogar in ihrer Unverständlichkeit beängstigend sein: Ein veränderter Realitätsbezug, psychologische Grenzverschiebungen, Assoziationslockerungen und Impulsivität aufgrund von Eingebungen, Wahnideen oder Halluzinationen erschweren den unmittelbaren Zugang. Oft sind Behandlungsverläufe gekennzeichnet von einem Ringen um die Etablierung einer gemeinsamen Behandlungsgrundlage (Alanen 1997).

Das psychotische Erleben als Ausdruck unerfüllter existenzieller Bedürfnisse im Sinne der von Grawe (1998) postulierten Bedürfnishierarchien zu verstehen (Abbildung 13), kann den Zugang zu den Betroffenen erleichtern.

Abbildung 13 Annäherungs- und Vermeidungsmotive hinsichtlich zentraler Bedürfnisse (nach Grawe 1998)

Annäherungsmotive	**Vermeidungsmotive**
Orientierung und Kontrolle	Kontrollverlust
Bindung und Zugehörigkeit	Ich-Verlust, sich verlieren; Autonomieverlust
Lust	Unlust
Selbstwerterhöhung	Demütigung, Beschämung

Der durch eine Reizüberflutung und erhöhte Durchlässigkeit erlebte Kontrollverlust muss durch wahnhafte Überzeugungen, die eine Orientierung in der Welt ermöglichen, ausgeglichen werden. Gleichzeitig bedrohen die Wahninhalte das Bedürfnis nach Bindung, weil die Welt nicht mehr sicher ist, und führen zu einem hohen Ausmaß an Autonomieverlust.

> KRISTIAN C. erlebt es als »absurd«, dass er im Konflikt zwischen Russland und Europa vermitteln kann und ständig Mitteilungen aus Brüssel erhält, während die Kommunikation zu seiner Familie aufgrund von Erbstreitigkeiten eingestellt ist und er dort als Außenseiter gilt. Die psychotische Erfahrung als Vermittler gleicht den Kontrollverlust innerhalb des Familiensystems aus.

Das Team als Modell

Der Umgang miteinander im Behandlungsteam hat eine Signal- und Modellwirkung auf die Betroffenen. Im besten Fall sehen sie einen konstruktiven Umgang mit Ungewissheit und sich widersprechenden Impulsen, innere und äußere Vielstimmigkeit (Polyfonie), Ambiguitätstoleranz und Konfliktbereitschaft. Um Alles-oder-nichts-Denken und existenzielle Dilemmata aufzubrechen, bemüht sich das Team:

- Vielschichtigkeit zu erwarten und ein angemessenes Nebeneinander von Widersprüchlichkeit zuzulassen – auch Expertenwissen ist subjektiv und polyfon;
- die Standpunkte aller routinemäßig zu erfragen.

In so gut wie jeder Behandlung treten negative Gefühle von Ärger, Angst oder Frustration beim Behandlungsteam auf. Dies ist normal, sollte nicht ignoriert werden und bedeutet nicht, dass jemand die Behandelndenrolle nicht gut ausfüllt. Vielmehr kommt es für jedes Teammitglied darauf an, diese Gefühle bei sich wahrzunehmen, zu akzeptieren und zu versuchen, vor dem Hintergrund der Besonderheiten der jeweiligen Person ihr Interaktionsverhalten zu verstehen.

Durch ein »Innehalten« und Bewusstmachen der Gefühle in solchen Momenten wird eine kontrollierte therapeutische Reaktion möglich, die Betroffene wie Behandlungsteam vor Verletzungen schützt. Es ist wichtig und notwendig, unterschiedliche Perspektiven und Erklärungsmodelle vor Augen zu haben und auszuhalten bzw. damit umzugehen, dass keine davon allein ausreicht, weil die Betroffenen oft auch nicht nur eine Hilfe brauchen, sondern sehr verschiedene.

Dies geht nur in einem Setting, das Multiperspektivität, Vielstimmigkeit und unterschiedliche Kompetenzen bündelt und explizit fördert. Für die Arbeit mit Menschen mit Psychoseerfahrung gilt wie für andere psychiatrische Behandlungssettings: Teammitglieder brauchen Unterstützung, einerseits durch eine vertrauensvolle und verbindliche Atmosphäre im Team, andererseits durch die konsequente Einbeziehung des familiären und professionellen Netzwerks Betroffener über den gesamten Behandlungsprozess, der immer das Ziel haben sollte, das Behandlungsteam entbehrlich zu machen.
Selbstverständlich hat auch das Verhalten de Teammitglieder gegenüber Betroffenen Modellcharakter, häufig in ganz praktischen Fragen:

Umgang mit Geheimnissen und therapeutischer Intimität Was aus den Einzelkontakten gehört ins Team? Kann ein Betroffener z.B. fordern, dass sein in der Ergotherapie erstelltes Selbstporträt nicht allen gezeigt wird? Reicht es im Einzelfall zu wissen, dass jemand sich verfolgt fühlt, oder ist es für alle wichtig zu wissen, durch wen und warum?

Umgang mit Pünktlichkeit Auf Teamseite gelten Verbindlichkeit und Flexibilität. Bieten Sie Zeiträume an, ohne die Erwartung, dass diese zur Gänze genutzt werden. (»Ich stelle den Raum Mittwochnachmittag ganz bestimmt zur Verfügung – darauf können Sie sich verlassen; Sie entscheiden, ob und wie sie ihn für sich nutzen wollen und können.«) Entschuldigen Sie sich, wenn Sie sich verspäten, und kündigen Sie es wenn möglich an.

Umgang mit »Aufträgen« und unterschiedlichen Zielvorstellungen Wer erteilt die Aufträge für die Einzelkontakte: Das Team? Die psychologische oder die ärztliche Leitung? Die Betroffenen selbst? Wie können unterschiedliche »Aufträge« koordiniert werden? Welcher hat gegebenenfalls Priorität?

Das Dilemma der therapeutischen Beziehung

Die therapeutische Beziehung ist immer zielorientiert und damit begrenzt – zeitlich und inhaltlich. Schon allein dadurch ist das therapeutische Beziehungsangebot ein Paradox: Lass mich nah an dich ran, damit du mich bald wieder verlassen kannst; vertrau mir und verlass dich auf mich, damit du mich möglichst bald nicht mehr brauchst und dir selbst wieder vertrauen und dich auf dich selbst verlassen kannst.
Damit das Beziehungsangebot in der fragilen Phase einer psychotischen Ersterfahrung angenommen werden kann, sind die Basisvariablen der therapeutischen Haltung in besonderem Maße gefordert.

Eine therapeutische Beziehung ist immer

- individuell,
- bedürfnisorientiert,
- ressourcenorientiert,
- beziehungsfördernd,
- zielgerichtet und
- alltagsrelevant.

Es kann nicht genug betont werden, von welcher Bedeutung Zuversicht und Hoffnung zu jedem Zeitpunkt der Behandlung sind. Zwar mag die Hoffnung auf Genesung bei allen Beteiligten immer wieder schwanken, es sollte jedoch zu jedem Zeitpunkt mindestens eine Person geben, die an der Möglichkeit einer positiven Entwicklung festhält, eine »Bewahrerin der Hoffnung« (»holder of hope«; GLOVER 2003).

Hilfreiche Überlegungen für die therapeutische Beziehungsgestaltung

Es gibt mehrere Strategien, die für die therapeutische Beziehungsgestaltung bedeutsam sind, sie finden sich u. a. in der DBT (LINEHAN 1987), im Offenen Dialog (ADERHOLD & HOHN 2019; SEIKKULLA & ARNKIL 2007) und in der personenzentrierten Gesprächsführung (ROGERS 1981).

Dialektische Wippen

Das Konzept stammt aus der dialektisch-behavioralen Therapie (LINEHAN 1987). Danach gleicht die Therapie einem Prozess des ständigen Vor- und Zurückgleitens sowie Auf- und Abschaukelns auf einer Wippe, mit dem Ziel, diese ins Gleichgewicht zu bringen (vgl. Abbildung 14). Entsprechend ist es die Aufgabe des Behandlungsteams, eine Balance zu finden zwischen Verständnis für das Problem und Anerkennung der bisherigen Bewältigungsversuche einerseits und Ermutigung zu Veränderungen und Vermittlung von hilfreichen Strategien andererseits. Scheinbare Gegensätze in der Welt der Betroffenen sollen durch diese dialektische Herangehensweise aufgelöst und schrittweise integriert oder zumindest erträglicher werden. Grundsätzlich kommt es dabei auf die Akzeptanz von vermeintlichen oder tatsächlichen Gegensätzen an: z.B. das Verhalten von Betroffenen zu akzeptieren (kommt nicht in die Gruppen) und gleichzeitig an neuen Verhaltensweisen zu arbeiten (Team hört nicht auf, ihn einzuladen); das Erleben von Betroffenen zu validieren (»ja, Cannabis kann entspannen und einen ›runterbringen‹«) und eine Veränderungsstrategie aufzuzeigen (»da gibt es auch andere Wege«); wohlwollend auf den Moment einzugehen (»an Ihrer Stelle würde ich mich auch am liebsten verstecken«) und hartnäckig das langfristige therapeutische Ziel zu verfolgen (»meinen Sie, wir können es trotzdem mal versuchen?«).

ABBILDUNG 14 Beispiele für dialektische »Wippen« in der therapeutischen Beziehung

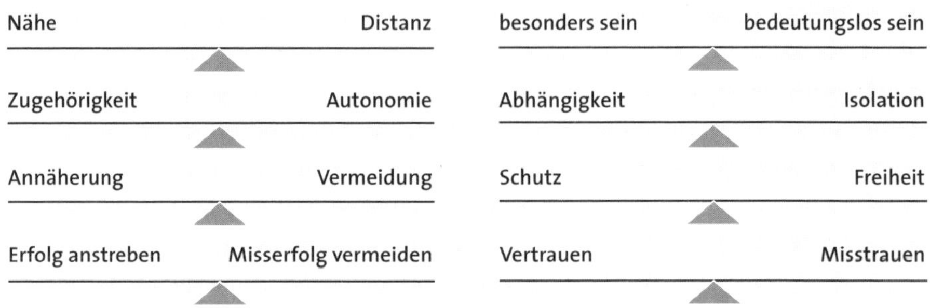

Eine besondere Herausforderung für die therapeutische Begegnung besteht darin, krankheitsunabhängige Identitätsansprüche aufrechtzuerhalten und gleichzeitig die Integration der Krankheitserfahrungen in das Selbstbild zu ermöglichen.

Akzeptanz und Achtsamkeit

Schon Rogers sprach von der Bedeutung der bedingungslosen Akzeptanz; und Akzeptanz ist ohne Achtsamkeit nicht denkbar (Rogers 1981). Man nimmt die Situation als gegeben hin, man bewertet sie nicht. Wie in den Grundannahmen therapeutischer Teams beschrieben, wird davon ausgegangen, dass jeder Mensch zu jedem Zeitpunkt einen guten Grund hat, sich auf eine bestimmte Art und Weise zu verhalten und zu denken. Es ist hilfreich, sich von normativen Erwartungen (»sollte« oder »müsste«) gedanklich zu trennen, d.h. im »Hier und Jetzt« zu sein und sich neugierig der Frage zu nähern, in welchem Kontext das gezeigte Verhalten Sinn ergeben würde. Dazu ist es wichtig, zunächst zu akzeptieren, dass sich diese Sinnhaftigkeit nicht immer unmittelbar erschließen lässt.

Akzeptanz zeigt sich beispielsweise so:

- Vollständige Akzeptanz des Ausgesprochenen. Beispiel: Loris K. empfängt Erklärungen von Dämonen, er hört keine Stimmen.
- Psychotische Erfahrungen wie Tatsachen betrachten. Beispiel: Das Gespräch findet auf dem Boden sitzend statt, da der rote Stuhl der Thron ist, der noch nicht bestiegen werden darf.
- Worte und Formulierungen der Betroffenen benutzen. Beispiel: Wir sprechen von dieser Frau und nicht von der Mutter.
- Normalisierende Sprache verwenden. Das bedeutet, zunächst keine Interpretation oder alternative Sichtweise anzubieten und auch bei Umformulierungen vorsichtig zu sein, denn diese können bevormundend oder berichtigend wirken. Beispiel: »Ja, ich weiß, Sie sind stinksauer, wir würden ›wütend‹ sagen.« Besser ist es, andere Formulierungen nur anzubieten und damit zu verdeutlichen, dass man genau zuhört: »Sauer – hm … nicht auch wütend?« Für die innere Haltung hilft es, die emotionale Reaktion als psycho-logische, »natürliche« Reaktion auf das Erleben zu verstehen.
- Rekonstruktion vieler Details und schwieriger Gefühle. Nach ADERHOLD & HOHN (2019) geht es hierbei um einen erweiterten Verständnisraum, in dem die mit einem Gefühl verbundenen Gedanken oder Verhaltensweisen ausgelotet werden. Beispiel: »Ich bin so sauer!« – »Ja, das zeigt auch Ihr ganzer Gesichtsausdruck. Würden Sie jetzt gerne etwas tun? Was?« Hierbei kommt es darauf an, nicht vorschnell einen Handlungsimpuls anzunehmen, sondern gezielte Fragen zu stellen, die deutlich machen, dass man an allen Aspekten des Erlebens interessiert ist und nicht etwa schon weiß, wie etwas sein muss. Dazu gehört, sich Zeit zu lassen und zu signalisieren, dass das, was das Gegenüber erzählt, einen zum Nachdenken anregt.

Validierung

Validierung ist keine spezifische Technik, sondern ein integraler Bestandteil einer akzeptierenden Grundhaltung, die sich in spezifischen Handlungen niederschlagen kann.

Spezifische Validierungsstrategien wurden in den therapeutischen Arbeitsbereichen entwickelt, in denen ein gemeinsames Verstehen und geteilte Realitäten nicht als selbstverständlich vorausgesetzt werden können: in der der Pflege und Betreuung von Menschen mit Demenzen und in der DBT für Menschen mit emotional-instabilen Persönlichkeitsstörungen (FEIL 1991; LINEHAN 1987).

Gemeinsam ist allen Validierungsstrategien die Grundannahme, dass jedes Verhalten subjektiv sinnhaft ist und dass schmerzliche Gefühle ausgedrückt und anerkannt werden müssen, weil sie stärker werden, wenn man sie ignoriert. Feil (1991) betont außerdem, wie wichtig ehrliches und authentisches Handeln ist. Es geht also in erster Linie um Einfühlung, nicht um kognitives Verstehen. Etwas salopp ausgedrückt: Wenn das Verstehen so einfach wäre, bedürfte es keiner besonderen Strategien.

Auch im Umgang mit Menschen mit Psychoseerfahrung ist es wichtig, dem Gegenüber zu vermitteln, dass seine subjektive Sichtweise der Dinge und seine damit verbundenen Gedanken, Gefühle und Handlungen in ihrem Zusammenspiel stimmig und also nachvollziehbar sind.

Validierung erfordert vor allem zwei Dinge: ungeteilte Aufmerksamkeit, gemeinsame Sinnsuche und Solidarität.

Ungeteilte Aufmerksamkeit Über das aktive Zuhören hinaus versuchen, »echten« Blickkontakt herzustellen, die Körperhaltung anzupassen, nicht zu schnell zu antworten, zum Weiterreden zu ermuntern. Beispiel: »Erzählen Sie mir mehr darüber.«

Es geht darum, sich ganz einzulassen auf die Person und die Gesprächssituation, sich innerlich berühren zu lassen. Beispiel: »Was für eine große Verantwortung, für so viele Planeten zuständig zu sein!« – »Ich kriege das schon hin!« – »Hut ab!« Das heißt nicht, Verhalten gutzuheißen und immer zu loben, sondern sich in die Situation des Gegenübers zu versetzen und in dessen Welt eine wohlwollende Position einzunehmen.

Validiert werden können Verhalten, Gedanken, Emotionen und auch körperlichen Reaktionen. Beispiel: »Wie halten Sie das nur aus? Woher nehmen Sie die Kraft, weiterzumachen?« Die Betroffenen fragen sich so vielleicht weniger: »Was stimmt mit mir nicht?«, sondern: »Was ist mir passiert? Was habe ich wie erlebt? Wie habe ich es verarbeitet? Wie bin ich damit umgegangen?«.

Sinnsuche und Solidarität Für jedes Teammitglied ist es hilfreich, sich den Zusammenhang zwischen Erfahrung und Verhalten zu vergegenwärtigen. Die aktuelle Reaktion ist vor dem Hintergrund vergangener Erfahrungen oft verständlich. Das kann man auch sagen: »Sie würden so nicht reagieren, wenn es nicht Sinn ergeben würde vor dem Hintergrund dessen, was Sie erlebt haben.« Damit wird auch ein Signal bezüglich schon geteilter, bekannter Erfahrungen gesendet: »Was Sie mir bislang erzählt haben, ist bei mir gut aufgehoben.«

Transparenz

Gemeint sind Offenheit und Klarheit bezüglich des Problemverständnisses, der Behandlungsoptionen, anstehender Entscheidungen und der Positionen aller darin involvierter Beteiligter – inklusive gegebenenfalls unterschiedlicher Positionen im Team. Transparenz zeigt sich u. a. darin:

- Einblicke in die Dokumentation zu ermöglichen;
- nichts über Betroffene ohne Betroffene zu entscheiden (keine Vor- und Nachbesprechungen mit Teammitgliedern in Visiten; sich gegenseitig dabei unterstützen, Spekulationen zu vermeiden);
- die Kommunikation mit Angehörigen und Vorbehandelnden offenzulegen;
- sich zu entschuldigen, wenn man zu spät kommt;
- konkrete Verabredungen zu treffen und nicht zu sagen: »Ich komme dann auf Sie zu« bzw. »Es kommt dann jemand auf Sie zu«;
- offen mit eigenen Grenzen umzugehen;
- Erklärungen für Regeln und Abläufe anzubieten;
- wichtige Vereinbarungen schriftlich zu fixieren;
- moderierte Nachbesprechungen schwieriger Situationen durchzuführen, insbesondere bei Gewalt und Fixierungen.

Reflexion

Zu reflektieren bedeutet, dem Gegenüber seine eigenen persönlichen Reaktionen auf verbale wie nonverbale Äußerungen zur Verfügung zu stellen. Dies erfordert eine gewisse Achtsamkeit seinem eigenen Erleben gegenüber und dient auch der interpersonellen Transparenz. Beispiel: »Ihre verschränkten Arme verunsichern mich etwas. Ich weiß gar nicht, ob Sie überhaupt mit mir reden wollen, dabei ich würde gerne verstehen, was passiert ist.«

Die Reflexion des beidseitigen Erlebens der therapeutischen Beziehung und ein offenes Ansprechen der verschiedenen Wahrnehmungen (Metakommunikation) können der Beginn weiterführender Gespräche über Beziehungen und über den Einfluss der psychotischen Erkrankung darauf sein. Gleichzeitig verhält sich das Behandlungsteams als Modell für diese Art der Kommunikation. Mitteilungen des Behandlungsteams über das eigene Erleben einer Situation können zudem helfen, den häufigen Eindruck Betroffener einer einseitigen Kommunikation zu vermeiden (»ich werde nur ausgefragt«). Manchmal ist es leichter, zuzuhören, als etwas über sich selbst mitzuteilen. Hilfreich kann es auch sein, den eigenen therapeutischen Ehrgeiz oder seine eigene Hilflosigkeit transparent und wertschätzend zu reflektieren. Beispiele:

»Wir kennen uns noch gar nicht gut, da kann ich nicht erwarten, dass Sie mir gleich vertrauen.«
»Wollen Sie bei unserem Gespräch vielleicht die Tür im Blick haben – vielleicht fühlen Sie sich dann sicherer?«
»Morgen kommen Ihre Eltern zu Besuch – können Sie sich gerade auf etwas anderes konzentrieren?«
»Ja, in der Visite sind viele Menschen dabei und schauen Sie an, da fühlt man sich schnell nicht wohl.«
Die Möglichkeiten reichen hier von der gezielten therapeutischen Selbstoffenbarung (»vor Anrufen bei Behörden drücke ich mich auch lieber«, »ich weiß nicht, wie ich reagiert hätte, wenn mir das passiert wäre«) bis hin zu metakommunikativen Interventionen:
»Wenn ich diese Frage stelle, fühlen Sie sich dann verhört?«
»Stimmen Sie mir nur zu, damit ich aufhöre zu reden? Oder fühlen Sie sich wirklich verstanden?«
»Ich habe das Gefühl, wenn ich die falsche Frage stelle, habe ich bei Ihnen verloren.«
»Wenn ich Sie so vor mir sehe, habe ich den Impuls, Sie in Ruhe zu lassen, gleichzeitig jedoch die Befürchtung, Sie dann alleinzulassen und zu enttäuschen.«
»Was könnten wir falsch machen?«
»Glauben Sie mir, dass es mir wichtig ist, zu wissen, wie es Ihnen geht?«

Was heißt behandeln?

Die wenigsten Menschen wollen »behandelt werden« – viel eher suchen sie Rat oder Unterstützung, manche kommen auch nur auf Drängen oder durch Zwang anderer in Kontakt mit psychiatrischen Angeboten. Das hat auch damit zu tun, dass viele mit einer psychiatrischen Behandlung Medikamente in Verbindung bringen oder Psychotherapie. Uns ist es deshalb wichtig zu zeigen, dass eine Behandlung im FRITZ weder auf Psychotherapie noch auf Medikation reduziert werden kann.
Um gemeinsam an Anliegen der Betroffenen arbeiten zu können, ist für jedes Teammitglied ein Verständnis für sich entwickelnde und ständig verändernde Motivationslagen notwendig. Je nach klinischer Situation, dem Stadium einer psychotischen Erkrankung und der aktuellen Veränderungsmotivation können unterschiedliche Behandlungsschwerpunkte gesetzt werden, auf die sich die nun folgenden Handlungsempfehlungen stützen.

Ein multiprofessionelles und modulares Angebot

Das FRITZ-Angebot ist multiprofessionell und modular organisiert. Das Team besteht aus Mitgliedern unterschiedlicher Berufsgruppen. Ein möglichst breites Spektrum an unterschiedlichen Expertisen, aber auch Charakteren und Erfahrungshintergründen erhöht die Chance, individuelle Zugänge zu finden.
Modular bedeutet konkret, dass das therapeutische Angebot aus eigenständigen funktionellen Einheiten, sogenannten Modulen, besteht, die auf individuelle Art zusammengestellt werden können. Modulare Psychotherapie kombiniert Interventionen, die basierend auf der individuellen Fallkonzeption Methoden der allgemeinen Psychotherapie nutzen sowie Strategien und Techniken, die validierten störungsspezifischen Programmen entnommen sind (Herpertz 2017). So ist ein flexibles Vorgehen möglich, angepasst an das jeweilige Behandlungssetting. Das ist besonders im psychiatrischen Kontext von Bedeutung, das nicht selten auf wirksame Kurzinterventionen angewiesen ist.
Die Auswahl der Module erfolgt bedarfsgerecht in Abhängigkeit von den individuellen Problemen des oder der Betroffenen. Diese zeigen sich nicht

immer sofort in den Symptomen oder Funktionsstörungen, die dem Leiden zugrunde liegen und auf der Verhaltensebene beobachtbar und messbar sind. Diese Zusammenhänge herzustellen und die Module darauf auszurichten ist eine Aufgabe des multiprofessionellen Teams. Es trägt Sorge, dass allen Betroffenen individuelle, auf ihre Bedürfnisse und ihren Bedarf abgestimmte Therapiemodule angeboten werden.

Motivationsentwicklung als Phasenmodell

Die Motivation zur Kooperation mit dem psychiatrischen System, zur Medikamenteneinnahme, zum Verzicht auf – aus Sicht des Behandlungsteams – schädlichen Substanzkonsum, zur Entwicklung von Erklärungsmodellen usw. gehört zu den größten Herausforderungen in der Behandlung von Menschen mit ersten psychotischen Episoden. Wir gehen davon aus, dass grundlegende psychologische Gesetzmäßigkeiten auch im Zustand des psychotischen Erlebens zum Tragen kommen. Besondere Bedeutung kommt hierbei den Theorien zur Informationsverarbeitung und Motivationsentwicklung zu, weil sie Voraussetzungen einer Verhaltensänderung thematisieren.
Aus den Erwartungs-Wert-Modellen wissen wir: Wir sind motiviert, etwas zu tun, wenn

- Ziele subjektiv bedeutsam sind,
- wir Mittel zur Verfügung haben, die zur Zielerreichung führen,
- wir erwarten, dass wir die Ziele erreichen werden und
- dass sich der Aufwand dafür lohnt.

Weiterhin wissen wir, dass Veränderungsmotivation sich phasenweise entwickelt (u. a. Rubikon-Modell, vgl. Heckhausen & Heckhausen 2006). Im transtheoretischen Modell der Verhaltensänderung von DiClemente und Kollegen (1991) werden sechs aufeinander aufbauende Phasen der Entwicklung von Veränderungsbereitschaft beschrieben, die es den Behandelnden erleichtern sollen, Verhalten zu beschreiben, zu erklären, vorherzusagen und sinnvolle Strategien zur Beeinflussung von Verhalten zu entwickeln.
Diese Phasen beziehen sich immer auf konkrete Verhaltensweisen und treffen keine Aussagen über Persönlichkeitszüge oder Eigenschaften einer Person. Sie sind unabhängig von Störungsphasen und verlaufen in der Regel nicht linear, sondern eher spiralförmig, sodass man im Behandlungsprozess immer wieder auf schon erfolgreich bewältige Veränderungsprozesse zurückgreifen kann (Abbildung 15).

ABBILDUNG 15 Ziele und Interventionen nach Motivationsphasen

Phase	**Ziel**	**Intervention**
Präahnung	Bewusstseinsbildung, Problembewusstsein schaffen, Gesichtswahrung ermöglichen	Beobachtungen, Protokolle, Informationen sammeln
Ahnung	Bewusstseinsbildung, Problembewusstsein schaffen	Pro-Kontra-Listen, Verstärkung von Einsichtsschritten, selbstmotivierende Aussagen fördern, bewussteres Wahrnehmen der Risiken, Zukunftserwartungen (Ist-Soll-Vergleiche)
Absichtsbildung	Selbstwirksamkeitserwartung entwickeln und stärken	Akzeptanz- und ressourcenorientierte Interventionen, Pro-Kontra- bzw. Vier-Felder-Abwägungen
Vorbereitung	Voraussetzungen für Veränderungen schaffen	Psychoedukation, gezielte Informationsvermittlung zu Möglichkeiten – auf Praktikabilität achten
Aktion	Umsetzen erster Veränderungen	Cheerleading! Expositionen, Trösten und Aufmuntern beim Scheitern
Aufrechterhaltung	Habituation, Alltagstauglichkeit	Troubleshooting, Krisenplanung

Da sich die einzelnen Motivationsschritte immer auf konkrete Verhaltensweisen beziehen, stehen in jeder Erkrankungsphase und in jeder Behandlungsphase individuell spezifische motivationale Herausforderungen sowohl für die Betroffenen als auch für das Behandlungsteam an. So ist beispielsweise die Negativsymptomatik in Abgrenzung zur Positivsymptomatik definiert durch weniger ausgeprägte grundlegende menschliche Funktionen. Wir beobachten typischerweise eine Amotivationalität, einen Energieverlust, einen eingeschränkten verbalen und emotionalen Ausdruck und sozialen Rückzug. Das sind nicht die günstigsten Voraussetzungen für eine Psychotherapie, besonders, wenn die geringe Motivationalität so ausgeprägt ist, dass scheinbar gar kein Leidensdruck vorhanden ist. Kommen Betroffene hingegen in die Therapie, weil sie unter ihrer Negativsymptomatik leiden, dann befinden sie sich bezogen auf die Veränderbarkeit der Negativsymptomatik mindestens im Stadium der Einsicht, wenn nicht sogar schon der Aktion. Das sind sehr gute Voraussetzungen für psychotherapeutische auf Veränderung abzielende Interventionen.

Antriebsarmut kann genauso wenig mit Motivationslosigkeit gleichgesetzt werden wie Aktivität mit hoher Motivation. Beispielsweise können Menschen in der Akutphase der Psychose eine hohe Motivation haben, krankheitsassoziierte Dinge zu tun, die im Einklang mit Wahn und Halluzinationen stehen, sie vernachlässigen darüber aber oft alltagsrelevante Tätigkeiten wie Essen und Körperpflege. Eine Person in dieser Situation kann motiviert sein, mit dem Behandlungsteam zu sprechen, sich aber noch in einem sehr frühen Stadium der Motivationsentwicklung hinsichtlich der Annahme von Behandlungsangeboten befinden. Gerade in der Akutphase ist die Behandlungsmotivation fließend und kann sich innerhalb von Minuten wieder verändern, sodass eine kontinuierliche Anpassung der Interventionen notwendig ist.

Hierarchie der Therapieziele

Eine personenzentrierte bedürfnisorientierte Behandlung bedeutet, dass jede Behandlung individuell geplant werden muss. Das darf auf keinen Fall mit Beliebigkeit verwechselt werden – aber auch nicht mit dem Abspulen eines einmal vereinbarten Behandlungsplans. Im klinischen Alltag ist es stets notwendig, eine Priorisierung von Behandlungszielen auf Grundlage der aktuellen klinischen Situation vorzunehmen. Dabei bietet sich folgende Hierarchie an (Klingberg & Hesse 2014):

1. Beendigung von Selbst- und Fremdgefährdung;
2. Förderung der Behandlungskooperation;
3. Herstellung einer basalen Grundsicherung (Wohnung, Finanzen, Ernährung, körperliche Unversehrtheit);
4. Unterstützung individueller Ziele (Selbstwertförderung, Arbeit, soziale Beziehungen, Symptomkontrolle, Belastungsreduktion, Krankheitsverarbeitung, Rückfallprävention).

Die Abwendung von akuter Lebensgefahr (z.B. durch Suizid, lebensgefährliche Fehlhandlungen oder Fremdaggressivität), Therapieabbrüchen und schweren Krisen (z.B. riskantem Substanzkonsum, Verkennungen und Fehlhandlungen) ist wichtiger als der Therapiefortschritt (Bohus 2019).

Diese Priorisierung ist für die Betroffenen nachvollziehbar zu kommunizieren und wann immer möglich der Fokus von der akuten Gefahrenabwehr wieder zum Therapiefortschritt zu verschieben. Selbstverständlich müssen Erfahrungen vermieden werden, die nahelegen, dass akute Zuspitzungen notwendig sind, um ernst genommen zu werden und die Gelegenheit zur Auseinandersetzung mit dem Behandlungsteam zu bekommen.

> **MORITZ** *»In der Rettungsstelle habe ich mich vom Krankenhaus verarscht gefühlt – alle voller Partydrogen werden vor mir reingeschoben. Ich habe dort so einen Wutanfall gekriegt, dass ich die Rettungsstelle zerlegt habe. In dem Moment, wo ich die Mülleimer zertreten habe, wurde ich vorne angestellt – ist das nicht interessant? Am Ende der Behandlung habe ich mit dem Fritz-Team eine Behandlungsvereinbarung abgeschlossen, die mir ermöglicht, im Krisenfall direkt auf die Station zu kommen, ohne in der Rettungsstelle jemandem, der mich nicht kennt, alles erklären zu müssen.«*

Im Verlauf einer Behandlung können die verschiedenen unmittelbaren Behandlungsziele mehrfach wechseln, beispielsweise wenn eine Person nach anfänglicher Stabilisierung und Distanzierung von Suizidalität im Rahmen eines Konflikts mit der Familie eine Zunahme negativer befehlender Stimmen erlebt und in der Folge erneut drängende Suizidgedanken entwickelt. In anderen Fällen besteht zu keinem Zeitpunkt eine akute Lebensgefahr oder das Risiko eines Therapieabbruchs, sodass die gesamte Behandlung im Modus des Therapiefortschritts stattfindet.
Die Abwendung von akuter Gefahr für Leib und Leben der betroffenen Person und anderer ist nicht nur das oberste Behandlungsziel, es prägt auch oft den Behandlungsbeginn in Akutsituationen (Abbildung 16).

ABBILDUNG 16 Asymmetrische Behandlungssituation bei Behandlungsbeginn

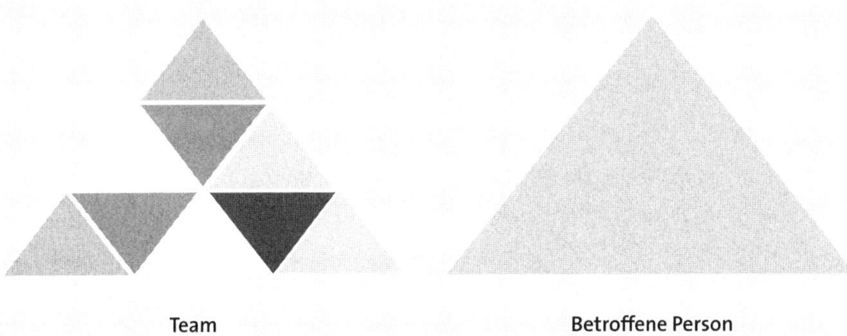

In dieser Situation gibt es oft keine geteilte Realität, die Initiative geht in der Regel vom Team aus, die Asymmetrie von Wissen und auch Entscheidungskompetenz und -macht ist groß. Häufig unterscheiden sich die Fokusse der Beteiligten fundamental: Jemand möchte sterben, während sein Gegenüber die Verpflichtung hat, Leben zu bewahren. Die Wahrscheinlichkeit für ethisch schwierige Situationen, in denen es zur Anwendung von Zwangsmaßnahmen kommt, ist in dieser Konstellation am höchsten, und jede neue Zwangsmaßnahme verstärkt die Wahrnehmung der Aussichtslosigkeit bei allen Beteiligten.

Behandlungsfokusse in der Begleitung von Menschen mit Psychoseerfahrungen

Neben den Stadien der Veränderungsmotivation werden im FRITZ die Behandlungsfokusse für die Therapieplanung genutzt (Abbildung 17). Behandlungsfokusse sind anders als Behandlungsphasen nicht als aufeinander aufbauende oder folgende Abläufe misszuverstehen. Der Fokusbegriff hat den weiteren Vorteil, dass er verdeutlicht, worum es uns in erster Linie immer wieder geht: eine gemeinsame Blickrichtung auf ein gemeinsames Ziel zu entwickeln, eine geteilte Realität. Obwohl die Phase der Erkrankung (Prä, Akut, Post oder Stabilisierung) einen Einfluss auf den Behandlungsfokus hat, ist keine eindeutige Zuordnung möglich.

ABBILDUNG 17 Behandlungsfokusse für Menschen mit psychotischen Episoden

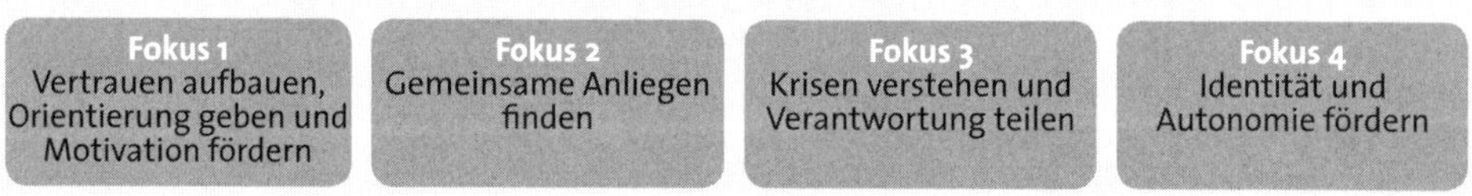
Fokus 1
Vertrauen aufbauen, Orientierung geben und Motivation fördern
Fokus 2
Gemeinsame Anliegen finden
Fokus 3
Krisen verstehen und Verantwortung teilen
Fokus 4
Identität und Autonomie fördern

AYLA F. kann trotz weiterhin bestehender akustischer Halluzinationen (Akutphase) und hoher Belastung durch die Symptome auf Basis eines differenzierten Erklärungsmodells gemeinsam mit dem Behandlungsteam auf die Rückkehr in ihren Beruf hinarbeiten (Fokus 4), während Leo W. mit bereits abgeklungener Positivsymptomatik und leichten depressiven Symptomen (Postphase) ausschließlich aufgrund des Drucks der Familie in die Behandlung kommt, die Antwort auf die meisten Fragen verweigert und das Konzept psychischer Erkrankungen ablehnt (Fokus 1).

Hierbei geht es vor allem darum, die Sichtweisen aller Teammitglieder, Angehörigen und Betroffenen miteinander abzustimmen und daraus für alle nachvollziehbare Interventionen abzuleiten. Dies bewahrt das Team vor voreiligen »One size fits all«-Lösungen und ermöglicht flexible, auf die Person zugeschnittene Angebote, ohne beliebig zu werden.

BEI PAUL M., bei dem alle gerührt sind, weil er sich zum ersten Mal freiwillig auf der Station vorstellt (Fokus 1), wird die Nichtteilnahme an der Kochgruppe anders bewertet als bei Gerrit K., die als Anliegen formuliert hat, ihre Belastbarkeit im Alltag zu steigern, um in ihre WG zurückkehren zu können (Fokus 4).

Fokus 1: Vertrauen aufbauen, Orientierung geben und Motivation fördern

Am Anfang jeder Therapie steht die Etablierung einer vertrauensvollen Beziehung (Abbildung 18). Oft ist es eine Pflegeperson, die als Erste einen Zugang zu neu aufgenommenen Betroffenen findet – oder eine Genesungsbegleiterin.

ABBILDUNG 18 **Fokus 1: Vertrauen aufbauen, Orientierung geben und Motivation fördern**

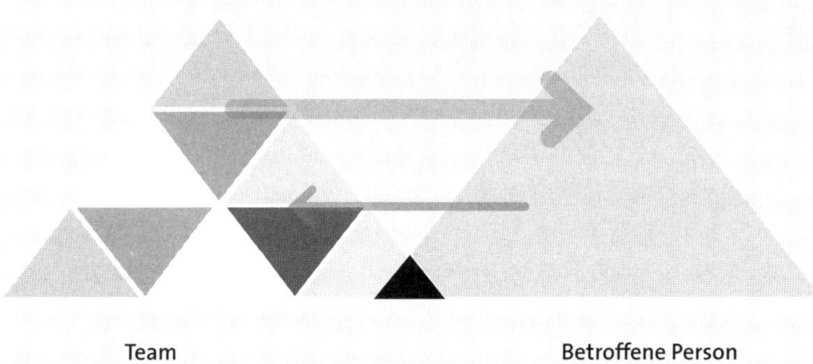

Teamaufgaben

- Asymmetrie (Wissen, Macht) verringern
- Anteil gemeinsamer Realität vergrößern

Interventionen

- Echtes Interesse am Gegenüber
- Validieren
- Transparent sein
- Wahlmöglichkeiten bieten
- Negative affektive Konsequenzen des Erlebens verbessern
- Praktische Hilfen bieten (z. B. Essen, Schlafen, Platz zum Sein)

Das Team geht auf die Betroffenen zu, macht Angebote, lädt ein und versucht dabei, die beim Erstkontakt fast immer vorliegende Asymmetrie an Wissen und Macht zu verringern. Dies geschieht in verschiedenen Bereichen:

Ein gemeinsames Krankheits- und Gesundheitsverständnis entwickeln Symptome sind Lösungsversuche. Es liegt an den Behandelnden, den Zugang zu den ureigensten Bedürfnissen und den aufrechterhaltenden Bedingungen bei gesundheitsschädlichem Verhalten zu ermöglichen und die Suche nach Alternativen zu initiieren. Eigene Bedürfnisse und Motive wahr- und ernst zu nehmen haben Menschen mit schweren psychischen Störungen oft nicht gelernt bzw. sich abgewöhnt, weil es riskant gewesen wäre, diese zu äußern oder weil sie annahmen, dass sich ohnehin niemand dafür interessiere (invalidierendes Umfeld). Das führt zu einem Entfremdungserleben (Alienation), welches durch die Unverständlichkeit der Symptomatik in einer Akutphase nur noch befeuert wird. Kurzfristig fremdgesteuerte Wege einzuschlagen ist eine natürliche Konsequenz davon, führt aber zu häufigen Behandlungsabbrüchen, die insbesondere bei plötzlichem Absetzen von Antipsychotika schwerwiegende Folgen haben können.

Dem Problem einen Namen geben Die meisten psychiatrischen Diagnosen schaffen initial eine Erleichterung. Das Problem hat einen Namen und erscheint damit auch lösbar. Das ist bei Psychosen und insbesondere der Diagnose Schizophrenie trotz vieler Antistigma-Kampagnen leider häufig nicht der Fall.

Viele Menschen haben nach ihrer ersten psychotischen Erfahrung die nicht immer unberechtigte Hoffnung, dies sei eine einmalige Episode gewesen und sie könnten dem Stigma psychiatrischer Behandlung entkommen. Sie denken, dass eine psychologische Auseinandersetzung mit der Erkrankung nicht notwendig sei bzw. sie auf psychiatrische Behandlung nicht angewiesen seien.

Auch in langwierigen Verläufen werden therapeutische Angebote nicht mehr ergriffen und oft auch nicht mehr gemacht. Dass kann an der sich verfestigenden Einschätzung als hoffnungslos chronischer Fall (engulfment) liegen, sodass weder Betroffene noch Angehörige und oft auch Behandelnde keine Besserung erwarten – oder es gibt so negative Vorerfahrungen mit dem psychiatrischen System, dass korrigierende Erfahrungen nur noch schwer möglich sind.

Diagnostische und prognostische Ungewissheit sind definierende Merkmale der ersten psychotischen Episode. Deshalb ist eine wertfreie, vorrangig deskriptive Sprache zur Beschreibung der beobachteten Phänomene von großer Wichtigkeit, und es sollte auf Begriffe wie »ansprüchlich«, »manipulierend«, »agierend«, »erpressend« grundlegend verzichtet werden. Voreilige

Stigmatisierungen durch frühzeitige diagnostische Zuschreibungen können die Handlungsoptionen einengen und dazu führen, dass Wichtiges übersehen wird.

> JO *»Ich musste über meine Erfahrungen reden und war dann erst mal erleichtert. Das Reden hat mir gutgetan, weil es eher neutrale Personen waren, die mich nicht verurteilen oder Angst kriegen. Es war gut, dass ich quasi eine Woche in meiner Welt leben konnte, ohne dass mir alles kaputt gemacht wurde.«*

Anstelle einer Verkürzung der Symptomatik auf den Begriff »paranoid« ist es sinnvoll, das Misstrauen und die Angst (z.B. vor Nachbarn, Geheimdiensten, Freiheitsentzug) und die daraus resultierenden Verhaltensweisen so konkret wie möglich zu beschreiben. Idealerweise sollte versucht werden, mit Betroffenen eine gemeinsame Sprache zur Beschreibung ihrer Symptome zu finden, die für alle Beteiligten akzeptabel ist, z.B. »negative Stimmen« statt »akustische Halluzinationen« oder »Gefühl, dass Dinge mit Ihnen zu tun haben«, statt »Beziehungswahn«. Auf dieser Ebene ist es auch leichter, alle die Diagnostik und die Behandlung betreffenden Aspekte mit den Betroffenen gemeinsam zu besprechen.

Das psychiatrische Hilfesystem als Verbündeten etablieren Die Vernetzung hilfreicher Personen sollte ein wichtiges Anliegen für professionell Helfende sein, wohingegen Betroffene und Teile ihres Umfelds oft möglichst wenig mit »der Psychiatrie« zu tun zu haben wollen. Die Herausforderung besteht darin, zu verdeutlichen, dass sie ein gemeinsames Anliegen haben: »Helfen Sie uns dabei, Ihnen zu helfen, uns nicht mehr zu brauchen.«

Wichtig ist hier die Signalisierung der patientenorientierten Grundhaltung durch die Anwendung verbaler und nonverbaler Deeskalationsstrategien in Situationen, in denen das Ausmaß nicht geteilter Realität zu Konflikten führen kann:

- ruhiges Auftreten im Bewusstsein des unterschiedlichen Leidensdrucks;
- Möglichkeiten zur Selbstbestimmung und Wahlmöglichkeiten ausloten und anbieten;
- sich menschlich zeigen und Kreativität erlauben;
- die beschriebenen Strategien zur Validierung, Akzeptanz und Transparenz anwenden (siehe S. 72 ff.).

Medikation und grundlegende Fertigkeiten zur Problemlösung und zur Navigation im Hilfesystem vermitteln Eine psychotherapeutische Behandlung anzustreben ist nicht als exkludierende Alternative zur Medikamenteneinnahme zu verstehen. Auch hier gilt: Psychotherapie zielt darauf ab, die Zustände, die in die Psychose geführt haben, nicht mehr entstehen zu lassen. Medikamente können helfen, die psychotische Symptomatik zu reduzieren, und sie sind manchmal notwendig, um eine unmittelbare Entspannung herzustellen, die ein gemeinsames Gespräch erst ermöglicht.

Fokus 2: Gemeinsame Anliegen finden

Ausgangspunkt für Fokus 2 ist eine Situation, in der Betroffene zumindest begonnen haben, Vertrauen zum Behandlungsteam zu fassen, und es in Betracht ziehen, dass das Team hilfreich sein könnte (Abbildung 19). Möglicherweise ist es gelungen, in einigen Punkten eine gemeinsame Sprache zu finden, was es den Betroffenen erleichtert, ihr Erleben mitzuteilen. Auch wenn die Erklärungsmodelle noch weit auseinanderliegen können, ist es vielleicht gelungen, kleine Übereinstimmungen zu finden: etwa in der Annahme, dass Angst ein stressauslösendes Symptom ist, auch wenn es unterschiedliche Erklärungen für deren Ursache gibt, z.B. »Ich werde verfolgt« vs. »paranoider Wahn«. Initiativen gehen zunehmend von beiden Seiten aus, die Verantwortung für Behandlungsentscheidungen wird öfter geteilt und die Asymmetrie hinsichtlich Macht und Wissen verringert sich.

ABBILDUNG 19 **Fokus 2: Gemeinsame Anliegen finden**

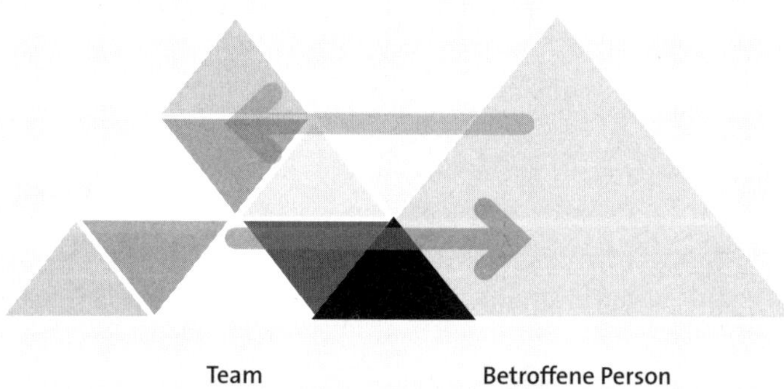

Teamaufgaben

- Motivations- und Vertrauensaufbau
- Klärung von langfristigen Behandlungszielen, die über das bloße Überleben hinausgehen
- Beidseitiges Verständnis für belastende Symptome und Aspekte der Erkrankung entwickeln und Behandlungsangebote hierfür machen
- Aufrechterhaltung sozialer Bezüge außerhalb des psychiatrischen Systems

Interventionen

- Motivationale Gesprächsführung
- Bedürfnisse und subjektives Störungsverständnis erfassen
- Ressourcen explorieren
- Kleine Verhaltensexperimente
- Pro-Kontra-Listen
- Differenzialdiagnostik und Bereitstellung von Informationen für Betroffene und Umfeld
- Aktives Einbeziehen des Umfelds

In Fokus 2 wird versucht, gemeinsame Anliegen oder Ziele zu identifizieren und Strategien zu deren Umsetzung zu entwickeln. Hierbei ist es unerlässlich, dass im Vergleich zu Fokus 1 die Asymmetrie verringert wird, indem das Team zwar weiterhin auf Betroffene zugeht, jedoch auch gezielt zu deren Eigeninitiative ermutigt und diese aufnimmt.

> **ANNABELLE** *»In meiner ersten Psychose haben meine Eltern mich überzeugt, ins Krankenhaus zu gehen, weil sie gesagt haben, ich muss wieder schlafen. Das hat dann auch für mich Sinn gemacht, weil wenn ich nicht schlafe, dann hätte ich mich nicht mehr vor der Mafia schützen können. Im Krankenhaus habe ich mich dann erst mal richtig sicher gefühlt.«*

Gemeinsame Anliegen können dabei auf unterschiedlichen Ebenen liegen:

- Symptome, z.B. Abnahme von Angst, Depression, Schlafstörung oder Stimmenhören;
- Funktionalität und Teilhabe, z.B. Rückkehr in die Schule oder den Beruf, Leben in eigener Wohnung ohne Unterstützung oder Einmischung der Eltern;
- Behandlungssetting, z.B. Entlassung von Station oder Tagesklinik;
- Erklärungsmodelle, z.B. verstehen, warum eine Krise begonnen hat, »warum ich?«;
- Behandlung, z.B. verstehen, welche Behandlungsoptionen es gibt (verschiedene Psychotherapieformen, Medikation);
- Komorbidität, z.B. Verringerung von Alkoholkonsum, Umgang mit Trauma, Verbesserung der Konzentration;
- Kommunikation, z.B. »Wie sage ich es meinen Eltern?«, »Mein Arbeitgeber soll nichts wissen«.

Das Vorgehen des Behandlungsteams beruht auf den gemeinsamen Anliegen, kann sich jedoch je nach Schwere gegenwärtiger Symptome, Motivationsphase, Unterstützungsnetz und Persönlichkeit stark unterscheiden. Während Einzelne schon am zweiten Tag des stationären Aufenthalts an allen Gruppenangeboten teilnehmen und einen Termin mit dem Jobcoach vereinbaren, um so bald wie möglich den Schulabschluss nachzuholen, möchten andere am liebsten so lange im Bett bleiben und schlafen, bis alle Stimmen verschwunden sind.
Anders ausgedrückt: Es geht um die Herstellung einer gemeinsamen therapeutischen Arbeitsgrundlage. Dazu gehört z.B. das Verlassen eines krisengenerierenden Umfelds, die Reduktion von krisengenerierendem Verhalten, die Eindosierung der richtigen Medikation. Die Herausforderung besteht darin, dass nicht immer unmittelbar klar ist, was genau dazugehört. Dabei helfen klassische Bedingungsanalysen sowie Realitäts- und Belastungsprüfungen,

auch wenn diese zum Wiederauftreten von Symptomen führen können. Klar ist auch nicht immer, wie groß die Einflussmöglichkeiten des Einzelnen tatsächlich sind.

> **MARIE S.** war in ihrer Wohnung mehrfach Gewalt ausgesetzt – durch ihren Ex-Partner, aber auch durch die Polizei. Ihre Wohnung ist mit vielen negativen Erinnerungen und Gefühlen verbunden, sie möchte am liebsten nicht mehr dorthin zurückkehren. Ein Umzug ist angesichts der aktuellen Situation auf dem Wohnungsmarkt nicht sofort möglich. Gemeinsam mit dem Team werden nun Alternativen gesucht.

Es sind oft schwierige, zum Teil existenzielle Entscheidungen zu treffen. Das kann berufliche Pläne genauso betreffen wie soziale Beziehungen. Diese verändern sich durch psychotische Krisen – kann etwas repariert werden oder sind Abbrüche permanent? Und was bedeutet das für die weitere Lebensgestaltung? Auch die Wohnsituation ist oft Teil dieser Veränderungsprozesse. All diese Bereiche haben weitreichende Implikationen für das Selbstbild: zurück zu den Eltern? Wohnortwechsel? Kontaktabbrüche zu konsumierenden Freunden? Die therapeutische Aufgabe ist es, diesen Prozess mitzutragen und die Betroffenen zu motivieren, nicht aufzugeben.

Fokus 3: Krisen verstehen und Verantwortung teilen

Im Fokus 3 ist das Ziel die Weiterentwicklung der therapeutischen Beziehung von einer auf einzelne Ziele oder Symptome begrenzten Kooperation hin zu einer Zusammenarbeit, die auf einem gemeinsamen Verständnis der Symptome und ihrer Folgen für den Alltag der Betroffenen basiert. Der Anteil geteilter Realität hat deutlich zugenommen. Teilweise können früher erarbeitete Ziele nun konkretisiert werden.

> **MORITZ** *»Ich dachte, kein Heim mehr zu haben war die Ursache. Das war es aber nicht – als ich alles eingerichtet hatte, blieb es trotzdem so. Ich habe um eine stationäre Behandlung gebeten, weil ich Eigenschaften von mir selbst nicht mehr kontrollieren konnte. Ich bin ein kontrollbedürftiger Mensch, aber auch frei. Ich brauche auch Kontrolle, dass ich so frei sein kann, dass mein Körper dann nicht ausrastet. Ich möchte keine unkontrollierten Wutausbrüche haben und ich möchte, dass meine Reizempfindlichkeit nachlässt.«*

Abbildung 20 Fokus 3: Krisen verstehen und Verantwortung teilen

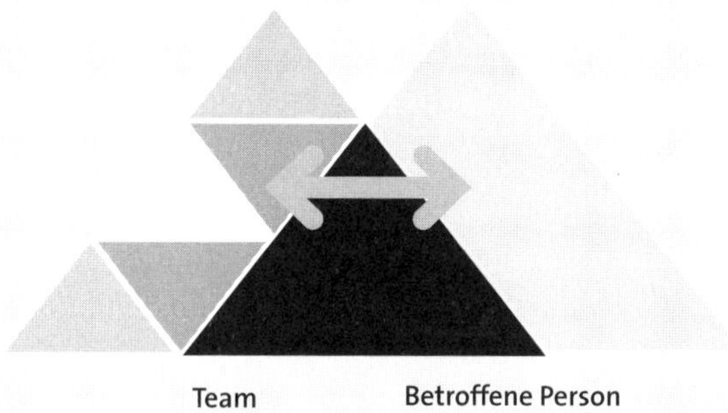

Teamaufgaben

- Entwicklung eines gemeinsamen Erklärungsmodells
- Diagnostik und Behandlung komorbider Störungen
- Anpassung der medikamentösen Behandlungsstrategie basierend auf sorgfältiger Differenzialdiagnostik
- Therapeutische Bearbeitung von spezifischen Psychosesymptomen
- Identifikation und Reduktion krisengenerierender Faktoren (z.B. Wohnung als Trigger, Substanzkonsum, abruptes Absetzen der Medikamente)
- Entwicklung und Ausprobieren wirksamer Krisenpläne
- Krisen als Chancen, gemeinsam zu lernen und deren Dynamik besser zu verstehen
- Vorbereitung für Ziele außerhalb des psychiatrischen Versorgungssystems

Interventionen

- Achtsamkeitsübungen zur distanzierten, wertfreien Beobachtung
- Problemlösetraining
- Übungen zu Selbst- und Fremdwahrnehmung
- Metakognitives Training (MKT; MORITZ u.a. 2017)
- Training emotionaler Intelligenz (VAUTH & STIEGLITZ 2008)
- Metakognitiv-orientierte Therapie (SALVATORE u.a. 2012)
- Skillsvermittlung
- Training sozialer Kompetenzen (HINSCH & PFINGSTEN 2007)
- Emotionsfokussierte Therapie (LUDWIG u.a. 2020)
- Umgang mit Stimmen (ROMME & ESCHER 2013; STIEGLITZ & VAUTH 2001)
- Erarbeitung von Plänen für schulischen oder beruflichen Wiedereinstieg

Eine Herausforderung besteht darin, immer wieder abzuwägen, ob es um den Umgang mit Symptomen oder um ihre Reduktion gehen soll. Nicht alle Symptome verursachen Leid oder sind per se dysfunktional, können es aber eventuell werden oder erweisen sich als wichtiger, wenn auch zunächst unverständlicher Bewältigungsmechanismus.

MORITZ T. möchte sein Studium fortsetzen. Er bespricht mit dem Behandlungsteam, welche Symptome der Teilnahme an Lehrveranstaltungen im Weg stehen (z.B. Reizoffenheit, paranoide Ideen), welche Aspekte der Veranstaltungen die Symptome auslösen oder verstärken könnten (z.B. zahlreiche Hintergrundgeräusche, große Menschengruppen) und welche eigenen Annahmen und Bewertungen vielleicht daran mitwirken (z.B. wird die erhöhte Anspannung nicht der eigenen Person, sondern der Situation zugeschrieben). Hieraus ergibt sich ein Stufenplan: Moritz T. wird zunächst an Tutorien in Kleingruppen teilnehmen, bevor er die Rückkehr in Vorlesungen erproben wird.

Ein Aspekt eines individuellen Erklärungsmodells ist oft die Identifikation und Behandlung von anderen durch die Psychose bislang verdeckten komorbiden Störungen, insbesondere von Traumafolgestörungen, ADHS, Depressionen, Persönlichkeitsstörungen, sozialen Phobien sowie primären oder sekundären Abhängigkeitserkrankungen, die manchmal aus Selbstmedikationsversuchen entstanden sind.
Es kann nicht genug betont werden, dass eine ambulante Psychotherapie oder spezialisierte stationäre Behandlungsangebote für komorbide Störungen auch Menschen mit Psychoseerfahrung zur Verfügung stehen sollten. Wie bereits beschrieben, ist dies bislang nicht selbstverständlich.

Fokus 4: Identität und Autonomie fördern

Hier geht es darum, die Symptome in ihrer Bedeutung für die biografische Entwicklung anzunehmen und verstehen zu lernen, um so aktiv die Zukunft gestalten zu können. Die Übernahme von Selbstverantwortung ist ein wichtiger und oft schmerzhafter Prozess für Betroffene und ihre Angehörigen, der nicht selten vom »Aufflammen« alter Verhaltensweisen und oder Symptome begleitet ist.

ANNABELLE *»Mein wichtigstes Ziel ist die Wiedereingliederung in die Arbeit. Ich bin noch in der Probezeit und ich liebe meinen Job. Ich will die Probezeit bestehen, aber ich weiß nicht, wie belastbar ich im Job bin. Das macht mich unsicher.«*

Psychotherapeutisch steht hier die individuelle biografische Arbeit im Fokus, es geht z.B. um persönliche Grundannahmen und die Einordnung früherer Erfahrungen und Erlebnisse. Der Schwerpunkt kann sich von einer Veränderungsmotivation zu einer Klärungsmotivation verschieben.

ABBILDUNG 21 Fokus 4: Identität und Autonomie fördern

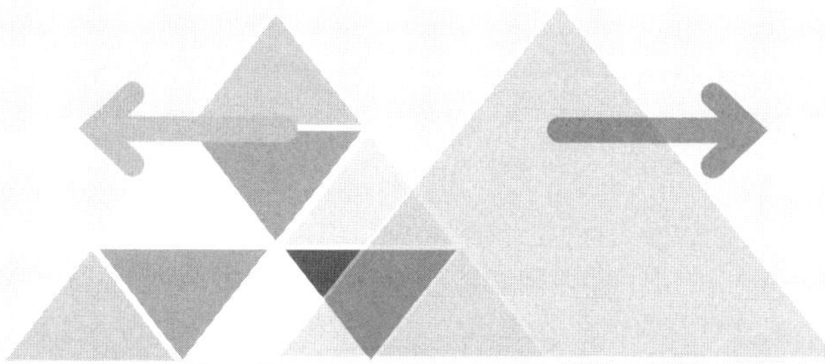

Team | Betroffene Person

Teamaufgaben

- Arbeit an Zielen außerhalb des psychiatrischen Hilfesystems
- Autonomie stärken
- Behandlungsteam versucht, »sich überflüssig zu machen«
- Unterstützung bei der Entwicklung krankheitsunabhängiger Identitätsansprüche
- Unterstützung bei der Verfolgung von beruflichen und Ausbildungszielen

Interventionen

- Erstellen von gemeinsamen Krisenplänen
- Jobcoaching
- Ambulante Psychotherapie etablieren
- Kontaktfrequenz senken
- Evaluation der medikamentösen Langzeitstrategien

Zum Aufbau krankheitsunabhängiger Identitätsanteile gehört neben der Fokussierung auf Ausbildung und berufliche Ziele u. a. auch, die Funktion der Medikation differenzierter zu betrachten und zu hinterfragen. Viele Menschen erleben Medikamente in der Akutsituation als hilfreich, stehen jedoch einer langfristigen Einnahme wegen unerwünschter Nebenwirkungen ambivalent gegenüber. Medikamente können Menschen eine große Sicherheit geben, die tägliche Einnahme eines Medikaments kann aber auch die Patientenrolle bzw. ein Selbstbild als »krank« fördern.

Die Frage nach der Reduktion oder dem Absetzen antipsychotischer Medikamente ist in keinem Fall einfach zu beantworten. Sie berührt psychologische sowie biologische Prozesse gleichermaßen. Einfach »ausprobieren« kann einen hohen Preis haben. Ein entspanntes Beobachten ist zumeist weder für Profis noch die Angehörigen und schon gar nicht für die Betroffenen möglich. Hier können zuvor etablierte Krisenpläne allen mehr an Sicherheit geben.

LINDA M. hat trotz weiterhin bestehenden Beziehungserlebens und Konzentrationsschwierigkeiten ihr Studium wieder aufgenommen. Sie hat bereits mehrere Antipsychotika ausprobiert, entwickelt jedoch schon unter niedrigen Dosen schwere Nebenwirkungen, unter anderem Dyskinesien. Unter ihrer aktuellen Medikation mit einer geringen Dosis eines Antipsychotikums treten weniger Beziehungsideen auf, jedoch hat sich ihr Schlafbedürfnis erhöht und sie hat Schwierigkeiten, morgens aufzustehen. Bei noch geringerer Dosis tritt häufiger Beziehungserleben auf, sie fühlt sich aber wacher und aufnahmefähiger. Im Gespräch werden diese Beobachtungen gegeneinander abgewogen und Linda M. wird dabei unterstützt, ihre eigene Entscheidung im Hinblick auf einen geeigneten Kompromiss zu treffen. Sie lernt, die Dosis je nach aktuellem Stresslevel und der Notwendigkeit, früh aufzustehen, selbst festzulegen.

Wie ihr Leben zukünftig aussehen soll und was ein gutes Leben ist, kann nur von den Betroffenen selbst definiert werden. Dieses Credo ist die zentrale Botschaft der Recoverybewegung. Der Begriff »Recovery« wurde von Menschen geprägt, die selbst Psychosen überlebt haben und pessimistischsten Prognosen entronnen sind (DEEGAN 1988). Recovery ist weder Ergebnis noch Methode, sondern ein individueller Prozess, der mit, ohne oder trotz professioneller Hilfe möglich ist (DEEGAN 2002; VON PETER u. a. 2019). Anzahl und Länge der Krisen ist kein Prädiktor für die Möglichkeit auf Recovery. Auch die Symptomfreiheit gehört nicht dazu – anders als in der S3-Leitlinie Schizophrenie (DGPPN 2019 b). Aus der Recoverybewegung existieren gut definierte Kriterien für gelungene Recoveryprozesse wie der eigene Wohnraum, eine sinnvolle Beschäftigung, die Integration in mindestens eine Gruppe von Peers (gleichaltrig oder gleichgesinnt) sowie Zeit für Freunde und Familie (WINDELL u. a. 2012).
Die Entwicklung einer eigenen Identität, auch einer Geschlechtsidentität, eine berufliche Orientierung und die Bildung einer Peergruppe gehören ohnehin zu den schwersten Entwicklungsaufgaben der Adoleszenz (HURRELMANN & QUENZEL 2015). Typischerweise manifestieren sich erste Psychosen oft in dieser Zeit wichtiger Lebensumbrüche (siehe das Kapitel »Erste psychotische Episoden verstehen«) und stellen bisherige Lebensentwürfe radikal infrage, verzögern oder verhindern deren Entwicklung und Umsetzung.

JO *»Für eine kurze Zeit bin ich wieder in so eine kindliche Rolle gerutscht. Meine Eltern haben alles überwacht, wollten alles mitbekommen. Sie haben mich umsorgt und Entscheidungen für mich getroffen, als ich das nicht richtig konnte. Jetzt treffe ich wieder meine eigenen Entscheidungen.*

Wenn ich weiß, wo ich einen Studienplatz habe, möchte ich auch von zu Hause ausziehen. Für meine Eltern ist das okay, aber im Moment wollen sie mir ans Herz legen, dass ich dieses Jahr noch nicht anfange zu studieren, sondern erst ein freiwilliges soziales oder ökologisches Jahr mache, weil sie denken, dass das einfacher für mich wäre. Aber das ist nicht das, was ich möchte.«

Man mag sich fragen, ob die krankheitsunabhängige Identitätsentwicklung überhaupt eine Aufgabe der psychiatrischen Versorgung ist. Vor dem Hintergrund der möglichen Stigmatisierung wurden Frühinterventionsprogramme wiederholt kritisiert. Doch ist es wichtig, Unterstützung in Krisen nicht gleichzusetzen mit einer Pathologisierung der Person und dem Entwerten ihrer Lebensentwürfe. Unterstützung kann im konkreten Fall auch mal bedeuten, von einer stationären Aufnahme abzuraten, wenn sie eher die Krankheitsidentität stärkt und der Erfahrung der eigenen Wirksamkeit im Wege stehen würde.

MARCO F. meldet sich in einer Krisensituation telefonisch auf seiner alten Station und berichtet, dass sein wohlwollender Nachbar gerade das Haus verlassen hat. Er fürchtet nun, dass die anderen seine Seele stehlen könnten und er nur noch eine Hülle ist. Im Gespräch wird die Situation näher ausgeleuchtet: Wie realistisch ist es, dass der Nachbar nicht wiederkommt? Wie kann es gelingen, die Perspektive zu wechseln und schnelle Schlussfolgerungen zu vermeiden? Marco F. möchte am liebsten in die Klinik kommen, dort fühlt er sich sicher. In der Diskussion über diesen Wunsch gelingt es, an frühere Diskussionen über hilfreiche Strategien anzuknüpfen und ihn zu ermutigen, diese anzuwenden. Zusätzlich werden tägliche telefonische Kontakte mit dem Behandlungsteam vereinbart, um Marco F. auch ohne stationäre Aufnahme ein höheres Maß an klinischer Unterstützung anzubieten.

Berufliche und Ausbildungsziele unterstützen

Junge Menschen, die psychotische Episoden erleben oder erlebt haben, wollen arbeiten und berufliche Qualifikationen erreichen – am liebsten auf dem allgemeinen Arbeitsmarkt oder im Rahmen einer regulären Ausbildung (Jäckel u.a. 2020; Ramsay u.a. 2011; Rinaldi u.a. 2010). Sie zeigen jedoch häufig schon vor einer ersten psychotischen Krise eine sich verschlechternde schulische, akademische oder berufliche Leistungsfähigkeit, ziehen sich zurück und erleben schließlich den Verlust von Arbeits- oder Ausbildungsplatz (Brown 2011; Romanowska u. a. 2020; Roy u. a. 2009). Wenn in der Folge kein Berufsabschluss erreicht wird, besteht damit allenfalls Zugang zu unqualifizierten Tätigkeiten auf dem allgemeinen Arbeitsmarkt. Auch frühe Berentungen oder ein dauerhafter Verbleib in der Grundsicherung bzw. Eingliederungshilfe können eine Konsequenz von durch psychische Krisen verursachten Unterbrechungen der Ausbildungsbiografie sein. Gleichzeitig ist bekannt, dass das Fehlen einer beruflichen Teilhabe sich ungünstig auf den Krankheitsverlauf und die Behandlungsmotivation auswirkt (Baer u. a. 2015; Maraj u. a. 2019; Symonds u. a. 2016). Die Furcht vor Stigmatisierung und sozialer Marginalisierung erschwert nicht nur die Aufnahme einer wirksamen Behandlung, sondern kann darüber hinaus sekundäre Krankheitsprozesse wie Selbststigmatisierung, Schuld- und Versagensgefühle und Resignation begünstigen (Mueser u. a. 2020; Berry & Greenwood 2018).

Ein höherer Bildungsstand verbessert die Wahrscheinlichkeit einer Anstellung auf dem allgemeinen Arbeitsmarkt (OECD 2020). Und die Übernahme sozialer Rollen als Arbeitnehmende, Auszubildende oder Studierende kann ein wirkungsvolles Gegengewicht zur Selbststigmatisierung darstellen (Hampson u. a. 2020; McGahey u. a. 2014). Damit die Rückkehr in die genannten Rollen nach einer Krise gelingen kann, sollte die Beschäftigungsfähigkeit explizit und nachhaltig in den Fokus der Behandlung genommen werden. So können die Behandlungsmotivation einerseits und Funktionsniveau andererseits maßgeblich verbessert werden (Baksheev u. a. 2012; Dudley u. a. 2014; Maraj u. a. 2019). Einen wirksamen Ansatz stellt hier das Individual Placement and Support (IPS) dar. Primäres Ziel von IPS ist das Finden und Erhalten von Arbeit auf dem allgemeinen Arbeitsmarkt mit Mindestlohn bzw. das Finden und Sichern einer regulären Ausbildung. Seine Wirksamkeit im Hinblick auf eine verbesserte Teilhabe konnte mittlerweile in dreißig randomisierten kontrollierten Studien gezeigt werden (Frederick & Van der Weele 2019; Kinoshita u. a. 2013). Teilnehmende am Individual Placement and Support erhalten mehr als doppelt so häufig eine Anstellung auf dem allgemeinen Arbeitsmarkt als Nichtteilnehmende, sind dort länger beschäftigt, verdienen mehr, müssen weniger (teil)stationäre psychiatrische Behandlung in Anspruch nehmen und geben eine höhere Lebensqualität an (Jäckel u. a. 2017; Kilian u. a. 2012; Luciano u. a. 2016; Suijkerbuijk u. a. 2017). Darüber hinaus liegen Studienergebnisse vor, die darauf verweisen, dass IPS auch unter ökonomischen Gesichtspunkten traditionellen Ansätzen beruflicher Eingliederung überlegen ist (Hoffmann u. a. 2014; Knapp u. a. 2013). Aufgrund

der ausgezeichneten Evidenz wird IPS in den S3-Leitlinien »Psychosoziale Therapien bei schweren psychischen Erkrankungen« und »Schizophrenie« mit dem höchsten Grad A empfohlen (DGPPN 2019 a; DGPPN 2019 b).
Seit rund zehn Jahren erfährt der IPS-Ansatz eine konzeptionelle Erweiterung auf Bildungsbereiche wie Schule, Ausbildung, Fachhochschule und Universität (Swanson u. a. 2020). Die Befunde zeigen, dass IPS auch bei jungen Erwachsenen wirksam ist (Bond u. a. 2016; Killackey u. a. 2019; Nuechterlein u. a. 2020; Rosenheck u. a. 2017; Sveinsdottir u. a. 2019).

Prinzipien des IPS (Employment and Education)

- Niemand wird ausgeschlossen, der Interesse hat, eine Arbeit auf dem allgemeinen Arbeitsmarkt aufzunehmen oder eine reguläre Ausbildung anzufangen (zero exclusion): Weder Rehabilitationsfähigkeit, Diagnose, Symptome, Substanzgebrauch noch Straffälligkeit in der Vergangenheit, psychiatrische Hospitalisationen oder Schwerbehinderung (GdB) sind Ausschlusskriterien. Die Teilnahme am IPS basiert auf der Entscheidung der Interessenten.
- Arbeits- und ausbildungsbezogene Leistungen werden innerhalb eines einzigen Programms erbracht, da viele der IPS-Teilnehmenden sowohl an Ausbildung, Studium als auch an Arbeit interessiert sind, weil sie z.B. einen Nebenjob während des Studiums brauchen.
- Arbeits- bzw. ausbildungsbezogene und klinische Leistungen werden integriert erbracht. Ein IPS-Jobcoach gehört maximal zwei Behandlungsteams an und nimmt regelmäßig an Besprechungen der interdisziplinären Behandlungsteams teil.
- Die Arbeits- und Ausbildungsplatzsuche ist an den individuellen beruflichen Präferenzen und Stärken ausgerichtet. Die Teilnehmenden haben eine Wahlfreiheit.
- IPS beinhaltet Beratung zu Sozialversicherungsleistungen und finanziellen Hilfen. Junge Menschen haben häufig einen differenzierten Informationsbedarf über ausbildungsbezogene Hilfen (BAföG, Bildungskredit, Berufsausbildungsbeihilfe, Wohngeld usw.).
- Die Arbeits- bzw. Ausbildungsplatzsuche der IPS-Teilnehmenden wird unmittelbar angegangen, d.h. in der Regel innerhalb von dreißig Tagen.
- Arbeits- bzw. Ausbildungsplätze werden durch Vernetzung mit Betrieben des allgemeinen Arbeitsmarktes erschlossen. Gleichzeitig wird gezielt nach Betrieben gesucht, die den Präferenzen der IPS-Teilnehmenden entsprechen.
- Die IPS-Teilnehmenden werden langfristig und wenn nötig dauerhaft unterstützt.

Je näher Programme der vollständigen Umsetzung der genannten Prinzipien kommen, desto erfolgreicher ist IPS im Hinblick auf die arbeits- und ausbildungsbezogene Teilhabe (Bond u.a. 2011; de Winter u.a. 2020).

IPS trägt in seiner individuellen Teilhabeorientierung zu einem positiven ersten Kontakt mit dem Versorgungssystem bei. Schon während einer Akutbehandlung sind erste Interventionen möglich, wie die Unterstützung beim Wiedereinstieg in die Arbeit, z.B. über die Vorbereitung der stufenweisen Wiedereingliederung. Gleichzeitig bleiben die IPS-Jobcoaches oft noch lange nach Abklingen einer psychotischen Krise wichtige Ansprechpersonen für Betroffene.

Die Jobcoaches können bei allen Belangen im Zusammenhang mit Arbeit auf dem allgemeinen Arbeitsmarkt, regulärer Ausbildung oder Studium unterstützen. Sie verfügen über Erfahrungsexpertise sowohl in der Arbeits-, Ausbildungs- und Hochschulwelt als auch in der klinischen Versorgung. Sie wissen um (Selbst-)Stigmatisierungsprozesse und Frühwarnzeichen psychischer Krisen und können – wenn nötig – den Kontakt zu anderen Mitgliedern des Behandlungsteams (wieder)herstellen (Rüsch u.a. 2014; Thornicroft u.a. 2016).

Das IPS-Jobcoaching unterscheidet sich mit seiner aktiven Vorgehensweise grundlegend von konventionellen Coachingansätzen, die sich auf die Entwicklung selbstreflexiver Prozesse und individueller Lösungskompetenzen mittels strukturierten Dialogs zwischen Coach und Coachee beschränken und weder Interventionen im Kontext durchführen noch die Besonderheiten und Vulnerabilitäten psychisch erkrankter Menschen berücksichtigen (Lindart 2016; Lockett u.a. 2018, S. 32ff.). Förderliche und hemmende Arbeitsbedingungen werden im IPS-Prozess von Anfang an einbezogen, da sowohl Überforderung als auch Unterforderung Risikofaktoren für psychische Krisen sind. IPS beinhaltet die aktive Unterstützung beim Finden und Erhalten eines individuell passenden Arbeitsplatzes (Placement) und unterstützt die Teilnehmenden nach Arbeitsaufnahme langfristig im Betrieb (Support). Nicht immer ist der Support vor Ort von den IPS-Teilnehmenden gewünscht; in diesen Fällen arbeiten die Jobcoaches »behind the scenes« mit den Teilnehmenden, jedoch immer mit der Option, auch am Arbeitsplatz zu unterstützen, z.B. beim Gespräch zum Betrieblichen Eingliederungsmanagement (BEM) zu begleiten oder gemeinsame Standort- und Eingliederungsgespräche mit den involvierten Personen am Arbeitsplatz zu führen.

Der IPS-Ansatz ist umso erfolgreicher, je besser die Jobcoaches sich auf den individuellen Bedarf der Teilnehmenden einstellen können und die Erwartungen und Ressourcen aller Beteiligten kennen. Zu denken ist an die Vorgesetzten und direkten Mitarbeitenden im Betrieb oder in der Bildungseinrichtung, aber auch an wichtige Bezugspersonen und nicht zuletzt an Kontaktpersonen bei Jobcenter, Agentur für Arbeit, Rentenversicherung und Krankenkasse (Corbière u.a. 2014; Corbière u.a. 2017; King & Waghorn 2018; Taylor & Bond 2014).

Die Übersetzungsarbeit zwischen Arbeitswelt und Klinik stellt eine Kernkompetenz der Jobcoaches dar. Sie informieren z.B. die Arbeitgebenden über die leistungsbezogenen Auswirkungen psychischer Erkrankung und vermitteln den Betroffenen die Möglichkeiten und Grenzen des allgemeinen Arbeitsmarktes oder die Anforderungen eines bestimmten Arbeitsplatzes. Im idealen Fall gelingt es, die starre Dichotomie zwischen der Arbeitnehmendenrolle und der Krankenrolle zugunsten einer inklusiven Sichtweise zu überwinden.

Da das IPS keine Maßnahme mit vordefinierten Inhalten und Strukturen darstellt, zielt das individuelle Jobcoaching vorrangig darauf, eine offene und vertrauensvolle Kommunikation zwischen allen Beteiligen und im Kern zwischen Betroffenen und Vorgesetzten oder Ausbildenden (wieder) in Gang zu bringen und so eine nachhaltige Beschäftigung bzw. eine passende Ausbildungssituation zu sichern. Für viele IPS-Teilnehmende ist es hilfreich, eine feste Bezugsperson am Arbeitsplatz oder in der Schule zu haben, die bei Fragen und Problemen zur Verfügung steht.

Tun statt sprechen

Nicht immer ist der unmittelbare Zugang zu einem Menschen über die verbale Sprache möglich. Worte reichen nicht aus, werden in ihrer Bedeutung nicht gleich verstanden oder Sprechen ist einfach nicht möglich. Manchmal können auch die Stimmen anderer nicht gehört werden, weil die Stimmen im Kopf zu laut sind.

Ergotherapie

Im ergotherapeutischen Setting entsteht der Kontakt über die Beschäftigung mit einem Werkstück (das dritte Objekt). Dies erleichtert oft den Einstieg in die Behandlung für Betroffene, die den Kontakt auf der verbalen Ebene als überfordernd oder beängstigend erleben.

Absprachen zu Ausführung und Vorgehen können zunächst der einzige Gesprächsinhalt sein. Der handwerkliche Rahmen erlaubt es den Teilnehmenden, ein »Zuviel an Kontakt« selbst zu regulieren, indem sie sich in die Betätigung zurückziehen. Durch die wertschätzende, empathische Haltung der Behandelnden kann sich langsam eine tragfähigere Beziehung entwickeln. Im Verlauf der Zeit werden dann meistens auch persönliche Themen und Ziele angesprochen und konstruktive Rückmeldungen möglich.

Bewegung als »Türöffner«

Das bewegungstherapeutische Angebot sollte möglichst breit gefächert, aktuell und altersgerecht sein. So sind z.B. Sportarten wie Bouldern oder Yoga sowie verschiedene meditative Verfahren bei jungen Erwachsenen besonders beliebt und werden gut angenommen.

Viele können auf Bewegungserfahrungen in der Familie, in der Schule und mit Freunden zurückblicken. Im Rahmen der Bewegungstherapie werden diese Erfahrungen aufgegriffen und mit den Betroffenen gemeinsam bearbeitet, z.B. negativ geprägte Erfahrungen mit dem Schulsport. Oft kann auf früheren positiven Erfahrungen mit Vereinssport aufgebaut werden. Alle Vorerfahrungen werden in einem ersten Schritt durch Eigen- oder Fremdanamnese evaluiert, denn es ist besonders wichtig, die Grenzen des oder der Betroffenen zu kennen und zu respektieren, um in einer Atmosphäre der Sicherheit und des Vertrauens arbeiten zu können. Folgende Fragen sind daher im Vorfeld zu beantworten: Was will der junge Mensch? Was kann er umsetzen? Auf welcher Ebene ist er therapeutisch erreichbar und auf welcher nicht? Auf welche Ressourcen kann aktuell zurückgegriffen werden?

Dabei sein: Genesungsbegleitung

Jeder kennt seelische Erschütterungen und Momente großer Angst und Verzweiflung, doch diese mit Betroffenen zu teilen, gilt für Profis gemeinhin als unprofessionell. Nun gibt es diese Menschen, deren besondere Qualifikation es ist, schwere seelische Erschütterungen überwunden zu haben, und die nun dafür bezahlt werden, diese Erfahrungen anderen zur Verfügung zu stellen. Sie sind im FRITZ Teil des Behandlungsteams.

Im psychiatrischen Kontext begegnen sich so Menschen mit »erfolgreichem« Genesungsprozess, Menschen am Beginn des Genesungsprozesses und Menschen, die das Glück hatten, keine expliziten eigenen schweren Krisen- und Genesungserfahrungen machen zu müssen, bzw. deren Erfahrungen damit in diesem spezifischen Kontext sekundär oder gar stigmatisiert sind. Oder wie es eine Betroffene einmal im Gespräch mit einer Therapeutin und einer Genesungsbegleiterin ausgedrückt hat: »Es ist, als hätte ich mich im Wald verlaufen und die Genesungsbegleiterin sagt: ›Ich war hier auch schon mal‹, und die Therapeutin: ›Ich kenne die Landkarte zu diesem Gebiet‹«.

Aufgrund der Erfahrungen und Forschungsergebnisse in angelsächsischen Ländern wie Großbritannien und Australien (Chinman u.a. 2014) beginnt sich auch in Deutschland die Einbeziehung von Menschen mit eigenen psychiatrischen Erfahrungen auf einer professionellen Ebene zu etablieren. Ihr Beitrag ist von unschätzbarem Wert, wenn es darum geht, Nutzerorientierung in den Behandlungsangeboten zu verankern. Genesungsbegleitende haben das Privileg, ihr spezifisches subjektives Wissen sowie ihre eigenen Erfahrungen mit psychischen Krisen in die Behandlung psychisch kranker Menschen als Expertise einzubringen. Damit wird die Evidenzbasierung psychiatrischer Leitlinien, die ja eine Abkehr von rein subjektiven Expertenmeinungen darstellt, um eine wichtige Dimension ergänzt.

Seit 2005 gibt es in Deutschland ein einjähriges Ausbildungscurriculum zur Genesungsbegleitung, das in einem europäischen Projekt entwickelt wurde und unter der Bezeichnung EX–IN bekannt ist. EX-IN ist die englische Abkürzung für Experienced Involvement – Beteiligung Erfahrener. Beschäftigt man sich eingehender mit den Begrifflichkeiten, wird die Besonderheit dieses Berufsbildes deutlich. Sollten nicht alle im psychiatrischen System Tätigen sich als Begleitende eines Genesungsprozesses verstehen und hat nicht jeder Mensch das Recht, sich mit seinen Erfahrungen in seine Arbeit einzubringen?

Die Etablierung von EX-IN wurde möglich durch ein wachsendes Bewusstsein für den Wert gelebter Erfahrungen (lived experience) als Ressource der Wissensgenerierung. Das hat seinen Ursprung in den Bürgerrechtsbewegungen, die den Anliegen diskriminierter Minderheiten (Süchtige, Behinderte, HIV-Kranke, LGBTIQ usw.) eine Stimme verleihen.

Genesungsbegleitende sind Peers. Der englische Begriff bedeutet so viel wie: ebenbürtig, dem gleichen Stand oder der gleichen Altersgruppe zugehörig und weist auf die besondere Gruppenidentität Psychose- bzw. Psychiatrieerfahrener hin. Zugehörigkeit ist eine wichtige Ressource, und die Integration von Genesungsbegleitenden in die Behandlung ermöglicht eine Identifizierung von Gemeinsamkeiten nicht nur für Psychoseerfahrene, sondern auch für Behandelnde. Eine Genesungsbegleiterin beschrieb dies einmal so: »Ich habe im Team so etwas wie eine Tofu-Rolle – nicht Fisch und nicht Fleisch, aber alle wollen wissen, ob und wie es schmeckt.«

Der Genesungsbegriff hat sich als Übersetzung des Wortes »Recovery« durchgesetzt und verweist auf die Prinzipien der Gesundheitsförderung in Abgrenzung zur Krankheitsbekämpfung. Auf der Basis von Wahlfreiheit und Selbstkontrolle wird eher das Ziel einer Transformation als notwendigerweise eine Rückkehr zur »Normalität« verfolgt. Zufriedenheit und Lebensqualität stehen im Vordergrund.

Funktionen und Aufgaben von Genesungsbegleitenden

Eine der Kernaufgaben ist der natürliche und direkte Kontakt mit den Betroffenen. Daneben haben Genesungsbegleitende aber auch eine wichtige Rolle im Dialog mit den Mitarbeitenden sowie dem Management und den Gremien der gesamten Organisation.

Neben der spezifischen Qualifikation der eigenen Krisenerfahrung sind es auch unspezifische Faktoren wie eine flexiblere Zeit- und Aufgabenstruktur sowie die oft als authentisch erlebten Kontaktangebote, die es Genesungsbegleitenden einfacher machen, Zugang zu Psychoseerfahrenen herzustellen und sich als Vertrauensperson zu etablieren (Mahlke u. a. 2019). So haben Menschen mit eigenen Krisenerfahrungen oft ein anderes Gesprächstempo, halten Pausen länger aus und haben viel weniger den Anspruch, gleich eine Lösung herbeiführen zu müssen. Darin unterscheidet sich eine Begleitung wesentlich von einer Behandlung: Es wird gefragt, um zuzuhören, nicht um etwas zu verändern. Die geteilte Erfahrung ermöglicht eine Selbstoffenbarung. Peers wissen, wie wichtig es ist, einfach zuzuhören. Dafür ist im Klinikalltag oft keine Zeit, selbst Einzelgespräche mit Behandelnden sind auf maximal eine Stunde begrenzt und finden in der Regel einmal die Woche statt.

Durch die explizit salutogenetische und ressourcenorientierte Herangehensweise werden Selbstwirksamkeit, Resilienz und Selbstfürsorge gestärkt (Gillard u. a. 2015). In einem systematischen Review konnte eine Reduktion der Symptome und der Krankenhaustage durch den gezielten Einsatz von Peers beobachtet werden (Lloyd-Evans u. a. 2014).

Rolle im Team und in der Organisation

Das Einbringen der eigenen Erfahrung ist für das gesamte Team in der Regel eine Bereicherung. Die andere und persönliche Sicht- und Herangehensweise der Genesungsbegleitenden führt oft zu ungewohnten Situationen, die den Blickwinkel erweitern können.

Ärztin im zweiten Jahr auf der FRITZ-Station: »Die Genesungsbegleiterin hat ein anderes gedankliches Tempo und andere Ideen. Das hat mich am Anfang oft irritiert, heute schätze ich diese Entschleunigung, die auch mir beim Nachdenken hilft und meine Kreativität anregt. Ich fühle mich dadurch entlastet, nicht immer sofort eine schnelle, schablonenartige Entscheidung fällen zu müssen.«

Oft sind es die Krisenerfahrenen, die als Hoffnungsträger für Betroffene fungieren, wenn alle anderen schon lange entnervt und verzweifelt sind. Sie stellen einen zusätzlichen »Erfahrungspool« bei Unsicherheiten zur Verfügung. Professionelle können fragen: »Wie ist das für dich gewesen? Was könnte da helfen?« Krisenerfahrene ergänzen die professionelle Distanz der Profis durch die professionelle Nähe aus der geteilten Erfahrung.

Ein wichtiger, wenn auch im Alltag nicht immer leicht erkämpfter Effekt ist es, dass sich die Art, wie über Betroffene in deren Abwesenheit gesprochen wird, verändert. Herablassende Äußerungen nehmen deutlich ab, beschreibende und weniger wertende Formulierungen stattdessen zu. Insgesamt wächst so die Achtsamkeit für die eigene Sprache und Haltung gegenüber den Betroffenen bei allen im Team.

Zudem sind Genesungsbegleitende extrem hilfreich, wenn es darum geht, Behandelnde hinsichtlich Recoveryorientierung zu schulen und so die Haltung im Team, aber auch in der gesamten Organisation gegenüber den Betroffenen zu verändern. Die Implementierung von Genesungsbegleitenden empfiehlt sich nicht nur wegen des unmittelbaren Nutzens, sondern auch wegen ihrer Bedeutung für das allgemeine therapeutische Klima in psychiatrischen Einrichtungen (Walker & Bryant 2013).

Genesungsbegleiterin nach einer Fortbildung: »Ich erlebe es nach Fortbildungen immer wieder, dass Behandelnde auf mich zukommen und sich für die Betroffenenperspektive bedanken, das hätte sie so bereichert. Ich erwidere inzwischen öfter mal: ›Sie sind jeden Tag von Betroffenen umgeben …‹«

Führt man sich all die Aufgaben der Genesungsbegleitung mit ihren expliziten und impliziten Aufträgen vor Augen, so wird deutlich, dass dies eine einzelne Person überfordern muss. Das FRITZ war im Urban-Krankenhaus die erste Station mit Genesungsbegleitung, inzwischen arbeiten im Haus fünf weitere Genesungsbegleitende, die zwar in ihren Teams weiterhin die Einzigen ihrer Berufsgruppe sind, sich jedoch inzwischen als Berufsgruppe etabliert haben mit gemeinsamen Themen, Teamsitzungen und Supervisionen.

Genesungsbegleitung im FRITZ

Die konkrete Arbeit der Genesungsbegleiterin im FRITZ besteht in drei Hauptaufgaben: Da ist zum einen die Beratung in den Einzelgesprächen. Die Kollegin stellt sich persönlich mit ihrer Erfahrungsperspektive in den ersten Tagen der Behandlung bei den Betroffenen vor. Wenn irgend möglich, ist sie schon bei den Vorgesprächen mit dabei oder begleitet das Team bei den Hausbesuchen in der stationsäquivalenten Behandlung (StäB). Zum anderen erfolgt gezieltes Empowerment in der Gruppenarbeit; so gibt es Gruppen, die von der Genesungsbegleiterin konzipiert und geleitet werden, wie die Recovery-Gruppe auf der Station. Dort lädt sie die krisenerfahrenen jungen Menschen zum Erfahrungsaustausch und zur strukturierten Diskussion von genesungsbezogenen Themen ein. Darüber hinaus nimmt sie natürlich gleichberechtigt an allen Teamsitzungen, Supervisionen und Intervisionen teil.
Die Genesungsbegleiterin verkörpert in ihrer Person eine Identifikationsfigur und eine Übersetzerin zwischen Team und manchen Betroffenen. Sie kann auch den settingübergreifenden Ansatz der FRITZ-Behandlung vermitteln. Unsere Genesungsbegleiterin ist Fürsprecherin der Betroffenen, Tankstelle für Kraft und Hoffnung und Austauschpartnerin über die Bedeutung von Diagnosen, das Erleben von Stigmatisierung und über Nebenwirkungen von Psychopharmaka, denn in der Regel hat kaum ein Profi selbst Erfahrung mit Stigmatisierung oder mit den Medikamenten – auch wenn er sie verschreibt.

PRAXIS

Inanspruchnahme von Angeboten erleichtern

Wie schon im ersten Kapitel beschrieben, ist einer der bedeutsamsten Schritte zu Verbesserung der Versorgung von Menschen mit ersten psychotischen Episoden die Erleichterung der Kontaktaufnahme mit Unterstützungsangeboten. Die Einrichtung spezialisierter Behandlungsangebote für Betroffene, um die es in diesem Buch vorrangig geht, ist dafür Voraussetzung, das Wissen um diese Angebote muss aber auch an die Zielgruppe vermittelt werden. Das ist Aufgabe der Öffentlichkeitsarbeit. Dazu gehört die Vermittlung von Wissen über psychische Erkrankungen, aber auch die Normalisierung des Sprechens über psychische Krisen und Behandlungserfahrungen. Im nächsten Schritt ist es wichtig, den Zugang zu Unterstützungsangeboten so unkompliziert wie möglich zu gestalten. Nachfolgend beschreiben wir einige Strategien, die wir am Vivantes Klinikum Am Urban erprobt haben.

Öffentlich über psychische Gesundheit reden

In den letzten Jahren hat die öffentliche Aufmerksamkeit für das Thema psychische Gesundheit deutlich zugenommen. Dadurch entstehen für Menschen, die selbst psychische Krisen erlebt haben, und für Mitarbeitende von Unterstützungsangeboten Möglichkeiten, zur gesellschaftlichen Diskussion beizutragen und dabei eigene Schwerpunkte zu setzen.

Presse, Fernsehen, Radio

Ein Interesse an psychischer Gesundheit entsteht in den Medien häufig aufgrund aktueller Ereignisse oder im Kontext von dokumentarischen Projekten, die sich mit Menschen mit psychischen Krisen befassen. Oft werden hierzu Stimmen von Fachleuten angefragt, teilweise besteht auch ein Interesse an der Einbeziehung von Menschen mit Psychiatrieerfahrung. Während auf nationaler Ebene, z.B. durch Interviews in Zeitschriften oder überregionalen

Medien, eher die Vermittlung von Wissen und einer offenen, nicht wertenden Haltung gegenüber Menschen mit psychischen Krisen im Vordergrund steht, können in Beiträgen in regionalen Zeitungen sowie Fernseh- oder Radiosendern auch Informationen über konkrete Angebote für die lokale Bevölkerung nützlich sein.

In jedem Fall legen wir Wert darauf, dass die Botschaften nicht stigmatisierend sind und auf ein zu spezifisches Labeling verzichten, indem wir z.B. von einer psychischen Krise statt von einer Psychose sprechen. Es geht darum, deutlich zu machen, dass psychische Krisen jeden Menschen treffen können und man darüber – auch öffentlich – reden kann. Journalistische Beiträge sollten durch eine optimistische Grundhaltung geprägt sein und den Schwerpunkt auf Unterstützungsangebote und individuelle Wege aus der Krise legen. Dabei ist es wichtig, die Perspektive sowohl von Menschen mit Psychiatrieerfahrung als auch ihren Angehörigen mit einzubeziehen, beispielsweise durch gemeinsame Interviews oder das Einflechten von Erfahrungsberichten.

Kulturelle Veranstaltungen

Manchmal ist es möglich, kulturelle Veranstaltungen als Aufhänger für das Thema der psychischen Gesundheit zu nutzen. Ein Beispiel dafür sind unsere beiden Veranstaltungsreihen »Film zeigt Seele« sowie »Literatur zeigt Seele«. Die Veranstaltungen finden in lokalen Kultureinrichtungen in unserem Versorgungssektor Friedrichshain-Kreuzberg statt und richten sich an eine breite Öffentlichkeit. Ein essenzieller Teil dieser Veranstaltungen sind die anschließenden Diskussionsrunden, die gemeinsam von Angehörigen, Menschen mit Psychiatrieerfahrung und Mitarbeitenden unserer Klinik gestaltet werden. Die Diskussionen können zur Sensibilisierung für das Thema beitragen und Wissen zu psychischen Krisen und Behandlungsangeboten vermitteln.

»Literatur zeigt Seele« In unseren Buchlesungen legen wir den inhaltlichen Schwerpunkt auf Literatur, die sich mit den Lebenswelten junger Menschen mit Psychiatrieerfahrung beschäftigen und das Erleben psychischer Erkrankungen und ihrer Folgen zeigen (siehe Abbildung 22, S. 106). Durch die Einbeziehung von Schauspielern versuchen wir, Leseereignisse zu schaffen und damit die Grundlage für die anschließende Diskussion zu legen.

ABBILDUNG 22 Veranstaltungsplakat »Literatur zeigt Seele«

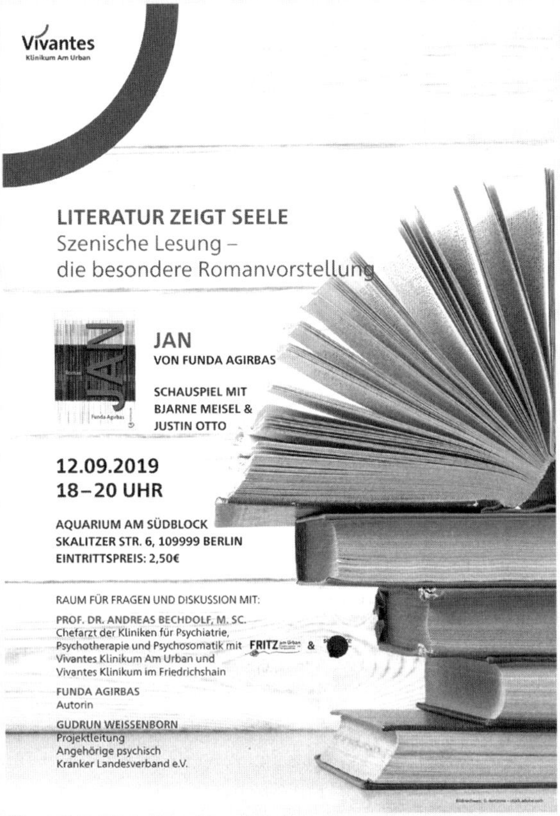
Vivantes
Klinikum Am Urban
LITERATUR ZEIGT SEELE
Szenische Lesung –
die besondere Romanvorstellung
JAN
VON FUNDA AGIRBAS
SCHAUSPIEL MIT
BJARNE MEISEL &
JUSTIN OTTO
12.09.2019
18–20 UHR
AQUARIUM AM SÜDBLOCK
SKALITZER STR. 6, 109999 BERLIN
EINTRITTSPREIS: 2,50€
RAUM FÜR FRAGEN UND DISKUSSION MIT:
PROF. DR. ANDREAS BECHDOLF, M. SC.
Chefarzt der Kliniken für Psychiatrie,
Psychotherapie und Psychosomatik mit
Vivantes Klinikum Am Urban und
Vivantes Klinikum im Friedrichshain
FRITZ am Urban
&
FUNDA AGIRBAS
Autorin
GUDRUN WEISSENBORN
Projektleitung
Angehörige psychisch
Kranker Landesverband e.V.

»Film zeigt Seele« Im Rahmen unserer Kinoreihe werden Filme gezeigt, die sich auf unterschiedliche Weise mit dem Thema psychische Erkrankungen auseinandersetzen (siehe Abbildung 23, S. 107). Wir wählen dabei bevorzugt Filme, die aus der Perspektive von Betroffenen (z.B. »Das weiße Rauschen«, »A Beautiful Mind«) oder Angehörigen (z.B. »Der Junge muss an die frische Luft«) erzählt werden.

ABBILDUNG 23 Veranstaltungsplakat »Film zeigt Seele«

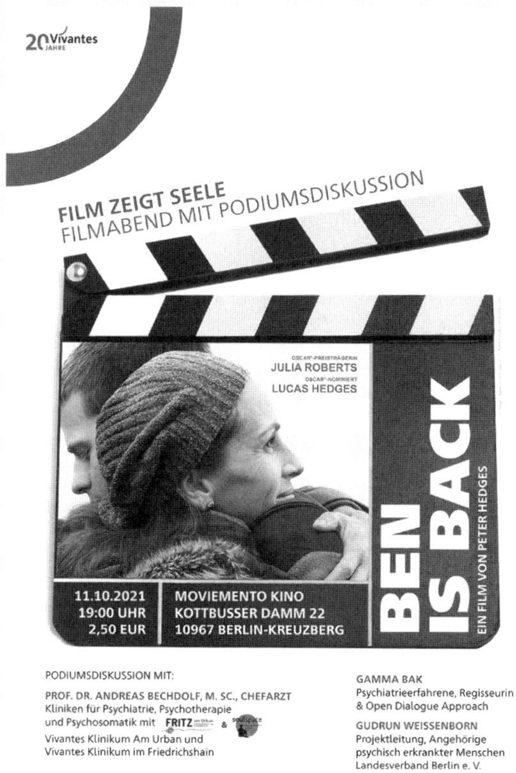
20 JAHRE Vivantes
FILM ZEIGT SEELE
FILMABEND MIT PODIUMSDISKUSSION
JULIA ROBERTS
LUCAS HEDGES
BEN IS BACK
EIN FILM VON PETER HEDGES
11.10.2021
19:00 UHR
2,50 EUR
MOVIEMENTO KINO
KOTTBUSSER DAMM 22
10967 BERLIN-KREUZBERG
PODIUMSDISKUSSION MIT:
PROF. DR. ANDREAS BECHDOLF, M. SC., CHEFARZT
Kliniken für Psychiatrie, Psychotherapie und Psychosomatik mit FRITZ & soulspace
Vivantes Klinikum Am Urban und Vivantes Klinikum im Friedrichshain
GAMMA BAK
Psychiatrieerfahrene, Regisseurin & Open Dialogue Approach
GUDRUN WEISSENBORN
Projektleitung, Angehörige psychisch erkrankter Menschen Landesverband Berlin e. V.

Angebote vorstellen: Vernetzung und Austausch

Neben der Förderung der öffentlichen Aufmerksamkeit und des Wissens über psychische Gesundheit in der Bevölkerung ist es uns wichtig, Informationen über konkrete Angebote zur Verfügung zu stellen und die Vernetzung mit anderen Hilfsangeboten und sonstigen Anlaufstellen für junge Menschen zu verbessern.

Workshops und Vorträge für die Fachöffentlichkeit

Möglichkeiten zur Präsentation unserer Angebote für Menschen mit ersten psychotischen Episoden ergeben sich regelmäßig sowohl im Rahmen von Fachkongressen, Symposien und Workshops als auch im Rahmen lokaler Veranstaltungen. Neben dem Austausch mit anderen Kliniken und Forschungsinstituten im deutschsprachigen Raum und international liegt der Schwerpunkt solcher Veranstaltungen auf der Vernetzung mit psychosozialen und medizinischen Angeboten im eigenen Versorgungsgebiet. Durch eine enge Zusammenarbeit mit anderen lokalen Anlaufstellen für Menschen in psychischen Krisen – z.B. fachärztliche und psychotherapeutische Praxen, sozialpsychiatrische Dienste, Krisendienst, Kontakt- und Beratungsstellen – kann die Versorgung junger Menschen mit psychischen Erkrankungen verbessert und die Orientierung im Hilfesystem erleichtert werden. Denn zu wissen, wer welche Expertise hat und an wen man sich bei bestimmten Fragen oder Schwierigkeiten wenden kann, erspart nicht nur viel Frustration, sondern sorgt im besten Fall auch für eine Verkürzung der Dauer unbehandelter manifester Erkrankungen.

Nicht selten wenden sich junge Menschen in einer Krise zunächst an die hausärztliche Praxis, die ihre Familie betreut, oder an eine Lehrperson, zu der sie Vertrauen haben. Durch gezielte Fortbildungsangebote können Menschen, die an diesen »Schnittstellen« arbeiten, für das Wahrnehmen und Erkennen von Anzeichen behandlungsbedürftiger psychischer Erkrankungen sensibilisiert werden. Oft eignen sich solche Weiterbildungsangebote und Vorträge nicht nur als Rahmen, um spezifisches Wissen zu psychischen Erkrankungen und ihren Behandlungsmöglichkeiten zu vermitteln, sondern auch, um Netzwerke weiter auszubauen.

In Absprache mit den einladenden Organisationen können z.B. Workshops und Fortbildungen zu Themen wie Früherkennung und Prävention, Anzeichen psychischer Erkrankungen oder Unterstützungsangebote für die Rückkehr in Schule und Beruf angeboten werden. Zielgruppen sind beispielsweise Lehrkräfte, Schulsozialarbeitende und Arbeitsvermittelnde der Agentur für Arbeit und des Jobcenters. Im Austausch mit Personen, die regelmäßig mit jungen Menschen in Krisensituationen in Kontakt kommen, kann eine optimistische, ressourcenorientierte Haltung gegenüber Menschen mit psychischen Erkrankungen gefördert und Wissen über geeignete Behandlungs- und Diagnostikangebote vermittelt werden. Eine zentrale Botschaft ist hierbei, dass psychische Krisen gut behandelbar sind, und zwar häufig umso besser, je früher sie erkannt werden.

Workshops an Schulen: FRITZ on Tour

Gesundheitsthemen, insbesondere psychische Gesundheit, kommen im Schulunterricht meist kaum vor. Gleichzeitig gibt es ein großes Bedürfnis nach qualifizierten und altersgerecht vermittelten Informationen, weshalb viele Schulen offen sind für externe Angebote, z.B. in Form von Vorträgen, Workshops oder Thementagen.

> JO *»Ich finde, das fehlt in der Schule: ein Fach, in dem man über Themen sprechen kann, die jeden betreffen, wie psychische Gesundheit, gesellschaftlicher Druck, Verunsicherungen. Zum Beispiel hätte ich mir gewünscht, dass ich gewusst hätte, dass es so was wie die FRITZ-Station gibt, so ein Angebot. Es wäre gut, wenn z.B. eine externe Person einmal im Jahr in der Schule vorbeikommt und über solche Themen spricht. Die Drogenbeauftragte, die in die Schule gekommen ist, hat mich sehr beeindruckt. Das war für mich total wichtig. Ich bin deswegen dann bewusst mit Drogen umgegangen.«*

Wir haben als regionales Angebot das Programm »FRITZ on Tour« entwickelt. FRITZ on Tour ist ein präventives Angebot, das sich an Klassen verschiedener Schulformen richtet. Auf Anfragen von Gymnasien, aber auch Berufs- und Fachschulen besuchen wir diese mit einem multiprofessionellen Team, das meistens psychologische, ärztliche, pflegerische und Erfahrungsexpertise versammelt, und versuchen, durch ganztägige Workshops und Vorträge alltagsnahes Wissen zu vermitteln und Aufklärung zu betreiben. Wir sprechen über:

- die Prävention psychischer Erkrankungen,
- die Früherkennung psychischer Krisen,
- Hilfsangebote und Behandlungsmöglichkeiten,
- effektive Strategien zur Selbsthilfe bei leichteren Beschwerden,
- »Erste Hilfe«-Maßnahmen zur Unterstützung von Personen in einer psychischen Krise.

Durch den persönlichen Kontakt mit den Jugendlichen wollen wir Vorurteile gegenüber psychischen Erkrankungen reduzieren und die Inanspruchnahme von Unterstützungsangeboten erleichtern. Wir geben den Jugendlichen und ihren Lehrkräften einen Überblick über verschiedene psychische Erkrankungen und deren Behandlung und stellen die Arbeit in einer psychiatrischen Klinik vor. Durch den Austausch in einer offenen und lockeren Atmosphäre versuchen wir, die Jugendlichen über mögliche Risiken für die psychische Gesundheit aufzuklären – zum Beispiel über Drogen und deren Wirkung im Zusammenhang mit psychischen Erkrankungen. Vor allem aber geht es uns darum, Zuversicht zu vermitteln und aufzuzeigen, wie man gemeinsam Krisen bewältigen und die eigene psychische Gesundheit stärken kann. Wir informieren zudem über Anlaufstellen und das Hilfenetzwerk des Gesundheitssystems, besonders in Berlin.

In Kontakt kommen erleichtern: Einladungen und Wegweiser

Viele Menschen in psychischen Krisen tun sich schwer damit, Kontakt zu Hilfsangeboten aufzunehmen. Die Hemmschwelle ist groß, selbst wenn Anlaufstellen bekannt sind. Gerade bei Angeboten für Menschen, die erstmals psychische Krisen erleben, ist die Senkung dieser Hemmschwelle unverzichtbar.

> **ANNABELLE** *»Erst wollte ich nicht in die Rettungsstelle. Ich wollte erst mal nach Hause und schlafen. Ich war erschöpft. Ich stand vorher ja voll unter Stress, konnte aus Angst nicht schlafen und habe nicht gegessen.«*

Websites und soziale Medien

Onlinemedien sind unbestritten die wichtigste Informationsquelle, gerade für junge Menschen. Vor diesem Hintergrund ist es sinnvoll, auf jeder Klinik-Website Informationen über Angebote für Menschen in psychischen Krisen zur Verfügung zu stellen oder zu verlinken (z.B. www.psychenet.de). Durch ausführliche Darstellungen von bestimmten psychischen Erkrankungen und deren Symptomen in einer klaren und jugendfreundlichen Sprache können Betroffene möglicherweise ihre eigenen Erfahrungen wiedererkennen und sich über passende Behandlungs- und Unterstützungsangebote informieren. Zusätzlich können Social-Media-Plattformen wie Instagram oder Twitter genutzt werden, um sich mit lokalen Angeboten zu vernetzen, auf Veranstaltungen hinzuweisen oder direkt über das Thema seelische Gesundheit aufzuklären. Für unsere Angebote für Menschen mit ersten psychischen Krisen haben wir zwei Websites (https://fritz-am-urban.de; https://soulspace-berlin.de) und einen Instagram-Account eingerichtet. Um den Wiedererkennungswert unserer Angebote zu erhöhen, haben wir sowohl für FRITZ als auch für Soulspace, das im nächsten Abschnitt näher vorgestellt wird, ein modernes und einladend gestaltetes Corporate Design entwickelt, das sich auf Websites, Flyern, Plakaten, Präsentationen und in den Räumen vor Ort wiederfindet. Uns war dabei besonders wichtig, dass die verwendeten Motive nicht stigmatisierend sind und Optimismus und Zuversicht vermitteln.

Flexiblen Erstkontakt ermöglichen

Um jungen Menschen einen möglichst niederschwelligen, wenig stigmatisierten ambulanten Zugang zu Unterstützungsangeboten zu ermöglichen, sollten verschiedene Wege zur Kontaktaufnahme zur Verfügung stehen. Idealerweise gehört dazu eine Krisennummer, die rund um die Uhr besetzt ist. Im Rahmen eines telefonisches Erstkontakts können dann Termine in ambulanten Einrichtungen oder im Notfall auch eine Vorstellung auf einer geeigneten Station angebahnt werden, um frustrierende Erfahrungen, etwa in einer Rettungsstelle, zu vermeiden.

> **MORITZ** *»Es war schrecklich, nicht sofort Hilfe zu bekommen. Es sollte in Rettungsstellen eine zweite Anmeldung für mentale Krankheiten geben. Wo jemand mal sagt: Es wird soundso lange dauern, gehen Sie noch mal raus und holen sich vielleicht einen Kaffee.«*

Bei unseren Angeboten für Menschen in ersten psychischen Krisen besteht jederzeit die Möglichkeit, sich per E-Mail an das Team von FRITZ oder Soulspace zu wenden oder eine Nachricht auf dem Anrufbeantworter zu hinterlassen. Die Einrichtung einer 24-Stunden-Hotline ist innerhalb des aktuellen Finanzierungsmodells bisher nicht umsetzbar.

Der Erstkontakt kann nicht nur direkt über FRITZ oder Soulspace erfolgen, sondern auch über die Psychiatrische Institutsambulanz, andere psychiatrische Stationen, die Rettungsstelle oder die Angehörigengruppe, auf die wir später noch näher eingehen werden (siehe Seite 173 ff.). Neben der bereits beschriebenen Öffentlichkeitsarbeit nach außen ist dabei auch eine gute interne Kommunikation wichtig, um alle Mitarbeitenden über die bestehenden Angebote aufzuklären, sodass Anfragen intern direkt an die richtigen Ansprechpersonen weitergeleitet werden.

Soulspace: Die offene Eingangstür

Soulspace ist ein niederschwelliges, jugendfreundliches, institutionsübergreifendes Früherkennungs- und Interventionszentrum für 15- bis 35-jährige Hilfesuchende mit psychischen Krisen (Bechdolf u. a. 2019). Es wurde 2017 gegründet und ist in einem Gebäude in der Nähe des Vivantes Klinikums Am Urban in Berlin-Kreuzberg angesiedelt.

Soulspace ist ein Zusammenschluss von Kontakt-, Beratungs- und Behandlungsinitiativen unter einem Dach, gemeinsam getragen von der gemeinnützigen Jugendhilfe-Gesellschaft ajb GmbH (Allgemeine Jugendberatung), FRITZ Am Urban und der Klinik für Kinder- und Jugendpsychiatrie des Vivantes Klinikums im Friedrichshain. Soulspace ist Teil eines regionalen Früherkennungs- und Behandlungsnetzwerks mit Schulen, niedergelassenen Leistungserbringern, psychosozialen Kontakt- und Beratungsstellen sowie Angeboten der Suchthilfe. Das multiprofessionelle Team vereint wie im FRITZ sozialarbeiterische, ärztliche, psychologische und pflegerische Kompetenzen. Auch eine Genesungsbegleiterin gehört dazu.

Die Angebote von Soulspace umfassen psychosoziale Beratung, psychiatrische Erst- und Frühdiagnostik (FIT im FRITZ, siehe nächster Abschnitt), Krisenintervention, Genesungsbegleitung, Selbsthilfe, Supported Employment and Education nach dem IPS-Modell sowie psychiatrische und psychotherapeutische Behandlung. Darüber hinaus bestehen Kooperationsmöglichkeiten mit einem Hometreatment-Team des Vivantes Klinikums Am Urban für aufsuchende Diagnostik und Behandlung (siehe Abbildung 24).

Die Kontaktaufnahme mit Soulspace kann nach vorheriger Terminvereinbarung erfolgen oder im Rahmen der wöchentlich stattfindenden Sprechstunde der offenen Tür. Im Erstkontakt versuchen wir, das aktuelle Anliegen zu verstehen und die Unterstützungsmöglichkeiten von Soulspace vorzustellen. Bei Verdacht auf Vorliegen einer psychischen Erkrankung wird den Hilfesuchenden eine psychiatrische Diagnostik durch ärztliche oder psychologische Mitglieder des Soulspace-Teams angeboten. Diese Ersttermine können auf Wunsch anonym und ohne Einlesen der Krankenkassenkarte stattfinden.

Ergeben sich Anhaltspunkte für eine behandlungsbedürftige psychische Erkrankung, können Betroffene durch das Soulspace-Team begleitet werden, bis eine Vermittlung in das Versorgungssystem, z.B. zu Angeboten der Suchthilfe oder der beruflichen Bildung, gelungen ist.

Eine längerfristige psychiatrische Behandlung im Soulspace ist möglich, wenn die Kriterien für die Aufnahme in eine Psychiatrische Institutsambulanz (PIA) erfüllt sind. Dies kann beispielsweise für Menschen mit Erstmanifestation einer psychotischen oder schweren affektiven Störung der Fall sein. Wir bemühen uns auch, ein Behandlungsangebot für Menschen mit einem stark erhöhten Risiko für die Entwicklung einer psychotischen oder bipolaren Störung zu machen. Über die Psychiatrische Institutsambulanz kann in den Räumlichkeiten von Soulspace eine komplexe psychiatrische Behandlung bestehend aus kognitiv-verhaltenstherapeutischer Einzeltherapie, Familienintervention,

Supported Employment, Genesungsbegleitung, Pharmakotherapie und gegebenenfalls Hometreatment angeboten werden. Selbstverständlich können Menschen, die eine Behandlung durch die Psychiatrische Institutsambulanz erhalten, ebenso wie jene, die an andere ambulante Angebote vermittelt wurden, weiterhin psychosoziale Beratung durch die Kontakt- und Beratungsstelle der ajb wahrnehmen und an Gruppenangeboten von Soulspace teilnehmen.

ABBILDUNG 24 Öffentlichkeits-, Antistigma- und Netzwerkarbeit im Soulspace

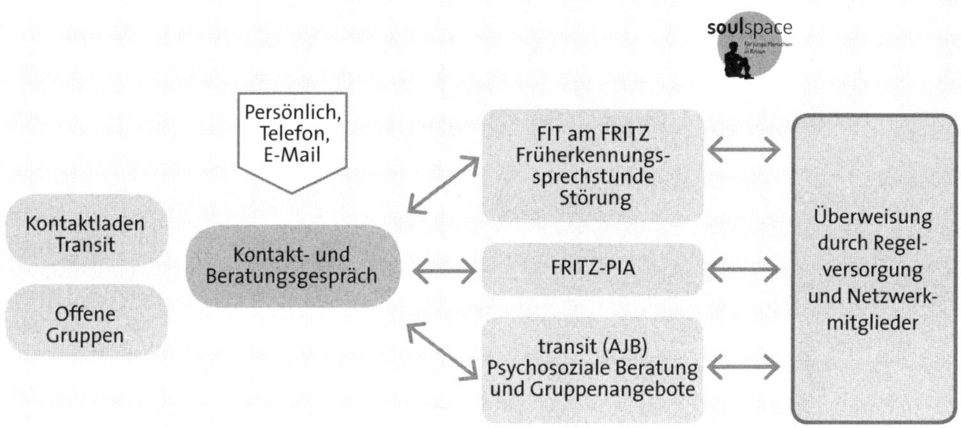

Früherkennungsinitiative FIT im FRITZ

Mit der Früherkennungsinitiative (FIT) im FRITZ gibt es im Soulspace eine offene Sprechstunde für junge Menschen mit beginnenden psychischen Störungen, die sich ohne das Einlesen der Krankenkassenkarte und anonym vorstellen können. Während junge Erwachsene von Mitgliedern des FRITZ-Teams gesehen werden, werden Termine für Jugendliche unter 18 Jahren in Zusammenarbeit mit der Klinik für Kinder- und Jugendpsychiatrie des Vivantes Klinikums im Friedrichshain angeboten.

Junge Menschen stellen sich häufig aus eigenem Antrieb oder auf Initiative ihrer Angehörigen aufgrund akuter oder anhaltender psychischer Beschwerden vor. Andere werden über niedergelassene psychiatrische oder psychotherapeutische Praxen, sozialpsychiatrische Dienste, Beratungsstellen oder Ämter zur Differenzialdiagnostik überwiesen. Im Fall von Anhaltspunkten für die Entwicklung einer psychotischen oder bipolaren Störung wird eine strukturierte Diagnostik zur Erfassung von Ultra-Hochrisiko-Kriterien angeboten. Die Ergebnisse und Einschätzungen werden differenziert mit den Betroffenen und gegebenenfalls ihren Angehörigen besprochen und gemeinsam Behandlungsoptionen erörtert. Beim Vorliegen eines Ultra-Hochrisiko-Status wird eine engmaschige ambulante Weiterbetreuung über die Psychiatrische Institutsambulanz von Soulspace angeboten, um bei Zunahme von Intensität oder Häufigkeit von Symptomen frühzeitig intervenieren zu können. Falls eine manifeste psychische Erkrankung diagnostiziert wird, können Behandlungsoptionen in den verschiedenen Settings von FRITZ angeboten werden. Diese werden im nächsten Abschnitt näher vorgestellt.

In Kontakt bleiben erleichtern

Ein erfolgreicher Erstkontakt über einen der zuvor beschriebenen Wege ist noch kein Garant dafür, dass sich Betroffene für die empfohlenen Behandlungsangebote entscheiden. Ebenso wie die Möglichkeiten des Erstkontakts müssen auch die Behandlungsoptionen flexibel sein, um jeder Person ein individuelles Angebot machen zu können, welches auf ihre Wünsche und Befürchtungen abgestimmt ist. Um es Menschen zu erleichtern, in Kontakt zu bleiben, haben sich flexible Behandlungssettings mit fließenden Übergängen, transparente Kommunikation und ein flexibler Umgang mit Behandlungsbedingungen als hilfreich erwiesen.

Flexible Behandlungssettings

Die strukturellen Rahmenbedingungen, die das deutsche Gesundheitssystem vorgibt, so gut wie möglich an die Bedürfnisse und Erwartungen junger Menschen anzupassen, stellt eine große Herausforderung dar. Wichtige Aspekte wie Behandlungskontinuität, Multiprofessionalität, Niedrigschwelligkeit und settingübergreifende Angebote stoßen an Grenzen angesichts zersplitterter Versorgungsstrukturen, die zum Teil auch noch unterschiedlich finanziert werden. Einige der FRITZ-Komponenten, wie Peerberatung und IPS, sind bisher noch gar nicht Teil des Leistungskatalogs der Kostenträger, was ihre Finanzierung zusätzlich erschwert. Grundsätzlich ist es wünschenswert, dass zu jedem Zeitpunkt der Behandlung allen Betroffenen das optimale Setting ohne bürokratische Hürden oder Wartezeit zur Verfügung steht und dass bei einem Settingwechsel eine personelle Kontinuität des Behandlungsteams möglich ist. Das Therapieangebot sollte sich nicht aufgrund des Settings ändern, sodass die Entscheidung über ambulante, tagesklinische, stationäre oder auch aufsuchende Behandlung zu Hause sich allein nach den Präferenzen und Bedürfnissen von Betroffenen und Angehörigen richten kann.

> **ANNABELLE** *»Ich werde nach der Entlassung regelmäßig eine Ärztin in der Ambulanz sehen, möchte aber auch die Psychosegruppe weiter besuchen und vielleicht ein Jobcoaching machen.«*

Die Erfüllung solcher Wünsche erfordert eine hohe Flexibilität und gleichzeitig eine gute Organisation des Behandlungsteams.
Bisher werden die einzelnen Settings eher aufgrund der Schwere und Art der bestehenden Symptomatik ausgewählt. Dabei bieten sie den Betroffenen individuelle Vor- und Nachteile, die im Einzelnen berücksichtigt werden sollten.
Ambulantes Setting Das ambulante Setting bietet für den Betroffenen den höchsten Grad an Autonomie und Schutz der Privatsphäre. Alltagsroutinen und das soziale Umfeld bleiben erhalten und bieten weiterhin Struktur und Sicherheit. Allerdings erfordert eine ambulante Behandlung auch ein hohes Maß an Organisation und Aufwand. Bei ausgeprägten Symptomen wie Desorganisiertheit, Antriebsminderung oder psychotischen Ängsten ist eine ambulante Behandlung häufig nur mit intensiver Unterstützung des sozialen Umfelds möglich. Außerdem fehlt dem Team die Möglichkeit, die betroffene Person in alltäglichen Situationen zu erleben und zu unterstützen, auch hier ist die Integration des sozialen Umfelds unerlässlich. Eine gute Notfallplanung sowie ausführliche Teambesprechungen, bevorzugt in Anwesenheit von Betroffenen und Angehörigen, sind wichtige Aspekte für eine gelungene ambulante Behandlung.
Aufsuchende Behandlung und Hometreatment Auch aufsuchende Behandlung ermöglicht ein hohes Maß an Autonomie und Mitbestimmung, erlaubt jedoch eine höhere Frequenz von Kontakten mit dem Behandlungsteam. Kontakt und Behandlung können in einem von den Betroffenen gewählten Umfeld stattfinden. Dies ist häufig die eigene Wohnung, kann aber auch ein neutraler Ort sein. Dadurch ist das Behandlungsteam gezwungen, das »eigene Territorium« zu verlassen, was die Asymmetrie der Behandlungssituation verringern kann. Die Einbeziehung der Angehörigen und des sozialen Netzwerks nimmt settingbedingt einen hohen Stellenwert in der Behandlung zu Hause ein (siehe Seite S. 186 ff.).
Aufsuchende Behandlung kann eine Option für Betroffene sein, die Schwierigkeiten mit den Anforderungen einer ambulanten oder tagesklinischen

Behandlung haben (z.B. aufgrund von Desorganisation oder vermindertem Antrieb) und das stationäre Setting als unangenehm oder sogar aversiv erleben. Aufnahmen, die nur erfolgen, weil die notwendige Kontaktfrequenz im Rahmen regulärer ambulanter Behandlungssettings nicht geleistet werden kann, können so vermieden werden. Diese traditionelle Trennung zwischen niedrigfrequenter ambulanter Behandlung auf der einen Seite und intensiver stationärer oder teilstationärer Behandlung auf der anderen Seite wird den Bedürfnissen von Menschen in psychischen Krisen häufig nicht gerecht. Gefordert werden daher seit Langem eine stärkere Vernetzung, die Überwindung sektorenübergreifender Grenzen, mehr aufsuchende Behandlungsformen sowie insgesamt eine höhere Flexibilität in der Versorgung (DGPPN 2019 a; Roick u.a. 2005). Vor diesem Hintergrund wurde im Rahmen des Gesetzes zur Weiterentwicklung der Versorgung und der Vergütung für psychiatrische und psychosomatische Leistungen (PsychVVG) im Jahr 2018 die stationsäquivalente psychiatrische Behandlung als neue Krankenhausleistung für psychisch Kranke eingeführt (§ 115d SGB V). Diese ist definiert als Krankenhausbehandlung im häuslichen Umfeld der Betroffenen, die durch mobile multiprofessionelle Behandlungsteams erbracht wird und der vollstationären Behandlung hinsichtlich Inhalten, Flexibilität und Komplexität entspricht. Durch stationsersetzende Behandlungen können stationäre Wiederaufnahmen und Behandlungsabbrüche reduziert und die Behandlungszufriedenheit erhöht werden (DGPPN 2019 a).

Tagesklinisches Setting Die tagesklinische Behandlung fördert durch den Verbleib im häuslichen Umfeld ebenfalls die Aufrechterhaltung von Autonomie, Alltagsroutinen und Kontakt mit dem sozialen Umfeld. Gleichzeitig profitieren Betroffene bei dem mehrstündigen Aufenthalt von Gruppenangeboten, bei denen sie in Kontakt mit anderen Betroffenen treten können. Anders als bei ambulanter Teilnahme an einzelnen Gruppenangeboten beinhaltet die tagesklinische Behandlung auch alltagsstrukturierende Elemente und Freiräume, in denen ein Austausch mit dem Behandlungsteam und anderen Betroffenen möglich ist. Voraussetzung ist, dass Betroffene die täglichen Wege bewältigen können und dass das Behandlungsteam Anforderungen und Therapiepläne an die Betroffenen anpasst.

Stationäres Setting Das stationäre Setting bietet ein hohes Maß an Struktur und Sicherheit und jederzeit Ansprechpersonen. Durch die Abgabe von Aufgaben an das Behandlungsteam (z.B. Alltagsstrukturierung, Motivation zur Teilnahme an Therapieangeboten, gegebenenfalls Vermeidung von Gefahrensituationen) können Betroffene und ihr soziales Umfeld entlastet werden.

ANNABELLE *»Als meine Schwester vorgeschlagen hat, in die Rettungsstelle zu fahren, hatte ich erst mal Angst. Ich dachte ja, das Krankenhaus steckt auch mit denen unter einer Decke. Im Krankenhaus habe ich mich dann aber erst mal richtig sicher gefühlt.«*

Der Aufenthalt in einer Gemeinschaft mit anderen Betroffenen kann helfen, die eigene Symptomatik als weniger verstörend und stigmatisierend zu erleben. Allerdings bedeutet eine stationäre Behandlung immer einen Abbruch der gewohnten Alltagsroutinen und sozialen Kontakte und erfordert eine erhebliche Anpassungsleistung durch die Betroffenen. Abhängig von den Gegebenheiten kommt es zu einem Verlust von Rückzugsmöglichkeiten und Privatsphäre. Daher ist es wichtig, auch bei stationärer Behandlung eine hohe Flexibilität des Settings anzustreben, indem beispielsweise auf starre Regeln verzichtet wird.

Das Behandlungsteam sollte das gesamte Setting aus Sicht der Betroffenen betrachten und hinterfragen, wie sich diese Umgebung auf sie auswirkt. Alternativ kann man Außenstehende um ihre Eindrücke und Einschätzungen bitten. Anschließend können Veränderungen erarbeitet werden.

Unabhängig vom Setting ist eine angenehme, offene und wertschätzende Atmosphäre unbedingte Voraussetzung für ein gelungenes Kontakt- und Behandlungsangebot. Um Ängste und Distanzen zu minimieren, empfiehlt es sich, auf Dienstkleidung und Arztkittel zu verzichten, wobei selbstverständlich gut sichtbare Namensschilder zur Identifizierung notwendig bleiben. Die Integration von alltäglichen gemeinsamen Tätigkeiten wie Kochen und Spielen schafft eine möglichst alltagsnahe »normalisierende« Atmosphäre und bietet Möglichkeiten für ungezwungene Interaktion zwischen Betroffenen und Behandlungsteam. Auch Einrichtung und Möbel sollten so wenig wie möglich »Klinikatmosphäre« verbreiten. Dazu tragen auch Möglichkeiten zur altersgerechten Freizeitgestaltung bei. Tischtennis, Tischfußball, Spielekonsolen, Musikinstrumente und Brettspiele bieten gute Möglichkeiten, auch außerhalb des therapeutischen Gruppenprogramms soziale Interaktion und Aktivität zu fördern, und können außerdem vom Behandlungsteam für Beziehungsaufbau und -arbeit genutzt werden.

Übergänge zwischen Behandlungssettings flexibel gestalten
Unverbindliche Kontakte zur Information und Beratung sollten ermöglicht werden, indem z.B. eine Besichtigung der stationären oder tagesklinischen Räume in Begleitung einer Vertrauensperson angeboten wird.
Hindernisse wie bürokratische Hürden oder starre organisatorische Regeln sind zu vermeiden. Wenn gewünscht und erforderlich, sollte z.B. eine unverzügliche stationäre oder tagesklinische Aufnahme möglich sein.
Auch kurzfristige Entlassungs- und Wiederaufnahmewünsche werden möglichst flexibel und bedingungslos erfüllt, um Beziehungsabbrüche zu vermeiden.

Das Behandlungsteam sollte die Autonomie der Betroffenen stärken und ihre Entscheidungen respektieren. Dabei sollte deutlich werden, dass die Ablehnung oder der Abbruch von Behandlung nicht den Abbruch von Kontakt und Beziehung zum Team zur Folge haben muss. Im Umgang mit Ambivalenz oder Ablehnung ist es wichtig, keinen Druck aufzubauen oder mit negativen Konsequenzen zu drohen. Besser ist es, Vorteile, Nachteile, Konsequenzen und Alternativen ausführlich und empathisch mit der betroffenen Person gemeinsam zu erarbeiten, wenn möglich unter Einbeziehung der Angehörigen. Es muss unbedingt vermieden werden, dass Betroffene den Wechsel in ein intensiveres Setting als Niederlage oder Scheitern erleben.

MATVEY L., ein junger Mann mit erstmaligen Beziehungs- und Größenideen, ist ausgesprochen ambivalent im Hinblick auf eine Behandlung dieser Symptome, da er sie als etwas Besonderes erlebt. Obwohl er dem Behandlungsteam zustimmt, dass es sich wahrscheinlich um eine psychotische Episode handelt, hat er gleichzeitig den Eindruck, dass sich für ihn die einmalige Möglichkeit ergibt, eine höhere Wahrheit über unsere menschliche Existenz zu erkennen. Matvey lehnt eine Medikation ab und entscheidet sich nach einigen Tagen, die FRITZ-Station zu verlassen. Er ist jedoch bereit, weiterhin ambulante Termine bei seiner von der Station vertrauten Ärztin wahrzunehmen, um mit jemandem über seine Gedanken sprechen zu können.
In den nächsten Wochen führen die Wahnideen zu zunehmenden Konflikten mit seiner Familie und Matvey bemerkt, dass es ihm schwerfällt, sich auf sein Studium zu konzentrieren. Gemeinsam mit seiner Familie und der ambulanten Behandlerin entscheidet er sich schließlich für eine erneute Aufnahme und den Versuch einer Medikation. Nach Abschluss der

stationären Behandlung nimmt Matvey weiterhin regelmäßig ambulante Termine bei seiner Ärztin wahr, setzt sein Studium fort und erlebt ein vollständiges Abklingen der Psychose.

Flexibler Umgang miteinander und Vermeidung starrer »Regeln«

Regeln sind vor allem im stationären und tagesklinischen Setting ein heikles Thema. Selbstverständlich sind grundsätzliche Regeln im Miteinander und im therapeutischen Rahmen notwendig, allerdings sollten diese sinnvoll, nachvollziehbar und angemessen sein. Vermeidung von Gewalt, ein respektvoller und rücksichtsvoller Umgang miteinander, Respekt vor Privatsphäre und Vertraulichkeit sind nicht verhandelbar. Einschränkungen bestehen vor allem dort, wo der Schutz anderer gewährleistet sein muss, so sind z.B. sexuelle Handlungen, Alkohol und Drogen und das Fotografieren und Filmen auf der Station nicht erlaubt.

Bei jungen Menschen mit Psychosen sind bei der Festlegung von weiteren Regeln für die Behandlung und das Setting vor allem zwei Aspekte entscheidend: zum einen der Entwicklungsstand und zum anderen die Einschränkungen durch die Krankheitssymptome. Beide haben Einfluss auf das Ausmaß möglicher Autonomie und Eigenverantwortung. Bei Minderjährigen kommen noch die Beschränkungen des Jugendschutzes hinzu. Daher macht es wenig Sinn, einen großen und starren Regelkatalog zu erstellen. Regeln und Bedingungen sollten individuell erarbeitet und festgelegt werden. Und die Regeln und der Umgang mit Regelverstößen sollten die Weiterführung der Therapie nicht erschweren oder gar unmöglich machen. Auch müssen die Auswirkungen auf andere stets berücksichtigt werden. Das gilt für Ausgangs- und Besuchsregelungen, Therapieteilnahme und Substanzkonsum.

JO *»Es war mir total wichtig, rauszugehen und dass man die Freiheiten hat, sich auch noch mit Freunden treffen zu können.«*

Viele junge Menschen konsumieren Alkohol, Tabak oder andere Substanzen. Im Zusammenhang mit ersten psychotischen Episoden spielt oft der Konsum von Cannabis eine Rolle. Da das in Cannabis enthaltene THC einen negativen Einfluss auf den Krankheitsverlauf psychotischer Erkrankungen haben kann, ist eine Abstinenz wünschens- und erstrebenswert. Allerdings ist die Abstinenz oder auch nur die Motivation zur Abstinenz keine grundsätzliche

Voraussetzung für eine Behandlung. Wie bei körperlichen Erkrankungen infolge von Substanzkonsum auch, haben Betroffene das Recht, ein Behandlungsangebot für ihre psychotischen Symptome (oder andere psychische Erkrankungen) zu erhalten, auch wenn eine Suchttherapie abgelehnt wird. Ein Abbruch der Behandlung vonseiten des Behandlungsteams aufgrund eines fortgesetzten Substanzkonsums ist selten zielführend. Viele Betroffene können den Zusammenhang zwischen psychotischer Erkrankung und Substanzkonsum nicht herstellen und erleben durch den Konsum eine kurzfristige Entlastung und Symptomlinderung. Es ist die Aufgabe des Behandlungsteams, mögliche Zusammenhänge zwischen Psychose und Substanzkonsum gemeinsam mit den Betroffenen zu erarbeiten und Ansätze einer Veränderungsmotivation zu fördern. Dies kann sowohl in Einzelkontakten als auch in Gruppenangeboten stattfinden.

Problematisch wird Substanzkonsum während der Behandlung dann, wenn Substanzen dadurch für andere Betroffene verfügbar werden. Handel und Weitergabe von Drogen und gemeinsamer Konsum werden daher nicht toleriert.

Langfristig in Kontakt bleiben

Eine kontinuierliche Behandlung bzw. Begleitung von Betroffenen über einen längeren Zeitraum auch nach vollständigem Abklingen einer ersten psychotischen Episode ist erstrebenswert. So können nicht nur mögliche Warnzeichen für ein Rezidiv früh erkannt werden, sondern auch das verzögerte Auftreten einer Depression oder posttraumatischen Belastungsstörung infolge der psychotischen Episode.

Im Rahmen regelmäßiger ambulanter Termine können zudem mögliche Risikosituationen wie Veränderungen der Lebenssituation identifiziert werden, sodass z.B. vorübergehend mit einer höheren Kontaktfrequenz gegengesteuert werden kann. Das Risiko einer Wiedererkrankung kann insbesondere im Kontext einer Medikamentenreduktion oder des vollständigen Ausschleichens eines Antipsychotikums ansteigen. Selbst mehrere Jahre nach einer einzelnen psychotischen Episode und trotz dauerhafter Stabilisierung auf einer relativ niedrigen Dosis steigt nach Absetzen einer antipsychotischen Medikation leider das Risiko einer erneuten psychotischen Episode (Mayoral-van Son u. a. 2016). So empfiehlt die S3-Leitlinie Schizophrenie bei Ersterkrankung regelmäßige Termine mit dem Behandlungsteam für mindestens zwei Jahre nach Absetzen eines Antipsychotikums (DGPPN 2019 b).

Während einige junge Menschen die Möglichkeit längerfristiger Begleitung dankbar annehmen, wünschen sich andere eher eine Rückkehr zu einem Leben ohne regelmäßige psychiatrische Kontakte, die mit der Erinnerung an eine schwierige Episode ihres Lebens verbunden sind. Trotz aller Anstrengungen berichten auch gut etablierte Frühinterventionsprogramme über Abbruchraten von 18–25 % (Conus u. a. 2010). Risikofaktoren hierfür sind unter anderem fehlender Kontakt zur Familie und fortgesetzter Substanzkonsum.
Um es den Betroffenen zu erleichtern, den Kontakt zum Behandlungsteam aufrechtzuerhalten, können sehr verschiedene Aspekte wichtig sein. Zunächst sollte bedacht werden, dass in der Wahrnehmung der Betroffenen eine Fortsetzung der Behandlung als stigmatisierend und belastend empfunden werden kann und der Selbstwahrnehmung als »gesund und normal« entgegenwirkt. Daher kann es zu einer Ablehnung regelmäßiger Kontakte mit ärztlichen Mitarbeitenden kommen. Häufig fällt die weitere Begleitung durch andere therapeutische Berufsgruppen in diesen Fällen leichter. Vor allem die gemeinsame Arbeit an funktionellen Zielen wie Arbeit und Ausbildung, soziale Interaktion und Autonomieentwicklung bietet eine gute Grundlage für eine langfristige Begleitung. Dies setzt die frühe Involvierung von Sozialarbeit, IPS und Psychotherapie voraus.
Für das Behandlungsteam ergibt sich im Umgang mit Kontaktabbrüchen ein Balanceakt zwischen Fürsorge und Engagement einerseits, um den Kontakt wiederherzustellen, und Respekt und Zurückhaltung andererseits, um nicht übergriffig zu werden. Ein frühzeitiges Ansprechen der Thematik ist hilfreich, um die individuelle Strategie richtig wählen zu können. Zusätzlich ist entscheidend, dass auch die Wiederaufnahme des Kontakts nach einem Abbruch positiv konnotiert wird. Betroffene sollten sich stets willkommen und akzeptiert fühlen.

Chancen der Einzelkontakte

Einzelkontakte ermöglichen einen individuellen Zugang zur Erlebenswelt von Menschen mit Psychosen. Manchmal ist es für die Betroffenen leichter, sich mit nur einem Menschen auseinanderzusetzen, und manchmal einfacher, in der Gruppe »zu verschwinden«.
Auch für Behandelnde ist der Einzelkontakt mit einem sich nicht immer verständlich äußernden und möglicherweise hoch angespannten Menschen etwas Besonderes, und dieser Einzelkontakt ist eben manchmal auch erst möglich, wenn alle Beteiligten sich ausreichend sicher fühlen.
Zur Regelbehandlung gehören psychotherapeutische und ärztliche Einzelgespräche, aber nicht immer sind es diese Berufsgruppen, die den ersten Zugang herstellen. Das In-Kontakt-Kommen kann auf ganz vielfältige Art und Weise und über verschiedene Teammitglieder geschehen. Dafür ist es vielleicht selbstverständlich, aber nichtsdestotrotz immer wieder erwähnenswert, wie wichtig eine gute und offene Atmosphäre im Team ist, die es den einzelnen Mitgliedern ermöglicht, sich mit ihren individuellen Eigenheiten einzubringen. Das kann die Begegnung an der Kaffeekanne sein, wo der Pflegekraft die schönen Ohrringe auffallen, oder das gemeinsame Durchwachen einer schlaflosen Nacht. Das ist aber auch nicht selten der IPS-Coach, weil die Rückkehr an die Uni oder an den Arbeitsplatz für viele der jungen Menschen im FRITZ sehr wichtig ist.
Einen besonderen Stellenwert haben die Genesungsbegleitenden: Sie helfen, Misstrauen gegenüber dem Hilfesystem abzubauen und eventuelle negative Vorerfahrungen zu bearbeiten. Grundsätzlich verbindet sich mit dem Einsatz von Genesungsbegleitenden die Hoffnung, schlechte Erfahrungen im Erstkontakt mit dem psychiatrischen System zu minimieren.

MOIRA L. wird im Rahmen der StäB-Behandlung zu Hause besucht. Im Gespräch der Oberärztin und der Psychologin mit der Familie kommt zur Sprache, dass über allen die große Angst schwebt, mit der Erstdiagnose »Psychose« sei das Leben der Tochter »im Grunde vorbei«. Mutter und Tochter haben viele Bücher gelesen, in denen tragische Schicksale von sozialer Isolation, Diskriminierung und Obdachlosigkeit beschrieben werden. Sie fragen, ob es denn nicht auch positive Beispiele gibt. Gleich für den nächsten Tag wird der Besuch der Genesungsbegleiterin vereinbart.

Nicht zu unterschätzen ist auch die Unterstützung der Genesungsbegleiterin bei der Navigation im Gesundheitssystem und der Erarbeitung von Vorsorgeinstrumenten (Krisenpass, Behandlungsvereinbarung, Patientenverfügung u. a.). Bei Letzterem kommt der Genesungsbegleiterin oft die Rolle der Vermittlerin zwischen Betroffenen und Behandelnden zu (Easter u.a 2017).

> EMILY G. steht kurz vor der Entlassung und möchte gerne eine Psychotherapie machen, hat aber Sorge, dass das nicht klappt. »Oh Gott, was ich erlebt habe, als ich eine Psychotherapie gesucht habe – es ist zum Teil absurd!«, sagt die Genesungsbegleiterin zu der schüchternen jungen Frau. »Hier, das ist mein Spickzettel für Telefonate mit Therapeuten, und nimm ja nicht die Erste, nur, weil sie einen Platz hat. Du musst dich bei der wohlfühlen!«

Bei Peers ist oft die Hemmschwelle niedriger, man spricht eben tatsächlich auf Augenhöhe und nicht mit den »Profis«, wobei es natürlich auch Menschen gibt, die nur den »Profis« vertrauen.
Auf den folgenden Seiten gehen wir auf die Chancen der Einzelkontakte bei den einzelnen Behandlungsfokussen ein. Neben allgemeinen Beziehungsaspekten werden die Besonderheiten der unterschiedlichen Professionen und Rollen im Behandlungsteam näher beleuchtet, um zu zeigen, welche große Chance in der Multiprofessionalität liegt, insbesondere in nicht sofort verstehbaren Situationen. Durch das Spektrum an unterschiedlichen Professionen, aber auch Charakteren in einem Team ergibt sich ein Blumenstrauß an Kontaktmöglichkeiten, unabhängig vom aktuellen Fokus. Die Vielfalt der Beispiele möchte außerdem Mut machen, sich auf individuelle Behandlungspfade einzulassen.

Psychotherapeutisches Arbeiten

Für die Erarbeitung gemeinsamer Erklärungs- und Lösungsmodelle hat die psychotherapeutische Arbeit einen besonders hohen Stellenwert.
Einzelgespräche bieten eine Chance, die Symptome für alle an der Behandlung Beteiligten besser verstehbar zu machen und somit die individuelle Therapie bedarfsorientiert gestalten zu können. Dabei wird unter psychotherapeutischem Arbeiten nicht nur das wöchentliche 50-minütige Einzelgespräch mit einer approbierten Psychotherapeutin verstanden. Gerade vor dem Hintergrund unterschiedlicher Behandlungsfokusse und individueller Zugangswege der Teammitglieder ist jede Arbeit, die einem besseren Zugang zum Verständnis des Erlebens der betroffenen Person schafft, per se therapeutische Arbeit und

kann von verschiedenen Berufsgruppen geleistet werden (siehe das Kapitel »Erste psychotische Episoden verstehen«). Das soll im Folgenden an einigen Beispielen deutlich werden.

Eine der wichtigsten psychotherapeutischen Aufgaben ist, die Symptome als Reaktionen auf etwas zu verstehen und nicht als bloßes »Ausbrechen« der Psychose zu pathologisieren und damit dem psychologischen (Selbst-)Verständnis zu entziehen. Dabei sind die Einzelkontakte in der Regel nicht manualisiert, sondern orientieren sich an allgemeinen Therapieprinzipien.

Es gilt also gemeinsam herauszufinden,

1. was passiert ist,
2. was wann wie verändert hätte werden können und
3. was nicht veränderbar ist und akzeptiert werden muss, um sich gegebenenfalls darauf vorbereiten zu können.

Die Betroffenen befinden sich im Verlauf einer Behandlung in verschiedenen Motivationsstadien, und für die Bewältigung der Krise sind unterschiedliche selbstbilderhaltende Zuschreibungen aktiv. Beispiele: »Dann ist xy passiert und dann konnte ich nicht anders«, »Dann wurden die Stimmen plötzlich lauter und ich bekam Suizidgedanken«, »Dann hat meine Freundin abgesagt und ich musste kiffen«.

Hilfreich sind hier oft klassische verhaltenstherapeutische Situationsanalysen bzw. Bedingungsanalysen, um den Raum zwischen Ereignis und Reaktion zu vergrößern. Dafür ist eine achtsame, wertfreie Grundhaltung und Sprache eine wichtige Voraussetzung.

Durch sehr genaue Situationsanalysen erweitert sich nach und nach das Störungsverständnis sowohl des Teams als auch der Betroffenen. Es entstehen individuelle Störungsmodelle, die dann die Grundlage für die gemeinsame Festlegung individueller Therapieziele bilden.

Eine Krise sollte immer von mindestens zwei Seiten aus betrachtet werden (vgl. Abbildung 25): Zum einem wird man fragen: Was waren Anfälligkeiten, Auslöser und aufrechterhaltende bzw. verschlimmernde Faktoren? Zum anderen sollte jedoch auch der Frage Raum gegeben werden, was gut gelaufen ist bzw. was zum Abklingen der Krise beigetragen hat.

Selbst bei starkem Misstrauen und Bedrohungserleben kann die Frage gestellt werden, wie es jemand geschafft hat, sich trotzdem für eine Kontaktaufnahme zu entscheiden. Doch Achtung Falle: Es geht hierbei nicht um ein bedingungsloses Loben – das durchschauen Betroffene sowieso in den meisten Fällen –, sondern um die Anerkennung des Leides und der Kraft, derer es bedarf, so etwas zu erleben und zu überleben, bei gleichzeitigem Ausloten möglicher innerer und äußerer Ressourcen und Handlungsmöglichkeiten. Damit wird auch einem fatalistischen Krisenverständnis entgegengewirkt.

Die zwei Krisenfokusse

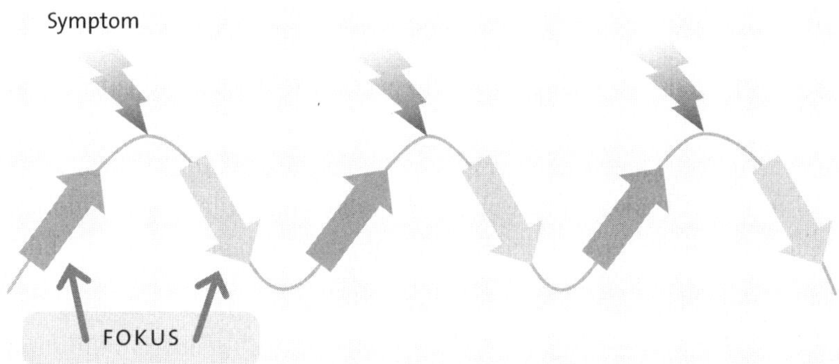

Wichtig ist es hierbei, die Zuschreibungen der Betroffenen im Blick zu haben: Wo gibt sich jemand selbst die Schuld (negative interne Attribution), wo erlebt jemand hilfloses Ausgeliefertsein (negative externale Attribution; vgl. Heider 1958)? Hilfreich kann es sein, auch nach den Sichtweisen wichtiger Bezugspersonen zu fragen und danach, was diesen Hoffnung macht.
Ziel der stationären Einzeltherapie ist es gerade bei Erstmanifestationen, das psychotische Erleben einer psychologischen Neugier zugänglich zu machen und einen positiven Vorgeschmack auf die Möglichkeiten psychotherapeutischer Behandlung zu geben. Es ist kapazitäts- und systembedingt leider nicht möglich, immer eine psychotherapeutische Behandlungskontinuität über die verschiedenen Phasen herzustellen. Mit unseren verschiedenen Behandlungssettings und multiprofessionellen Angeboten versuchen wir, dem so gut wie möglich entgegenzuwirken.

Fokus 1: Vertrauen aufbauen, Orientierung geben und Motivation fördern

ABBILDUNG 26 Beziehungsgeschehen in Fokus 1

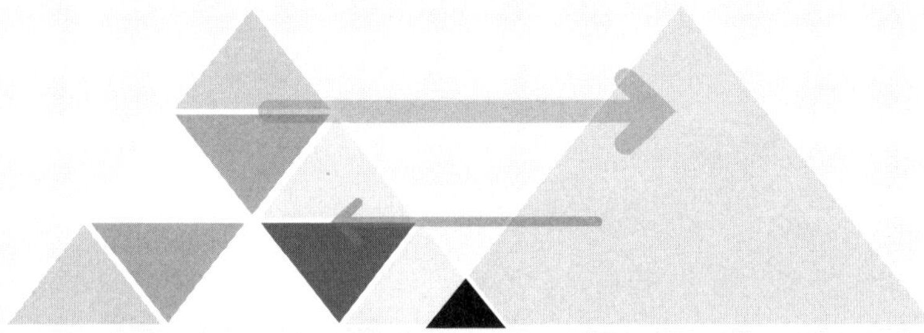

Team bewegt sich auf die Betroffenen zu, macht Angebote, lädt ein, versucht, Asymmetrie zu verringern

Betroffene nehmen erste fokussierte Angebote an

Zunächst geht es noch nicht um Veränderung, sondern um das Verstehen der vorrangigen Probleme und deren Folgen für die Möglichkeit, mit anderen in Kontakt zu treten. Besonders schwierig wird es, wenn das Misstrauen so tief sitzt, dass gar keine Gesprächsbereitschaft besteht, oder wenn das Misstrauen gerade dem Behandlungsteam gegenüber stark ausgeprägt ist.

Hauptintervention im Fokus 1 ist daher das Entwickeln eines echten eigenen Interesses am Gegenüber. Es geht hier (noch) nicht darum, Betroffene dazu anzuhalten, konkrete Ziele zu formulieren, sondern neugierig und offen zu sein und Vertrauen aufzubauen.

> **SOZIALARBEITER der FRITZ-STATION** *»Vertrauen aufbauen, das ist meine professionelle Aufgabe, und das bedeutet manchmal eben, manche auf dem Flur auch noch ein drittes und viertes Mal anzusprechen, ohne Erwartungen. Es ist okay, wenn wir erst mal »nur« kickern … bis sie verstanden haben, dass ich was für sie tun kann und will. Der Auftrag muss aber von den Betroffenen kommen, dafür muss erst mal ein Verständnis geschaffen werden.«*

Bewegungstherapie

OLIED D. war als Kind im Fußballverein und verbindet mit Kickern Freude und Spaß. Die Bewegungstherapeutin bietet ihm Übungen mit dem Ball an, um herauszufinden, welche Übungen er noch vom Fußballtraining kennt. Diese Übungen werden wieder aufgegriffen und dem aktuellen Leistungsstand angepasst. Es wird aktivierend und trainingsorientiert gearbeitet, sodass das Vorwissen von Olied D. ihm Sicherheit und Erfolgserlebnisse ermöglicht.

Die Bewegungstherapeutin muss sich individuell, kreativ und flexibel zeigen. Dabei kommt es nicht darauf an, auf welche Art der Bewegung die Betroffenen sich einlassen, Hauptsache, es kommt zu einer körperlichen Tätigkeit bzw. einer Fokussierung auf den Körper, um darauf die Bewegungstherapie aufbauen zu können. Für junge Menschen bietet der E-Sport neue Möglichkeiten zum Anbahnen von Bewegung und Vertrauen.

MARCO Z. und RAFAEL M. spielen immer gemeinsam Fußballspiele auf der Konsole, sie lassen sich darauf ein, ein angeleitetes Aufwärmtraining durchzuführen. Später versuchen sie, sich im Mannschaftssport Fußball einzugliedern, um ihre realen Fähigkeiten zu entdecken.

Der Beziehungsaufbau über E-Sport kann auch von anderen Berufsgruppen genutzt werden, da eine passive Kommunikation trotz Fokus auf dem Spiel möglich ist. Im Spiel wandeln sich die Rollen »betroffen« versus »therapierend« zu »Spieler 1« und »Spieler 2«. Nebenbei wird punktuelle Augenhöhe hergestellt.

PETER T. spielt via Konsole gegen seinen Psychologen. Dieser erfährt ganz nebenbei mehr über ihn, ohne dass Peter sich unter Druck gesetzt fühlt und das Gespräch als therapeutisch sieht, da der Fokus primär auf das Spiel gerichtet ist.

So kann die Bewegungstherapie eine erste vertrauensbildende Maßnahme für das gesamte Behandlungsteam sein, da hier den Betroffenen gezeigt wird, dass sie nicht nur als Patienten mit akuter Symptomatik gesehen, sondern als Menschen mit Vorlieben und Ressourcen anerkannt werden. Die gesetzten Grenzen werden respektiert und dennoch wird eine Veränderung erreicht.

IPS

In der Hierarchie der Anliegen junger Menschen stehen Ausbildung und Beruf sehr weit oben, oft sind auch Probleme in diesem Bereich Mitauslöser für Krisen. Mit einem Kontaktangebot, in dem es explizit um die berufliche Zukunft trotz oder mit der Erfahrung einer psychischen Krise geht, bieten sich oft Möglichkeiten, auch mit psychiatrieskeptischen Menschen ins Gespräch zu kommen.

Die Betroffenen selbst haben oft eine viel breitere Vorstellung von Recovery als die Behandelnden. Diese subjektiven Recoveryziele stützen sich nicht nur auf eine reine Symptomremission, sondern vor allem auf die Verbesserung der subjektiven Lebensqualität und Funktionalität. Soziale und berufliche Teilhabe sind dabei zentral.

LINDA M. befindet sich zum Zeitpunkt ihrer stationären Aufnahme in der Schlussphase ihres Masterstudiums. Sie leidet an einer massiven Schreibblockade, Schlafstörungen und nihilistischen Vorstellungen; sie sagt, sie habe aufgehört zu existieren. Am meisten leidet sie unter ihrer Schreibblockade, weil sie Angst hat, ihre Masterarbeit nicht abschließen zu können. Deshalb wird zunächst der Kontakt zum IPS hergestellt, da das der einzige gemeinsame Fokus ist, auf den sie sich einlassen kann. Über ihre psychotische Symptomatik zu sprechen, ist zu diesem Zeitpunkt nicht möglich.

Über die IPS-Coachin wird ein Zugang möglich. Linda beschreibt im Rahmen einer Standortanalyse ihre aktuelle Studiensituation und schildert ihre Problemlage. Sie nimm sich selbst als eine Versagerin wahr, die nicht genug tut.

Lindas Selbstwahrnehmung als nicht leistungsfähig wird zunächst nicht infrage gestellt, obwohl die Coachin angesichts ihres Alters mehr als beeindruckt ist von ihrer Publikationsliste. Es gilt aber zu akzeptieren, dass das bisher Erreichte Linda keine Sicherheit gibt. Ihr Leistungsanspruch ist enorm; Pausen, Schlaf und Urlaub erlebte sie nur in Verbindung mit Gefühlen von Rastlosigkeit und Schuld, und zuweilen untersagte sie sich das Essen und Trinken. Jede an sie herangetragene Aufgabe erscheint ihr existenziell, sodass sie fortwährend mit äußerst anspruchsvollen, komplexen Aufgaben mitunter gleichzeitig und bis zum völligen Zusammenbruch jonglierte.

Ergotherapie

DANIEL P. kommt von der geschützten Station und ist deutlich depressiv. Das bringt mit sich, dass Konzentration und Auffassung eingeschränkt sind. In der Ergotherapie hat er bislang nur Misserfolge erlebt, er hat große Schwierigkeiten in der Koordination und Feinmotorik, ist verlangsamt in der Bewegung, nimmt Planungs- und Umsetzungsdefizite wahr und entwickelt ein negatives Selbstbild. Symbolhaft dafür steht eine tatsächlich etwas unförmige Tasse aus Ton, die er von der geschützten Station mitgebracht hat. Diese bietet die Möglichkeit des Kennenlernens für die Ergotherapeutin, die ihn auf seinem Zimmer besucht und die Tasse bemerkt.
Die wesentliche Intervention besteht hier zunächst in der Validierung des vermeintlichen Misserfolgs, im Aufnehmen und Annehmen der Hoffnungslosigkeit. Die Ergotherapeutin sagt nur, dass sie sich freut, dass Daniel die Tasse noch nicht zerstört hat, denn das könne man ja immer noch machen. Es ist wichtig, hier nicht sofort neue Vorhaben anzubieten.
Dann war doch ein vorsichtiger Beginn mit neuem Tonstück möglich, und die alte Tasse konnte somit unbeabsichtigt als Baseline-Messinstrument für neue Werkstücke dienen, als objektiver Beweis der verbesserten Fertigkeit und Konzentration.

Die Initiative geht von der Therapeutin aus: Validierung, Bitte um Erhalt des alten Werkstücks, Angebot, ein neues zu beginnen, mit einer inneren Haltung von Respekt gegenüber der Hoffnungslosigkeit und geringen Selbstwirksamkeitserwartung. Der geteilte Fokus war im Material zu finden – Ton fasst sich gut an und lässt sich formen – und noch nicht in einer geteilten Realität: Die Veränderungshoffnung war deutlich größer aufseiten der Ergotherapeutin als aufseiten von Daniel P.

Fokus 2: Gemeinsame Anliegen finden

ABBILDUNG 27 Beziehungsgeschehen in Fokus 2

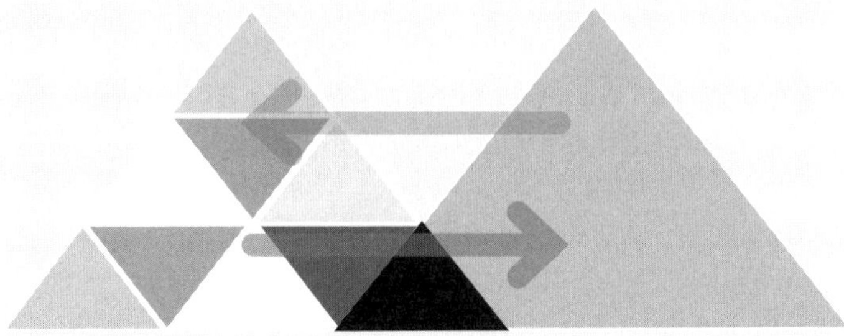

- Gemeinsame Anliegen werden identifiziert
- Anteil der geteilten Realität nimmt zu
- Initiativen gehen zunehmend von beiden Seiten aus
- Verantwortung wird teilweise geteilt, Asymmetrie verringert sich

Die Begriffe »Anliegen« und »Ziele« werden in der Therapie häufig synonym benutzt. Obgleich die Auseinandersetzung mit den Therapiezielen Betroffener ein zentraler Aspekt der gemeinsamen Arbeit ist, sollte bedacht werden, dass Ziele nur eine mögliche Variante eines Behandlungsanliegens sind (siehe Abbildung 28).

Abstrakt formuliert sind Therapieziele mentale Repräsentationen zukünftiger Zustände, die durch die Therapie erreicht werden sollen, wobei zwischen den Therapiezielen Betroffener, Angehöriger, des Behandlungsteams und den gemeinsam ausgehandelten Therapiezielen unterschieden werden sollte (Berking 2004). Dabei liegt die Betonung auf dem gemeinsamen Aushandlungsprozess als Dreh- und Angelpunkt der therapeutischen Arbeit, es geht also weder um eine paternalistische Haltung noch um eine bedingungslose Übernahme aller Ziel- und Lösungsideen von Betroffenen oder Angehörigen (Kanfer u. a. 2012).

Das Behandlungsteam sollte sich dabei immer vor Augen halten, dass es Mut erfordert, Ziele zu formulieren, denn in der Zielsetzung verbirgt sich auch immer die Möglichkeit zu scheitern. Deshalb ist eine gemeinsame Zielfindung ein immanenter Teil der Beziehungsarbeit, womöglich auch ein Indikator für die Beziehungsqualität.

ABBILDUNG 28 Unterschiedliche Varianten von Anliegen

Vorhaben	Konkrete Verabredungen mit sich selbst oder anderen markieren Teilschritte auf dem Weg zum Ziel.
Ziele	Wenn Ziele nicht erreicht werden, entstehen Versagens-, Scham- und Schuldgefühle. Diese nicht erleben zu wollen gehört zu den wichtigsten Vermeidungszielen und kann in der Motivhierarchie an oberster Stelle stehen.
Wünsche	Immer berechtigt, aber wenig willentlich beeinflussbar, geben Wünsche Hinweise auf Bedürfnisse. Wünsche richten sich an das Außen, an andere Personen. Bei Nichterfüllung von Wünschen kommt es zu Trauer und Enttäuschung, diese verlangen andere Copingstrategien als der Umgang mit Scham und Schuld.
Werte	Oft diffus und nicht immer im Bewusstsein, sind Werte bei jungen Menschen noch im Werden begriffen, geprägt von Gesellschaft, Eltern, Peers. Für das eigene Leben gewählte Orientierungen werden durch Verhaltensmuster und emotionale Aktivierungen repräsentiert. Bei Wertekonflikten kommt es zu Selbstwert- und Identitätsbedrohung.

Die Herausforderung in der Zielformulierung und Motivationsarbeit liegt oft in den unterschiedlichen subjektiven Problemkonstruktionen: Was ist der Ausgangspunkt, was das Ziel und wie der Weg dorthin? Erstes Ziel einer gemeinsamen Behandlungsplanung ist also die Erreichung möglichst großer Übereinstimmungen über alle drei Aspekte bei gleichzeitiger Anerkennung von Grenzen und nicht Teilbarem.

Typische psychosoziale Behandlungsanliegen junger Menschen wie der Wunsch nach Arbeit und Ausbildung, Beziehungen und sozialen Kontakten und selbstständigem Wohnen sind berechtigte Ziele und Wünsche, aber noch keine Therapieziele im engeren Sinn. Die Aufgabe besteht darin, die individuellen Anliegen so zu übersetzen, dass daraus annehmbare, spezifische, messbare, realistische und begrenzte Aufträge an die professionellen Helfer entstehen.

SMART-Goals

S »spezifisch«, konkret

M »messbar«

A »angemessen umsetzbar«

R »realistisch« und »ressourcengestützt« – Ist das Ziel mit den zur Verfügung stehenden Mitteln erreichbar?

T »time-limited«, »zeitlich begrenzt« – Was kann in welchem Setting erreicht und geleistet werden?

Keiner kann in die Zukunft schauen, und die Erstmanifestation von psychotischen Symptomen erschwert den Blick nach vorn zusätzlich. Es geht also nicht in erster Linie darum, realistische Zukunftsszenarien zu entwerfen, die dann Punkt für Punkt abgearbeitet werden können, sondern darum, sich überhaupt zu erlauben, in die ungewisse Zukunft zu blicken.

Aus der Akzeptanz der Ungewissheit ergibt sich auch die Möglichkeit, zunächst unrealistisch erscheinende Ziele anzunehmen und beispielsweise entsprechend den SMART-Kriterien zu analysieren und weiterzuentwickeln.

Pflege

MOLLY G. muss sich um den Erhalt der Welt kümmern, dafür will sie ins Tierheim fahren, um mit der Rettung der Tiere zu beginnen. Wie genau das funktionieren kann, wissen zu diesem Zeitpunkt weder sie noch die Krankenpflegerin, mit der sie dieses Vorhaben bespricht. Es werden zunächst Zwischenziele formuliert: rechtzeitig aufstehen und sich allein im öffentlichen Nahverkehr bewegen.

Das letzte Ziel wird noch mit zwei Unterzielen konkretisiert: Umgang mit zu vielen Eindrücken lernen und sich selbst beruhigen können.

Aus der Vielzahl der Ziele ergibt sich dann der Schluss, dass der Ausflug wohl nicht gleich am nächsten Tag stattfinden kann und erst mal ein Gespräch mit der Ärztin über eine schützende Medikation gegen die vielen Reize im ÖPNV sinnvoll ist sowie ein Gespräch mit einer Kollegin aus dem Frühdienst, die Molly beim Aufstehen unterstützen und den Besuch der Achtsamkeits- und der MKT-Gruppe (Metakognitives Training) organisieren kann.

Ergotherapie

KARL P. formuliert erste Veränderungswünsche: Er möchte seinen Antrieb verbessern, um mehr soziale Kontakte leben zu können. Damit verbunden ist der noch nicht explizit verbalisierbare Wunsch nach einer romantischen Liebesbeziehung.
Fragen und Vorschläge von Karl und der Therapeutin nehmen ungefähr gleich viel Raum ein. Es wird mit der Erfassung von Interessen (Interessencheckliste) und Formulierung erster konkreter Vorhaben begonnen: Den Antrieb zu steigern ginge z.B. gut durch Bewegung. Es werden also Spaziergänge mit anderen Betroffenen vereinbart, damit lassen sich die Wünsche nach mehr sozialen Kontakten und Bewegung gleich auch realisieren.

RAFINA S. entdeckt über das Material ihre Gefühle: »Ich traue mich nicht, mit Ton zu arbeiten«, sagt sie mit Blick auf ein Stück von einer anderen Betroffenen, welches sie im Regal bemerkt hat. Nach einigen Wochen fragt sie vorsichtig: »Meinen Sie, ich kann es mit Ton versuchen?« Das endet in wochenlanger Vertiefung in ein Selbstporträt, wobei das innere Bild von sich immer klarer wird.
Die Arbeit mit dem Ton wird erst begonnen, als Rafina S. von sich aus den Wunsch äußert. Die Validierung der Klarheit des inneren Bildes auf der einen Seite ermöglicht dann über die gleichzeitig auftretende Unzufriedenheit mit dem noch nicht fertigen äußeren Bild den Übergang zu Behandlungsfokus 3, in der die Zusammenarbeit mit der Psychotherapeutin der Station zunehmend wichtiger wird.

Fokus 3: Krisen verstehen und Verantwortung teilen

Der Fokus 3 entspricht im Grunde den klassischen Richtlinientherapien. Viele Manuale setzen erst hier an, und eigentlich alle empirisch geprüften Interventionen können zur Anwendung kommen. Es geht um die eigentliche Arbeit an und mit den Symptomen. Dabei entsteht eine gemeinsame Vorstellung von den Zusammenhängen, die zu den Symptomen beitragen. Es wird deutlich, warum welche Themen wie bearbeitet werden sollten, und die Verantwortung für Fortschritte in der Behandlung wird nun geteilt. Der Schwerpunkt verschiebt sich deutlich vom Verstehen zur Veränderung.

Verhaltenstherapeutisch gesehen findet hier der Übergang vom Problemraum in den Lösungsraum statt. Je nach Fallkonzeption können individuelle Therapiehierarchien erarbeitet werden. In dieser Phase kann es je nach Vorlieben der Therapeuten und der Betroffenen zu einem eher manualisierten Vorgehen kommen. Zum Glück gibt es inzwischen verschiedene, nicht nur verhaltenstherapeutische Behandlungsansätze für die Psychosentherapie. Es wächst auch das Verständnis, dass Psychoseerfahrungen nicht notwendigerweise ein Ausschlusskriterium für verschiedene therapeutische Behandlungsansätze für komorbide Störungen sind.

ABBILDUNG 29 **Beziehungsgeschehen in Fokus 3**

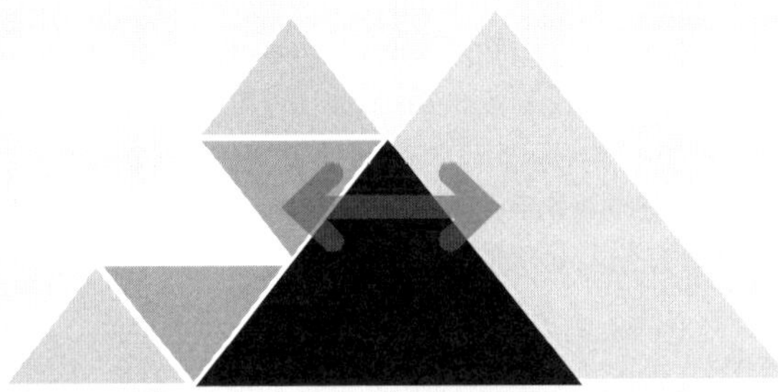

- »Making sense of psychosis« meint: ein gemeinsames Erklärungsmodell erarbeiten
- Hoher Anteil gemeinsamer Realität
- Verantwortung wird nun geteilt, partizipative Therapieplanung und Formulierung von Teilzielen

Einzelpsychotherapie

MASCHA O. verstummt plötzlich, zieht die Augen zusammen, weicht dem Blickkontakt aus.

Beobachtbar ist zunächst nur der veränderte Gesichtsausdruck und die verlangsamte Antwortlatenz. Es erfordert eine besondere Achtsamkeit des Gegenübers, diese Veränderung zu bemerken und anzusprechen. Die Intervention besteht zunächst darin, das gemeinsam Erlebte in dieser Situation zu thematisieren und gemeinsam einen Zusammenhang herzustellen zwischen dem unmittelbaren Stressor (z.B. ein konkretes Ereignis in der

Einzeltherapie oder die Anwesenheit vieler Menschen in der U-Bahn) und der Symptomausprägung. Hierbei können Mikro- und Makroanalysen nach dem bekannten SORK-Schema (Situation, Organismus, Reaktion, Konsequenz) helfen.

MIKRONANALYSE 1

KONKRETES SYMPTOM: Steigende Anspannung, beginnendes Misstrauen
SITUATION: Explorationssituation der Aufnahmesituation, als Mascha O. ihren Gesichtsausdruck plötzlich verändert
ORGANISMUS: Anspannung, erhöhte Durchlässigkeit, Schlafentzug, Angst, Misstrauen
REAKTION: Wahrnehmung von Gesicht und Sprache der Therapeutin verändern sich, das Gesicht wird zur Fratze, die Sprache wird undeutlich
EMOTION: Angst und Misstrauen steigen
KOGNITION: »Ich bin verrückt«, »Was passiert hier?«
PHYSIOLOGIE: Herzrate erhöht sich, Schultern sind angespannt, Schweißausbruch
VERHALTEN: Aus dem Blickkontakt gehen, bewusstes Abwägen der Worte, damit niemand etwas bemerkt
KONSEQUENZ: Inhaltliche Verständigung fällt schwerer, Gespräch reißt ab
Wir stellen gemeinsam fest, dass dieses Symptom auch in anderen Situationen auftritt.

MIKROANALYSE 2

KONKRETES SYMPTOM: Gesichter verzerren sich zu Fratzen
SITUATION: In der vollen U-Bahn
ORGANISMUS: Anspannung, erhöhte Durchlässigkeit, Schlafentzug, Angst, Misstrauen
REAKTION: Gesichter der Mitfahrenden verzerren sich zur Fratze
EMOTION: Angst und Misstrauen steigen
KOGNITION: »Ich bin verrückt«, »Was passiert hier?«
PHYSIOLOGIE: Herzrate erhöht sich, Schultern sind angespannt, Schweißausbruch
VERHALTEN: Wegsehen, Kopf senken
KONSEQUENZ: Bestätigung ihres Krankheitskonzepts, dass mit ihr etwas nicht stimmt, weil sie von Geistern und Fratzen umgeben bleibt

MAKROANALYSE: SEIT WANN IST DAS SO?

SITUATION: Konflikt mit künftigem Doktorvater
ORGANISMUS: frühere Mobbingerfahrungen, geringer Selbstwert, überhöhte Wertigkeit der Doktorarbeit für ihre Lebensplanung
REAKTION:
EMOTION: Versagensängste
KOGNITION: »Wie soll ich das nur schaffen?«, »Mein Lebensplan wird scheitern«
VERHALTEN: »Sich in die Klinik begeben«
PHYSIOLOGIE: Entwicklung von präpsychotischen Symptomen, Schlafstörungen
KONSEQUENZ: Fokus verändert sich von Doktorarbeit und Konflikt mit Doktorvater auf psychische Erkrankung, Krankschreibung

MÖGLICHE INTERVENTIONEN

- Beobachtungsprotokolle zum Verzerren der Gesichter im Laufe des Tages auf der Station
- Eine diagnostische U-Bahn-Fahrt in Begleitung der Genesungsbegleiterin
- Erhöhung der Medikation (entspräche der Vorerfahrung der Patientin im Umgang mit Symptomen)
- Bedarfsmedikation für ÖPNV
- Begleitung nach Hause
- Taxi statt ÖPNV
- Anwendung von Hochanspannungskills in der U-Bahn
- Anwendung von Ablenkungsstrategien in der U-Bahn
- Verschieben der Belastungserprobung

All diese Interventionen stehen zur Auswahl und beinhalten bestimmte langfristige Risiken, die gegen die kurzfristig anstehenden Ziele abzuwägen sind.
Mascha entscheidet sich, zunächst Ablenkungs- und Hochanspannungskills auszuprobieren und deren Auswirkung auf die Gesichtswahrnehmung zunächst im geschützten Rahmen der Einzelstunde zu testen, dann später in kürzeren, wenig frequentierten U-Bahn-Strecken, nicht während des Berufsverkehrs.

Wichtig ist hier, dass die Auswahl der Exposition als nächstem Veränderungsschritt von der Klientin ausgehen muss, dies ist ein wesentliches Merkmal der

Arbeit mit Fokus 3. Die Klientin befindet sich zu Beginn dieser Behandlungsphase noch im Präahnungsstadium. Durch gemeinsame Explorationen und Verhaltensexperimente kann ihre Neugier auf eine Psychotherapie geweckt werden, und so wird eine psychotherapeutische Anschlussbehandlung vereinbart. Die Suche nach ambulanter Psychotherapie gestaltet sich oft schwierig. Deshalb ist die Vernetzung mit ambulant Behandelnden im Bezirk eine wichtige Aufgabe der Sozialarbeit.

Ergotherapie

DANIEL P. ist eine Annäherung an die Auslöser für die psychotische Krise über seine neu entdeckten kreativen Fähigkeiten möglich. In einem Selbstbild als Haus wird deutlich, dass vor Beginn der psychotischen Episode fast alle Säulen seines Selbst gewackelt haben: Arbeitssituation, Wohnsituation, soziale Kontakte und die finanzielle Situation waren prekär. Vor diesem Hintergrund wird auch die aktuell vorherrschende depressive Symptomatik für ihn verständlicher: Er findet dafür das Bild eines schwarzen Königs, der in seinem wackeligen Haus herrscht.
Um den Bewegungsraum zu erweitern, wird über den schwarzen König das Bild des Schachspiels eingeführt. Hier kann Daniel zu seiner ursprünglichen Arbeit mit Ton zurückkehren und er erkennt, dass noch mehr Figuren auf dem Spielfeld stehen, die sich bewegen können.

Das Haus wie das Schachspiel sind gute Metaphern für den Recovery- Grundgedanken – sich bewegen im Rahmen seiner Möglichkeiten – und eine gute Gelegenheit zu reflektieren, welche Sehnsüchte, Ängste, Verletzungen eine Rolle beim Ausbruch der Psychose gespielt haben.

IPS

LINDA M. vereinbart mit ihrem Jobcoach eine Verbesserung ihrer Arbeitsorganisation; als vorrangiges Ziel wird die Fertigstellung ihrer Masterarbeit definiert. Aufgrund der Überfrachtung mit Aufgaben erarbeiten sie eine Wochenstruktur mit einem festen Kontingent an Arbeitsstunden.
Gleichzeitig entwickeln Linda und ihr Coach eine »Prioritätenampel«: Alle Termine, Aufgaben und Anfragen werden daraufhin geprüft, ob sie entweder der Sicherung ihres Lebensunterhalts oder ihrem Studienabschluss dienen (grün) oder ob es sich um unbezahlte, sonstige Aufgaben handelt (rot). Insofern Anfragen und Informationen berufliche Anschlussoptionen

(Stipendien, Doktorandenstellen) berühren, sollten sie zwar bearbeitet, aber nachrangig terminiert (gelb) werden.
Für die Selbstorganisation erweist sich weiterhin eine möglichst fein gegliederte Aufgabenaufteilung (Salamitaktik) als hilfreich, die Linda auf Listen erfasst und in zugewiesenen Zeitfenstern (Pomodorotaktik) bearbeitet. Im Verlauf von circa drei Monaten gelingt es Linda immer besser, die in Fokus 2 erarbeiteten Strategien in ihrem Alltag zu nutzen.
Es bleibt jedoch eine große Unsicherheit bezüglich der Absage ihrer Mitarbeit an zahlreichen wissenschaftlichen Projekten sowie der Abgrenzung von den zuweilen zudringlichen Ansprüchen ihrer Familie, die für ihre wissenschaftliche Arbeit wenig Verständnis und Interesse aufbringt. Hier gibt es einige automatisierte »Rückfälle« in das etablierte Schema immerwährender Verfügbarkeit. In reflektierenden Gesprächen kann Linda die hohen Kosten ihres Verhaltens zu ihren Ungunsten erkennen und ist trotz Widerständen um Abgrenzung bemüht.
Der Zusammenhang zwischen Biografie und Existenzangst kann erst bearbeitet werden, als das Gerüst der Masterarbeit steht, visualisiert ist und ihr die nötige Sicherheit gibt. Es wird dann Thema für eine Einzelpsychotherapie. Dort erkennt sie, dass sie nach der Anerkennung durch Autoritäten strebt. Bleibt diese aus, zerbricht ihr Selbstwert, sie schämt sich ihrer minderwertigen Leistungen und kämpft mit Suizidalität.

Fokus 4: Identität und Autonomie fördern

Häufig steht am Ende einer Akutbehandlung von junger Erwachsenen der Wiedereinstieg in Schule oder Berufsleben, wenn nötig schrittweise und begleitet. So lässt sich überprüfen, ob tatsächlich die Fähigkeit zu einer uneingeschränkten Teilnahme am Alltag erreicht werden konnte.
»Im Verlauf des Genesungsprozesses kann ein Standpunkt gewonnen werden, der eine selbstbestimmte Entscheidung erlaubt, welchen Raum und welche Bedeutung die Psychoseerfahrung in der eigenen Biografie einnehmen soll« (Schlimme & Brückner 2017, S. 18).

ABBILDUNG 30 Beziehungsgeschehen in Fokus 4

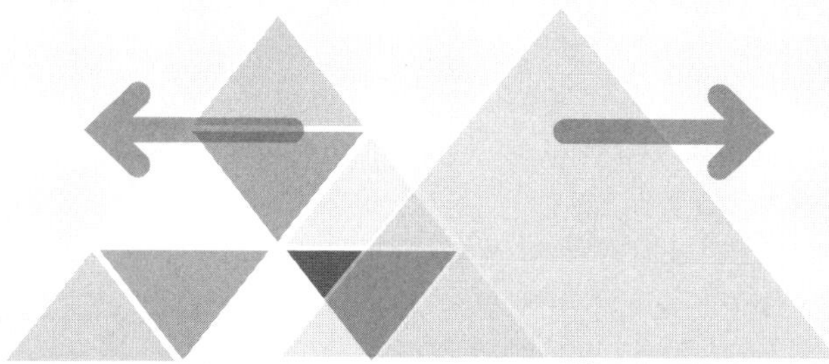

- Arbeit an Zielen außerhalb des psychiatrischen Hilfesystems
- Hoher Anteil an geteilter Realität
- Behandlungsteam versucht, die Autonomie zu stärken und sich überflüssig zu machen

Ziel von Fokus 4 ist die (Wieder-)Aktivierung krankheitsunabhängiger Identitätsansprüche. Hauptaufgabe des therapeutischen Teams ist es, einen sicheren Raum zu schaffen, in dem die Bedeutung der psychotischen Erfahrung für das eigene Leben reflektiert werden kann. Das kann, muss aber nicht notwendigerweise im psychotherapeutischen Setting stattfinden. Oft steht hier die individuelle biografische Arbeit im Fokus. Die therapeutische Herausforderung besteht darin, diesen Prozess zu begleiten und nicht zu einem vordefinierten Endpunkt zu lenken. Dazu braucht man das Grundhandwerkszeug der Psychotherapie: Selbstvertrauen stärken, eine positive Einstellung zu den eigenen Fähigkeiten und Leistungen entwickeln, soziale Kompetenz fördern: das Erleben von Kontaktfähigkeit und den Aufbau eines sozialen Netzes mit positiven Beziehungen. Für all diese Bereiche existiert eine ganze Bandbreite psychotherapeutischer Interventionen aus verschiedenen Schulen, die sehr gut bei Menschen mit Psychoseerfahrungen angewendet werden können. Dem gegenüber steht die Einzigartigkeit der Psychoseerfahrung, also das sozial nicht (mit)teilbare Erleben.

Wege aus der Psychose zu finden bedeutet auch, sich nach und nach aus der Gewissheit der wahnhaften Überzeugung zu lösen und trotzdem das Vertrauen in die eigene Wahrnehmung und Bewertung nicht zu verlieren bzw. wiederaufzubauen. Ist sich das therapeutische Gegenüber jedoch seiner Expertise zu sicher, seiner Überzeugung, über die Natur der Psychose und der Genesung Bescheid zu wissen, kann das tatsächlich diesen Prozess empfindlich stören.

Schlimme und Brückner haben 2017 erstmals den Versuch unternommen, gemeinsam mit Menschen mit Psychoseerfahrungen ein Modell der abklingenden Psychose zu beschreiben. Sie postulieren vier Phasen des Genesungsverlaufs als Orientierung für Betroffene und Begleitende:

1. Wendepunkt,
2. Wahrnehmung und Differenzierung doppelter Realitäten,
3. »Parken« psychotischer Realitäten,
4. zunehmende Integration und neue Interpretation der Psychoseerfahrung.

Dem Modell wertfrei zu begegnen bedeutet, der integrierten psychotischen Erfahrung keinen höheren Wert beizumessen als der »geparkten« psychotischen Realität.

Es kann hilfreich sein, seine eigenen Erfahrungen den Betroffenen zur Verfügung zu stellen: Wie ist mein eigener Umgang mit Ungewissheit? Kenne ich Situationen, in denen ich meinen Sinnen und meinen Gedanken nicht trauen kann? Musste ich mich schon mal von scheinbar unverrückbaren Überzeugungen lösen? Kenne ich Momente des Nichtverstehens und des Nichtverstandenwerdens und wie reagiere ich darauf? Kenne ich das Gefühl von Orientierungslosigkeit in der Welt?

Es geht dabei darum, über die eigenen Erfahrungen den Zugang zur Psycho-logik des psychotischen Erlebens zu erleichtern und gleichzeitig zu verdeutlichen, dass Selbstreflexion und Selbstzweifel etwas universell Menschliches sind und nicht notwendigerweise zu einer existenziellen Bedrohung führen müssen.

In Fokus 4 ist es hilfreich, sich auf der therapeutischen Wippe weit hinten zu verorten, gut im Kontakt und achtsam mit sich selbst, um sich von den Betroffenen führen lassen zu können: »Was ist Ihnen wichtig, heute mit mir zu besprechen?«, »Haben Sie eine Idee, was heute für Sie hilfreich sein könnte?«.

Es kann durchaus zum Wiederauftreten von Symptomen oder präsymptomatischem Erleben kommen. Gerade in dieser Phase der therapeutischen Auseinandersetzung mit dem psychotischen Erleben stellt das eine große Chance dar, diese Symptome in ihrer Funktion und somit auch in ihrem biografischen Zusammenhang zu verstehen.

Pflege

DENIZ S. zeigt sich nach einem raschen und nahezu vollständigen Symptomrückgang unvermittelt besorgt und bedrückt. Als eine Pflegekraft sie vormittags zu einer Gruppe holen will, findet sie die Patientin weinend im Bett. Auf Nachfragen schildert Deniz S. große Sorgen, die Rückkehr in ihren Ausbildungsbetrieb nicht zu schaffen. Es gelinge ihr aktuell ja noch nicht mal, rechtzeitig morgens aufzustehen. Sie sei den ganzen Vormittag müde und müsse sich bereits mittags wieder hinlegen und mehrere Stunden schlafen. Abends finde sie nur sehr schwer zur Ruhe und wache nachts mehrfach auf. Sie könne sich überhaupt nicht vorstellen, wieder arbeiten zu können. Sie fragt, ob die Tagesmüdigkeit Teil der Psychose ist und ob das überhaupt wieder besser wird.
Die Pflegekraft kann Deniz S. beruhigen, indem sie mit ihr darüber spricht, wie empfindlich der Schlaf bei vielen Menschen auf äußere und innere Faktoren reagiert. Sie erzählt, dass sie selbst in fremder Umgebung immer Probleme hat, gut zu schlafen. Dann erläutert sie die Grundzüge der Schlafhygiene, und sie entwickeln gemeinsam eine Strategie für die kommenden Tage, wie sich der Schlaf-wach-Rhythmus normalisieren könnte. Nach circa einer Woche schafft es Deniz S., selbstständig morgens aufzustehen, und verzichtet auf Schlaf während des Tages. Dadurch treten die Schlafstörungen nachts nicht mehr auf. Deniz S. erlebt sich als selbstwirksam und kann die Schlafstörung als unabhängig von der Psychose einordnen.

IPS

LEO K. entwickelt zügig eine für den Coach beeindruckende Selbstständigkeit und Routine. Auch integriert er weitere Aktivitäten, die nicht arbeitsrelevant sind, in seinen Wochenplan, z.B. tägliche Spaziergänge. Nach einem unkomplizierten Bewerbungsprozedere erhält Leo eine Traineestelle in einer jungen Agentur im Logistikwesen, die zudem ein Programm für körperliche und seelische Gesundheit am Arbeitsplatz hat. Die Einarbeitung erfolgt mit einem persönlichen Mentor, wöchentlichen Schulungen und moderat steigender Eigenverantwortung für kleinere Projekte.
Leo besteht die Probezeit und kann gar nicht glauben, so viel Glück zu haben. Seine spontane Selbstoffenbarung während eines Teamausflugs, bereits behandlungsbedürftige depressive Episoden erlebt zu haben, wird von der Teamleiterin wertschätzend und verständnisvoll beantwortet und trübt, entgegen seiner Erwartung, das Verhältnis keineswegs.

Der IPS-Coach bietet Leo an, ihn weiter zu begleiten, sie verabreden, gemeinsam die erste eigene Projektpräsentation vorzubereiten und im Rollenspiel zu testen. Als Leo zu dem vereinbarten Termin nicht erscheint und weder auf Anrufe noch E-Mails reagiert, kontaktiert der Coach das Behandlungsteam, das aber ebenfalls nichts von Leo gehört hat. Schließlich wird er über die Notaufnahme eingeliefert, nachdem er von Anwohnern bewusstlos und, wie die toxikologische Untersuchung zeigt, unter Drogen in einer Grünanlage aufgefunden wurde. Leo hatte sich illegal mit Ketamin versorgt, um sich zu beruhigen. Wie er in den Park gelangt war, konnte er nicht rekonstruieren.

Der IPS-Coach besucht Leo auf der Entwöhnungsstation und formuliert mit ihm eine Nachricht an den Arbeitgeber, die zusammen mit der Liegebescheinigung abgesendet wird, um das junge Arbeitsverhältnis nicht mit unentschuldigten Fehltagen zu gefährden. Leo K. offenbart gegenüber dem Coach große Schamgefühle, derart versagt zu haben, und gerät in die bereits bekannte Gedankenschleife der aussichtslosen Verdammnis. In einem gemeinsamen Gespräch mit dem Coach und der Psychologin der FRITZ-Station kann sich Leo K. auf den Vorschlag einer ambulanten Psychotherapie einlassen, um seine Selbstwertprobleme anzugehen. Der Coach erinnert an die bereits erzielten Erfolge, die bestandene Probezeit und den sozialen Rückhalt, den er in seinem Team erhalten hat.

Mit dem Angebot eines gemeinsamen Gesprächs mit der Vorgesetzten kann sich Leo K. zunächst nicht anfreunden, er ist aber bereit, einen Gesprächsleitfaden zu erarbeiten, in dem er auch sein Unbehagen über die für ihn als Prüfungssituation empfundene Projektpräsentation kommuniziert. Die Vorgesetzte ist mit dem Wunsch nach Arbeitszeitreduktion einverstanden und schlägt eine gemeinsam gehaltene Präsentation vor. Leo performt zwar nicht entsprechend den eigenen Erwartungen, erhält aber Rückmeldungen von Teammitgliedern, die ihm von ihrer Angst, vor Gruppen zu sprechen, berichten.

Bewegungstherapie

Krankheitsunabhängige Identitätsansprüche sind über Sport und Bewegung im Alltag sehr gut umzusetzen. Die Bewegungstherapie ermöglicht den Einstieg in Fitness und sportliche Tätigkeit außerhalb des Krankenhauses. Die Integrierung von regelmäßigem Sport im Alltag wirkt sich positiv auf die Psyche aus und wird allgemeinen empfohlen (NICE 2014). Auf der FRITZ-Station werden

den Betroffenen Zeiträume zu Eigenaktivierung innerhalb des Krankenhauses angeboten, sie können dann z.B. die hauseigenen Sportgeräte nutzen.

YASEMIN E. würde gerne wieder wie früher regelmäßig zum Yoga gehen. Ihr werden folgende Möglichkeiten angeboten:

- Teilnahme an einer neuen Gruppe ambulant oder extern mit Fokus auf psychische Erkrankungen.
- Wiedereingliederung in die bekannte Yogagruppe. Dies birgt allerdings die Gefahr der Überforderung, da ihr Leistungsniveau eventuell reduziert ist und es zu hohe Erwartungen sowohl von den anderen Teilnehmenden als auch von ihr selbst geben könnte.
- Eine neue Yogagruppe besuchen, um einen neuen Identitätsanspruch zu gewährleisten: Dort gibt es keine Erwartungshaltung ihr gegenüber.

Yasemin entscheidet sich für ihre alte Yogagruppe, dort hat sie Freunde, mit denen sie wieder enger in Kontakt treten will. Um eine Überforderung zu vermeiden, beschließt sie, am Anfang nur zweimal die Woche teilzunehmen und die Frequenz später zu steigern.

Chancen der Gruppenangebote

Nicht alle Gruppen sind explizit psychotherapeutischer Form, aber alle Formate sind therapeutisch wirksam.

Wir fassen zunächst die allgemeinen und theoretischen Überlegungen zusammen, die in unsere Gruppenplanungen eingeflossen sind, bevor wir einige spezifische, von uns erprobte Gruppenangebote vorstellen. Grundsätzlich haben wir die Erfahrung gemacht, dass Gruppenkonzepte sich über die Zeit immer weiterentwickeln – auch durch die Nutzenden. Ihren Einbezug erleben wir als sehr hilfreich.

Es gibt keine allgemeingültige Definition für Gruppenpsychotherapie, dafür unterscheiden sich die Herangehensweisen der unterschiedlichen therapeutischen Schulen zu sehr voneinander.

In manchen Gruppenformaten wird Wert darauf gelegt, dass alle Anwesenden über ihre Probleme berichten können und Rückmeldungen von den anderen Gruppenteilnehmenden erhalten. Hierbei wird versucht, die daraus entstehenden Dynamiken in der Gruppe therapeutisch zu nutzen.

In anderen Gruppen wird in jeder Sitzung eine Teilnehmerin ausgesucht, die exemplarisch über ein spezifisches Problem berichtet. Im Laufe der Sitzung werden oft nach einem vorher bestimmten Schema (z.B. Verhaltensanalyse, Rollenspiel) mögliche Lösungen bzw. veränderte Sichtweisen erarbeitet. Dabei wird davon ausgegangen, dass auch die übrigen Gruppenteilnehmenden profitieren, weil so Lernen am Modell möglich wird. Vorher erarbeitete Copingstrategien können an den einzelnen Beispielen sichtbar werden und so einen Transfer bzw. eine Generalisierung fördern.

In einer Trainings- oder Übungsgruppe geht es um die Bewältigung von spezifischen Problemen, z.B. die Verbesserung der Achtsamkeit, der Selbstfürsorgefähigkeit oder der Kommunikationsfähigkeit. Solche Gruppen sind in der Regel verhaltenstherapeutisch orientiert und haben einen klar strukturierten Ablauf mit vorgegebenen Übungen. Diese Gruppen können in der Regel von allen Berufsgruppen angeleitet werden. In besonderen Fällen können diese Gruppen auch selbstangeleitet stattfinden.

In den üblichen psychoedukativen Gruppen werden die Themen in der Regel vorgegeben und eher selten von den Teilnehmenden ausgewählt oder entwickelt. Ziel ist weniger die Informationsvermittlung, sondern eher die Therapiemotivation, vermitteln psychoedukative Gruppen doch theoretische Begründungen für die einzelnen therapeutischen Angebote. So soll es Teilnehmenden ermöglicht werden, nicht nur sich selbst und ihren Zustand besser zu verstehen, sondern auch therapeutische Angebote besser und gezielter für sich zu nutzen und Entscheidungen des therapeutischen Teams besser nachzuvollziehen. Somit bilden psychoedukative Gruppen einen wichtigen Baustein für die geteilte Entscheidungsfindung.

Es gibt klare Hinweise, dass eine zu starke Betonung biologisch orientierter Erklärungsmodelle wenig hilfreich für recoveryorientierte Prozesse ist und zur Übernahme einer Krankheitsidentität führen können (Klimitz 2006; Schmidt 2012).

Wirkfaktoren von Gruppen

Wenn sich mehrere Menschen in einem Raum zusammen aufhalten, ist das noch keine therapeutische Situation. Irvin Yalom (1995) leitete empirisch elf Faktoren ab, die die Wirkmechanismen von Gruppentherapien zu operationalisieren helfen:

Hoffnung Mehrfach haben wir die Pluripotenz erster psychotischer Episoden angesprochen. Der Glaube an sich und die Möglichkeit einer positiven Entwicklung als Voraussetzung für therapeutische Entwicklung kann durch den sozialen Vergleich mit anderen Gruppenmitgliedern geweckt und gestärkt werden. Nicht zu vernachlässigen ist dabei auch die positive Wirkungserwartung des Behandlungsteams.

Erfahrung der Universalität des Leidens Nicht allein zu sein mit seiner Erfahrung, ist ein wichtiges entlastendes Element in der Gruppe. Es erzeugt ein Gefühl der Zugehörigkeit, kann sich positiv auf den Selbstwert auswirken und den negativen Aspekten der Grunderfahrung, »anders zu sein« und nicht dazuzugehören, entgegenwirken. Das kann bei ersten psychotischen Erfahrungen von besonderer Bedeutung sein, sind diese doch oft gekennzeichnet durch ein Gefühl des Nichtverstehens und Nichtverstandenwerdens und damit durch ein existenzielles Exklusionsgefühl.

Informationsvermittlung In Gruppensituationen lassen sich Informationen effizient und effektiv vermitteln. Die individuellen Äußerungen können mit dem eigenen Erleben in vielerlei Hinsicht abgeglichen werden. Den Bezug zum eigenen Erleben herstellen zu können ist ein Schlüsselelement psychoedukativer Interventionen.

Altruismus Über die Zugehörigkeit hinaus ist die Erfahrung, mit seiner bloßen Anwesenheit, mit seiner Erfahrung hilfreich für andere sein zu können, ein wichtiger Baustein für einen positiven Selbstwert und die eigene Wirklichkeitserfahrung.

Korrigierende Rekapitulation des Geschehens in der primären Familiengruppe In Gruppensituationen spiegeln sich oft frühe Beziehungserfahrungen und -muster wieder, auch wenn dies nicht immer explizites Anliegen und Thema der Gruppe ist. Durch das gemeinsame Entdecken dieser Muster und die wertschätzende Bearbeitung können neue Beziehungserfahrungen gemacht werden. Seine Rolle zu finden, sich in verschiedenen Rollen auszuprobieren ist gerade in der Adoleszenz, also in der Phase der Aufgabe einer Identität als zu versorgender Person, von besonderer Bedeutung. Dies kann mit großen, zunächst vielleicht unverständlichen oder unbewussten Ängsten verbunden sein, für die die Entwicklung psychotischer Symptome einen Lösungsversuch darstellen kann.

Entwicklung von sozialer Kompetenz Egal, ob explizit Thema der Gruppe oder nicht – soziale Kompetenzen werden in jedem Gruppensetting direkt und indirekt gefordert und gefördert. Gerade in der brüchigen Ich-Erfahrung der ersten Psychose ist die Unterscheidung zwischen Ich und Wir ein zentrales Moment. Darüber hinaus wird durch die natürliche Vielstimmigkeit in einer Gruppe die Fähigkeit zur kognitiven und emotionalen Perspektivübernahme angeregt und gefördert und somit die Grundlage für Konfliktfähigkeit und weitere soziale Kompetenzen etabliert.

Imitation und Lernen am Modell Gruppen zeigen, dass nicht jede Erfahrung selbst gemacht werden muss. Durch das gegenseitige Beobachten erfolgreicher und dysfunktionaler Verhaltensweisen der anderen Teilnehmenden können stellvertretende Lernerfahrungen gemacht werden. Dabei ist auch zu beachten, dass nicht nur die Teilnehmenden, sondern auch die Gruppenleitenden als Modell dienen.

Interpersonales Lernen In der Gruppe wird interpersonale Kommunikation nicht nur auf der kognitiven Ebene erörtert, sondern auch ganz konkret im Miteinander erlebt. So können Möglichkeiten für wirksame korrigierende Beziehungserfahrungen entstehen.

Gruppenkohäsion »Sie ist das Ergebnis aller Kräfte, die auf alle Gruppenmitglieder so einwirken, dass sie in der Gruppe bleiben wollen« (Yalom 2010, S. 82). Im Grunde kann die Gruppenkohäsion als Äquivalent zur therapeutischen Beziehung im Einzelsetting verstanden werden.

Katharsis Von Grawe (1998) wissen wir, dass die emotionale Aktivierung einer, wenn nicht der entscheidende Wirkfaktor in jeder Psychotherapie ist. Negative Gefühle gehören zu fast jedem Gruppenprozess. Durch die indirekte und manchmal eben auch direkte Be- und Verarbeitung dieser Gefühle kann tatsächliche Veränderung eingeleitet und transferiert werden.

Existenzielle Faktoren In der DBT gibt es das Konzept der »radikalen Akzeptanz«; ähnlich wie auch im Eingangsmantra der Anonymen Alkoholiker geht es darum, sich dem Veränderbaren erst widmen zu können, wenn das Unveränderbare erkannt und akzeptiert ist. Das schließt die Erkenntnis ein, dass viele Gegebenheiten des Lebens willkürlich und ungerecht sind, der individuelle Einfluss begrenzt und gleichzeitig die individuelle Verantwortungsübernahme unumgänglich ist.

Je mehr dieser elf Faktoren in der Therapie realisiert werden können, desto höher ist die Wahrscheinlichkeit für eine positive therapeutische Wirksamkeit.

Bloch und Crouch (1985), Schüler Yaloms, betonen zusätzlich die Bedeutung von Selbstoffenbarungen und Selbstverständnis für gelungene Veränderungsprozesse durch Gruppen. Hinweise fanden sich auch, dass vor allem die Gruppenkohäsion, die Erfahrung der Universalität menschlichen Leidens sowie ein erweitertes Selbstverständnis besonders bedeutsam für positive Gruppenerfahrungen sind (Vlastelica u. a. 2001).

Dies deckt sich mit Ergebnissen aus der Recoveryforschung, die betont, dass das Erleben von lebendigem Austausch, Beteiligung und aktiver Mitgestaltung gleichzeitig Ziel und Voraussetzung für gelungene und hilfreiche Gruppenprozesse ist (Deegan 2002; von Peter u. a. 2019).

Studien zu Therapien für Psychoseerfahrene zeigen, dass Symptomverbesserung, Selbstwertsteigerung und subjektive Therapiefortschritte vor allem mit der Gruppenkohäsion und der induzierten Hoffnung assoziiert sind (Lecomte u. a. 2015).

Phasen der Gruppenarbeit

Nicht alle Wirkfaktoren der Gruppenpsychotherapie können zu jedem Zeitpunkt aktualisiert werden. Um Prozesse während des Gruppengeschehens besser zu verstehen, antizipieren und moderieren zu können, ist es hilfreich, sich immer wieder die typischen Ablaufschemata von Gruppen vor Augen zu halten.

Gruppen folgen in der Regel bestimmten Phasen über den Verlauf der gesamten Therapie und in jeder Sitzung: Anfangsphase (Ankommen), Auseinandersetzungsphase (Gärung und Klärung), Arbeitsphase (Arbeitslust und Produktivität), Abschlussphase (Transfer, Abschluss und Abschied; vgl. LANGMAACK & BRAUNE-KRICKAU 2000). Im Open-Dialogue-Ansatz werden für Netzwerkgespräche ähnliche Ablaufphasen postuliert: Tribalisierung, Polarisierung, Ratlosigkeit, Neuorientierung, Katharsis und Erschöpfung (SEIKKULA & ARNKIL 2007).

Anfangsphase

Auf eine sorgfältig durchgeführte Eingangsrunde kann nicht genug Wert gelegt werden, wird hier doch die Grundlage dafür geschaffen, dass alle Anwesenden für den Inhalt der Gruppensitzung aufnahmebereit sind und eine Kohäsion entstehen kann. Diese Phase benötigt nicht unbedingt viel Zeit. Für viele Gruppen hat es sich als hilfreich erwiesen, ein festes Eingangsritual zu etablieren, um sich gemeinsam auf die Gruppensitzung einzustimmen.

Zu Beginn einer jeden Gruppensitzung sollte noch einmal der Rahmen abgesteckt werden: Je sicherer der Raum für die Gruppenarbeit ist, desto mehr kann in diesem Raum geschehen. Der Beginn einer Gruppensitzung ist fast immer von Ambivalenz geprägt – zwischen dem Bedürfnis, Distanz zu wahren, und dem, Nähe zu suchen; zwischen dem Wunsch, gesehen zu werden, und der Befürchtung, vorgeführt zu werden; zwischen dem Eingeständnis, Anleitung brauchen, und dem Willen, Autonomie zu bewahren.

Nicht immer ist die Motivation gleich ausgeprägt. Gruppen finden zu einem festgelegten Termin statt, der selten auf die individuellen Bedürfnisse abgestimmt werden kann.

Unabhängig von der Art der Gruppe sollten alle Teilnehmenden am Anfang einmal zu Wort kommen, ihre Stimme ausprobieren und gehört werden. Dafür kann man ganz klassisch ein Blitzlicht einsetzen, eine auf die Gruppeninhalte bezogene Frage stellen (z.B. zur Stimmung in der Feel-Good-Gruppe oder zum Konsumverlangen in der Abstinenzgruppe) oder ein Statement zu individuellen Therapiezielen einholen. Das gibt allen Orientierung und der Gruppenleitung die Möglichkeit, frühzeitig zu intervenieren und so zu signalisieren, dass jede Stimme gehört und respektiert wird. Dazu gehört auch, zu sagen, dass es eine Form der Selbstfürsorge sein kann, die Gruppe zu verlassen, wenn es zu viel werden sollte, das Misstrauen zunimmt oder Halluzinationen überhandnehmen.

Es kann normalisierend und entpathologisierend wirken, solche Phänomene zu antizipieren und gemeinsam darauf vorbereitet zu sein. Gleichzeitig wird deutlich gemacht, wie wichtig die Anwesenheit jeder einzelnen Person ist und dass ein offener Umgang mit Symptomen erwünscht ist. Wenn beispielsweise eine Teilnehmerin vorzeitig die Gruppe verlässt oder sich gar nicht am Gruppengeschehen beteiligt, ist es sehr menschlich, dass andere Teilnehmende und auch die Gruppenleitung Fantasien über die Gründe entwickeln. Wichtig ist klarzustellen, dass all diese Fantasien zutreffen können, aber nicht müssen. Möglicherweise hat sich die Teilnehmerin vorgenommen, weniger zu sagen, weil das ihrem aktuellen Therapieziel »Impulskontrolle« entspricht.
Es empfiehlt sich weiterhin, Mitglieder des therapeutischen Teams möglichst gleichberechtigt an der Eingangsrunde zu beteiligen.

Auseinandersetzungsphase

Wird eine offene Atmosphäre geschaffen und gelingt es den Einzelnen, ihre Fragen und Befindlichkeiten zum Ausdruck zu bringen, können dadurch natürlicherweise auch Unterschiede deutlicher zutage treten. Das kann zu Verunsicherung und Konflikten führen. Konflikte sollten als natürlicher Teil eines jeden Gruppenprozesses von den Gruppenleitenden begrüßt und konstruktiv gefördert werden. Tauchen Unstimmigkeiten und Konflikte auf und werden nicht anerkannt und aufgegriffen, besteht die Gefahr, dass sie sich an einer anderen Stelle Raum suchen – oder die Motivation für eine weitere Teilnahme sinkt.
Oft sind es genau diese Momente, welche therapeutisch wertvolle emotionale Erfahrungen und alternative Beziehungserfahrungen schaffen können. Deshalb sollten Gruppenformate möglichst zu zweit angeleitet werden. So können sich die Gruppenleitenden darin unterstützen, niemanden zu übersehen und gleichzeitig auch ihr eigenes Anliegen – oft eben die Vermittlung spezifischer Inhalte – nicht aus den Augen zu verlieren.
Es ist dabei nicht auszuschließen, dass es in solchen Prozessen zum Auftreten von Symptomen kommt. Häufig werden Dinge stark auf die eigene Person bezogen oder Halluzinationen verstärken sich. Es sollte im Voraus geklärt sein, ob und wie damit umgegangen wird. Es können wichtige Informationen für die Einzeltherapie sein; bei manchen Zusammenhängen kann es auch hilfreich für andere, aktuell nicht anwesende Teammitglieder sein, über den Zusammenhang zwischen Symptomverstärkung und bestimmten Konflikten informiert zu sein.

Arbeitsphase

Hier kommen alle Arbeitsblätter und Manualinhalte oder vorher vereinbarte Übungen zur Anwendung. Dabei sei noch einmal betont, dass es in den einzelnen Sitzungen weniger um Vollständigkeit als um den lebendigen, erfahrungsbezogenen Austausch geht. Nur wenn ein Bezug zum eigenen Erleben hergestellt werden kann, können Informationen und Erfahrungen anderer wirksam werden.
Besondere Momente entfalten sich immer dann, wenn Teilnehmende anfangen, ihre eigenen Arbeitsmaterialien zu entwickeln und Vorschläge für weitere Inhalte zu machen. Gerade bei jungen Menschen können bei einem zu direktiven, frontalen Vorgehen Erinnerungen an schulische Situationen geweckt werden und alte Verhaltensmuster auftreten.

Transfer und Abschlussphase

Eingangs wurde vom sicheren Raum der Gruppe gesprochen, der eben auch durch den zeitlichen, sachbezogenen und psychologischen Abschluss der Sitzung markiert wird. In der Schlussphase kann das Bemühen zum Arbeiten auf Augenhöhe gut verdeutlicht werden. Die Gruppenleitung sollte mit ernsthafter Neugier die Frage stellen, was für den Einzelnen an dieser Gruppensitzung wichtig war. So können subjektive Eindrücke noch einmal abgeglichen werden und möglicherweise wichtige Momente reflektiert und rekapituliert werden – und man beugt spekulierenden Nachbesprechungen vor.
Im Idealfall kann der eine oder die andere auch noch mal einen Bezug zur Eingangsrunde herstellen. Hierbei können und sollten sich die Leitenden wieder gleichberechtigt einbringen und möglichst die konstruktiven oder emotionalen Momente würdigen. Wenn sie aufgrund der aktuellen Erfahrung etwas an der nächsten Gruppensitzung ändern wollen, ist dies auch ein guter Zeitpunkt, das zu sagen. Dies stärkt die Wirksamkeitserfahrungen der Teilnehmenden und stärkt insgesamt das Kohäsionsgefühl.

Risiken von Gruppenangeboten

Natürlich kann in einer Gruppentherapie auf spezifische, individuelle Anliegen und Therapieziele der einzelnen Teilnehmenden weniger eingegangen werden als in einer Einzeltherapie. Manchen fällt es schwerer als anderen, sich in

einer Gruppe zu öffnen und aktiv einzubringen. Misstrauen, soziale Ängste und negative Vorerfahrungen können explizit und implizit aktiviert werden. Diese können durch die Gruppe therapeutisch bearbeitet werden, das sollte jedoch explizit vorher so besprochen worden sein. Die therapeutische Herausforderung besteht also darin, Menschen aktiv für die Gruppenteilnahme zu motivieren und keine therapiebehindernde Reaktanz zu erzeugen.
Gerade in der Behandlung von Psychosen kann eine Gruppensituation auch eine Überforderung sein. Es ist eine Situation, in der alle mit vielen physischen und emotionalen Reizen konfrontiert sind, die je nach aktueller Durchlässigkeit mehr oder weniger dysfunktional verarbeitet werden können. Je nach Störungsphase und Therapiefokus können also unterschiedliche Gruppenangebote mehr oder weniger hilfreich sein. Das sollte bei einer gemeinsamen Therapieplanung immer berücksichtigt werden.

Gruppenangebote im klinischen Kontext

Grundsätzlich ist es bei den meisten Angeboten möglich, sie flexibel stationär, teilstationär oder auch ambulant wahrzunehmen, sodass die Teilnahme nicht an den stationären Aufenthalt geknüpft ist. Dabei sind ein paar allgemeine Dinge zu beachten.
Wünschenswerterweise sollte die Gruppenleitung aus verschiedenen Berufsgruppen und Peerberatenden bestehen, sodass ein offener Erfahrungsaustausch begünstigt wird.
Jede Sitzung dauert in der Regel circa 50 Minuten und sollte, wenn möglich, ohne Pause erfolgen. Erfahrungsgemäß gelingt es jedoch nicht immer allen Teilnehmenden, so lange durchzuhalten, sodass schon vorab, bei der Motivierung für die Gruppe und auch zu Beginn jeder Sitzung, darauf hingewiesen werden sollte, dass die Teilnahme freiwillig ist und immer die Möglichkeit einer kurzen Auszeit durch Verlassen der Sitzung besteht.
Die Erfahrungen im Alltag zeigen, dass die Gruppengröße stark variieren kann und eine Größe bis maximal zehn Teilnehmende gute Bedingungen bietet, dass alle zu Wort kommen. Gleichzeit sollte betont werden, dass auch die Möglichkeit besteht, einfach zuzuhören, auch wenn alle herzlich eingeladen sind, ihre Gedanken und Erfahrungen mit der Gruppe zu teilen.
Was das inhaltliche Angebot von Gruppen angeht, sind viele etablierte Gruppenkonzepte, wie das Soziale Kompetenztraining (SKT) oder das Metakognitive Training (MKT), auch für junge Menschen mit ersten psychotischen

Erfahrungen sinnvolle Angebote und gehören natürlich zum FRITZ-Angebot. Die zum Teil spielerischen, erlebnisorientierten und eher krankheitsfernen Therapieformen wie Ergo-, Sport- und Musiktherapie fungieren oft als »Türöffner« zum psychischen Erleben der Betroffenen. Neben Sprache sind Musik, Bewegung, kreatives Gestalten mit verschiedenen Materialien manchmal leichter zugängliche Ausdrucks- und Kommunikationsmittel.
Daneben gibt es jedoch eine Reihe spezifischer Angebote für genau unsere Zielgruppe, die im Folgenden genauer vorgestellt werden. Dabei sei an dieser Stelle herausgestellt, dass sich die Namen der Gruppen auf Vorschlag der Nutzenden immer mal wieder ändern, sie sind also lediglich als Anregung zu verstehen.

Morgen- und Tagesabschlussrunde

Die Pflegenden geben mit diesen Gruppen am Anfang und am Ende eines jeden Tages eine Tagesstruktur vor, die automatisch Alltagstraining impliziert. Sie ermöglicht Fertigkeiten- und Defizitbeobachtung im gemeinsamen Alltag, was eine bedürfnis- und bedarfsorientierte Therapieplanung erst möglich macht. In der täglichen Abendrunde werden die Verantwortung und Verbindlichkeiten für die Mitgestaltung des Stationsalltags gemeinsam besprochen und manchmal auch verhandelt. So müssen z.B. diejenigen, die sich für das Frühstück zuständig erklären, früher aufstehen als die anderen. Diese Rituale des gemeinsamen Tagesbeginns und Tagesausklangs stärken den Zusammenhalt in der Gruppe und vermitteln den Betroffenen das Gefühl, nicht allein zu sein und etwas für sich und andere tun zu können. Oft ist das Verpflichtungsgefühl gegenüber den anderen Betroffenen größer als gegenüber dem therapeutischen Team.

Ressourcenorientierung einmal anders: die FRITZ-Gruppe

In dieser Gruppe bringen vor allem die Pflegenden ihre spezifischen Stärken, Interessen und Ressourcen in den Therapiealltag ein: Sie bieten in ihren jeweiligen Diensten Dinge an, die sie selbst gerne machen und für die sie eine Expertise und Begeisterungsfähigkeit besitzen. Das reicht von Schach, Laufen und Fitness über Alltagstätigkeiten wie Kochen, Backen, Salat machen, gemeinsam Zeitung lesen und über Politik diskutieren bis hin zu kreativen Angeboten wie z.B. die Poesiegruppe.
Diese gemeinsamen Aktivitäten sind zunächst von der Last befreit, therapeutisch zu sein, und sind vielleicht gerade deshalb oft von besonderer

therapeutischer Wirkung. Die jungen Menschen können hier einfach »sein« und werden nicht in erster Linie über ihre Identität als Kranke auf einer psychiatrischen Station oder Träger eines bestimmten Symptoms angesprochen. Dabei werden krankheitsunabhängige Stärken und Schwächen sichtbar, und die Teammitglieder geben sich als Menschen mit unterschiedlichen Talenten, Vorlieben und Abneigungen zu erkennen. Darüber entstehen wertvolle authentische Gesprächs- und Interaktionsmomente, die zum einen einfach Spaß machen und so Hoffnung induzieren, es zum anderen aber auch ermöglichen, sich »gefahrlos« verletzlich zu zeigen.

Feel-Good-Gruppe

Gefühle sind Resultate der unmittelbaren Auseinandersetzung mit der Wirklichkeit, so wie sie aktuell erlebt wird. In einer Psychose sind Wahrnehmungen verändert, sodass Gefühle intensiver wahrgenommen oder gänzlich vermieden werden. Schulenübergreifend besteht Einigkeit darin, dass die psychologische Verbindung zwischen innerem Erleben und emotionaler Reaktion auch in der Psychose nicht aufgehoben ist (Affektlogik). In vielen theoretischen Modellen zur Entstehung von Psychosen und Wahn wird angenommen, dass insbesondere negative emotionale Prozesse die Entstehung und Aufrechterhaltung von Wahn bedingen können (z.B. Garety & Freeman 2013). Genannt werden in diesem Zusammenhang z.B. Grübeln und Sorgen, geringer Selbstwert, Angst und Depressionssymptome sowie Probleme im Umgang mit negativen Gefühlen (Emotionsregulation).

Das Ziel der Feel-Good-Gruppe besteht deshalb darin, den Umgang mit negativen Gefühlen und negativen emotionalen Prozessen zu verbessern. Es geht vor allem darum, Menschen mit ersten Psychoseerfahrungen dabei zu unterstützen, ihre Lebensziele im privaten wie beruflichen Bereich wieder zu fokussieren und besser erreichen zu können, trotz Symptomen (z.B. Stimmen) und negativen Gefühlen. Es geht nicht darum, sich immer gut zu fühlen, sondern vielmehr, gut fühlen zu können, keine Angst vor Gefühlen zu haben, sich und sein Leben über seine Gefühle besser zu verstehen und gestalten zu können.

Die Feel-Good-Gruppe wurde auf der Grundlage von emotionsfokussierten kognitiven Verhaltenstherapiegruppen entwickelt (Mehl & Lincoln 2014), die ihre Wirksamkeit bereits belegen konnten (Mehl u.a. 2021; Lamster u.a. 2018).

Das Vorgespräch

Die Erfahrung einer ersten psychotischen Episode geht oft mit einem erschütterten Glauben einher, dass »normale« Lebensziele, wie unabhängig von den Eltern zu leben, einen Beruf auszuüben oder eine Familie zu gründen, nicht mehr erreichbar sind. Ziel ist es, eine Verknüpfung zwischen Therapiezielen, wie beispielsweise einer besseren Stimmung oder einer regelmäßigen Tagesstruktur, und allgemeinen Lebenszielen herzustellen. Dies erfolgt unter anderem im Vorgespräch.

Die Verknüpfung von persönlichen Wünschen und Zielen mit dem Erlernen von Emotionsregulationstechniken ist auch deshalb von besonderer Bedeutung, weil eine reduzierte Emotionsregulationsfähigkeit auch Symptome wie Wahn und Halluzinationen verstärken kann. Zudem wird über das emotionale Narrativ oft ein Zugang zur psychologischen Bedeutung zunächst unverständlicher Symptome der Psychose möglich. Nicht selten ergibt sich dabei die Möglichkeit, das Auftreten der Symptome mit der Biografie in Verbindung zu bringen und so zu erklären.

Fragt man die Betroffenen ganz offen nach ihren Zielen, kann es passieren, dass diese zunächst wie Hindernisse erscheinen, beispielsweise wird der Wunsch geäußert, länger im Bett bleiben zu können. Die Therapeutin kann in diesem Fall nachfragen, welche Motive sich mit diesem Wunsch verknüpfen: Geht es eher darum, Ruhe zu finden, um für sich zu sein (Annäherungsmotiv), oder sich nicht in Gefahr zu bringen, keine Fehler zu machen, nicht zu scheitern (Vermeidungsmotiv). Frei nach dem Motto: Hinter jedem Wunsch steckt eine Angst und hinter jeder Angst ein Wunsch.

Die Therapeutin fragt daher besser direkt nach den Lebenszielen der Betroffenen. Ideal sind motivierende Ziele, etwa eine eigene Wohnung zu beziehen, eine Weltreise zu machen, berühmt zu werden, eine Beziehung zu haben. Viele Wahninhalte beinhalten den Wunsch oder Auftrag, die soziale Umwelt zu verändern, dass z.B. die Verfolger endlich von einem ablassen mögen. Eine gute Umgangsweise mit einem solchen Ziel wäre es, dieses Ziel ebenfalls in die Zieltreppe (Abbildung 31) aufzunehmen und zu fragen, ob die Person sich noch andere Dinge wünschen würde, wenn die Verfolger sie tatsächlich in Ruhe lassen würden, etwa eine Freundin und eine eigene Wohnung zu finden. Die Zieltreppe wird dann angepasst und alle Ziele werden in die obere Stufe eingetragen.

Ausgehend von den motivierenden Lebenszielen werden dann Zwischenschritte erarbeitet und notiert, die notwendig sind, um die Ziele zu erreichen.

ABBILDUNG 31 Motivierende Lebensziele

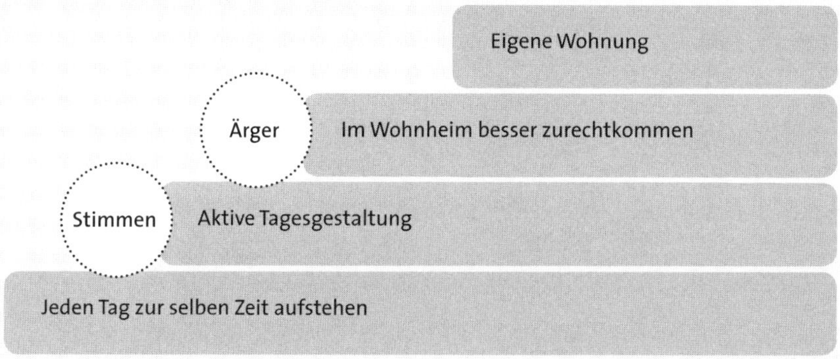

Bei dem Wunsch nach einer eigenen Wohnung wäre es z.B. ein erstes Zwischenziel, jeden Tag selbstständig aufzustehen, da dies eine Voraussetzung für ein selbstständiges Leben in einer eigenen Wohnung ist. Weitere Ziele könnten darin bestehen, an der Konzentrationsfähigkeit zu arbeiten, eine aktive Tagesgestaltung und Tagesstruktur aufzubauen, schließlich einen Wohnheimplatz zu finden und langfristig in eine eigene Wohnung zu ziehen. Hindernisse werden als »Steine« auf den Treppenstufen dargestellt, die überwunden werden können.

Der Gruppenablauf

Die Feel-Good-Gruppe ist ein strukturiertes und zeitlich limitiertes Behandlungsangebot, das auf acht jeweils 50-minütige Sitzungen angelegt ist. Die Teilnehmenden erhalten alle Inhalte als ausgedruckte Arbeitsblätter und nach jeder Sitzung eine kurze Hausaufgabe oder vertiefende Übung (die Arbeitsblätter werden demnächst in einem eigenen Manual publiziert; Mehl u. a. 2021).
Einleitend könnte die Therapeutin in der ersten Sitzung betonen: »In diesem Gruppenangebot soll es darum gehen, zu erkennen, warum Menschen bestimmte Gefühle haben und was diese uns sagen wollen. Ferner geht es um die Erarbeitung allgemeiner und individueller Techniken, die es uns erlauben, gut zu entscheiden, wie wir auf Gefühle reagieren. Ziel ist es, eine Akzeptanz für negative Gefühle zu entwickeln und insgesamt aber auch mehr positive Gefühle zu haben.«

ABBILDUNG 32 Gefühle, ihre Funktion und mögliches Verhalten

Gefühl	Funktion	Verhalten
Angst	Schutz vor Gefahr	Aufmerksamkeitshinwendung, weglaufen, vermeiden
Schuld	Verantwortungsübernahme, Kontrolle	Entschuldigen, wiedergutmachen
Ärger	Eigene Grenzen verdeutlichen, Kräfte mobilisieren	Bekämpfen, entfernen, ablehnen
Traurigkeit	Bedeutung aufzeigen	Rückzug, wenig Aktivität, Abschied nehmen
Ekel	Schutz vor Vergiftung	Wegwerfen, vermeiden, nicht essen
Freude	Verbleiben wollen	Wohlbefinden, Entspannung, soziale Kontakte aufsuchen

In der ersten und zweiten Sitzung werden den Teilnehmenden Informationen über Gefühle vermittelt und anhand persönlicher Situationen der Betroffenen besprochen. Dabei wird auf das Emotionsregulationsmodell von Gross (1998) Bezug genommen und erklärt, welche Einflussmöglichkeiten man selbst auf Gefühle hat und wie man diese verändern kann.

In der vierten Sitzung wird die Strategie der Achtsamkeit mithilfe von Übungen aus der Metakognitiven Therapie vorgestellt (Wells 2009). Dabei werden Imaginationsübungen eingeführt (z.B. die Tigerübung), die allerdings nur maximal fünf Minuten praktiziert werden. In allen weiteren Sitzungen wird dann zu Beginn eine kurze Achtsamkeitsübung durchgeführt.

In der fünften Sitzung werden Strategien vorgestellt, die die allgemeine Anfälligkeit der Teilnehmenden für negative Emotionen reduzieren und deren psychische Widerstandskraft verbessern können, wie z.B. die Aufrechterhaltung einer Tagesstruktur und die Ausübung positiver Aktivitäten.

In der sechsten Sitzung wird der Umgang mit Ärger besprochen und anhand von Beispielsituationen der Teilnehmenden diskutiert, wie sie ihren Ärger reduzieren und mehr Kontrolle darüber erlangen können.

In der siebten Sitzung wird der bessere Umgang mit Scham- und Schuldgefühlen anhand persönlicher Beispiele der Teilnehmenden thematisiert.

In der abschließenden achten Sitzung werden alle Themen noch einmal rekapituliert. Die Teilnehmenden besprechen die Strategien, mit denen sie die besten

Erfahrungen gemacht haben und die sie auch nach der Therapie regelmäßig in ihrem Alltag einsetzen oder trainieren möchten (z.B. Achtsamkeit). Anschließend erstellen sie einen Plan für die nächsten Wochen. Parallel füllen sie einen persönlichen Krisenplan aus, in dem beschrieben ist, was sie unternehmen wollen, wenn es ihnen emotional schlechter gehen sollte.

Fit for Life

Die Kernidee hinter dieser Gruppe beschäftigt sich mit den Fragen: »Wie kann ich meinen Alltag (wieder) allein bewältigen?«, »Wie funktioniert eigentlich ein ›normales‹ erwachsenes Leben?«. Die Teilnahme ist auch ohne ein spezifisches Krankheitskonzept gut möglich. Die Themen betreffen alle jungen Menschen mit Psychoseerfahrungen und begünstigen damit die psychotherapeutische Auseinandersetzung mit den alterstypischen Herausforderungen einer sensiblen Lebensphase

Wiederkehrende Themen sind z.B.: Welche Rolle spielen Ernährung und Bewegung in meinem Alltag? Ist eine Betreuung nicht eine Bevormundung und schränkt mich in meiner Freiheit ein? Betreute Wohnformen, was ist das, wie geht das? Wie finde ich den richtigen Umgang mit Geld? Welche Rolle spielen Medien in meinem Alltag? Was zeichnet eigentlich gute Beziehungen aus? Was ist Liebe?

Der Ablauf ist bewusst nicht manualisiert, sondern findet in Form einer offenen Gesprächsgruppe statt. Im Idealfall werden am Anfang die Anliegen und Fragen aller gehört, und die Teilnehmenden unterstützen sich dann gegenseitig, indem sie ihre eigenen Erfahrungen, Tipps und Tricks teilen.

Immer wieder ergeben sich Diskussionen, bei denen deutlich wird, dass viele Fragen universeller Natur sind und Entwicklungsaufgaben betreffen, mit denen sich alle auseinandersetzen müssen. Dann können auch gezielte Selbstoffenbarungen über eigene Schwierigkeiten beim Erwachsenwerden von therapeutischer Seite entlastend wirken. In anderen Gesprächsrunden geht es um konkrete Informationen, sodass es sich bewährt hat, dass einer der Leitenden unser Sozialarbeiter mit Erfahrungen in der Kinder- und Jugendarbeit ist. Gezielt werden zu spezifischen Themen »Experten« aus dem Team dazu gebeten, z.B. Bewegungstherapeuten zum Thema Ernährung.

Bewältigungsgruppe

Im Kern geht es in der Bewältigungsgruppe um den Umgang mit der Erkrankung und die Integration der Krisenerfahrung in das eigene Selbstbild als »junger, gesunder Mensch«. Die Gruppe ist grundsätzlich als offene Gesprächsgruppe angelegt und bietet viel Raum für Reflexion und Austausch. Sie ist besonders geeignet für junge Menschen, die die »akute« Phase ihrer Krise schon überwunden und Grundzüge eines individuellen Krankheitsmodells entwickelt haben (Fokus 3 & 4). Wiederkehrende Themen sind Stigmatisierungsbefürchtungen: Werde ich jetzt nur noch als »krank« wahrgenommen? Wie spreche ich mit wem über meine Diagnose und meine Krankheitserfahrung? Auch die Zukunft wird in den Blick genommen: Wie geht es nach der Entlassung weiter? Was mache ich, wenn es mir schlecht geht?
Auch hier gibt es bewusst keine vorgefertigten Materialien, weil die Antworten auf diese Fragen immer wieder neu gefunden werden müssen, den individuellen Geschichten und Bedürfnissen der Teilnehmenden entsprechend. In dieser Gruppe hat die Genesungsbegleiterin eine besondere Wirkung. Der Psychotherapeutin kommt hier eher eine moderierende Funktion zu; sie versucht, den Fokus auf die Ressourcen und Bewältigungserfolge zu lenken, ohne negative Gefühle und Ängste zu vermeiden.

Psychosegruppe (PEX)

Diese Gruppe möchte die Expertise der Teilnehmenden stärken. Vor dem Hintergrund der eigenen Krisenerfahrungen und unter Einbezug von psychoedukativen Elementen wird die Psychosegruppe zu einem gemeinsamen Lernraum, in dem verschiedene Aspekte der Krisenerfahrung bearbeitet werden können. Informationen weiterzugeben ist ein wichtiger Bestandteil der Gruppenarbeit, fachliche Erkenntnisse sollen aber nicht dominieren. Es ist es das Ziel, allen Ansichten und Erfahrungen einen Raum zu geben und Akzeptanz dafür zu schaffen. Der Fokus liegt auf dem gemeinsamen Erarbeiten der Informationen und nicht im »Lehren« oder gar »Erziehen«, wie der Begriff Psychoedukation implizieren kann, weswegen wir die Gruppe auch nicht Psychoedukationsgruppe nennen. Letztlich geht es darum, dass eine individuelle Auseinandersetzung mit dem Thema Psychose stattfinden kann, sodass alle Teilnehmenden einen Anstoß für den eigenen Genesungsprozess erhalten.
Als junger Mensch von einer psychischen Krise betroffen zu sein und sich auf einer psychiatrischen Station wiederzufinden, ist eine den Selbstwert erschütternde Erfahrung. Sich als betroffene Person nicht stigmatisiert zu erleben und

bei der Erarbeitung eines positiven Selbstkonzepts unterstützt zu werden, ist ein wichtiges Anliegen dieser Gruppe.

Wissen und Erfahrungen werden reflektiert und emotionale Entlastung durch den Austausch in der Peergruppe erfahren. Darüber hinaus können Modelle zur Verfügung gestellt werden, kritisch diskutiert und deren Vor- und Nachteile abgewogen und besprochen werden. Der Fokus liegt dabei auf dem Verständnis und der Akzeptanz des individuellen Krankheitskonzepts »Psychose« mit der Prämisse: Erfahrung hat Vorrang.

Die Erfahrung zeigt, dass es sinnvoll ist, Betroffenen zu jeder Zeit einen Einstieg in die Gruppe zu ermöglichen und damit auf ein geschlossenes Gruppenkonzept zu verzichten, zumal dies im stationären Setting ohnehin nur begrenzt durchführbar ist. Je nach Thema verwenden wir unterschiedliche Arbeitsblätter aus bereits existierenden Manualen, z.B. von Mehl und Lincoln (2014), Klingberg u. a. (2009); Klingberg und Hesse (2014) sowie die »Blaue Broschüre« von Irre menschlich e.V.

SAM: Substanzen – Abstinenz – Motivation

Dieses Gruppenangebot möchte die Teilnehmenden motivieren, sich mit dem eigenen Substanzkonsum auseinanderzusetzen. Die klinische Erfahrung zeigt, dass bei jungen Menschen mit ersten psychotischen Krisen der regelmäßige Konsum von Cannabis eine große Rolle spielt, aber auch der Konsum von anderen Substanzen wie Amphetamin, Kokain, Ketamin oder LSD.

Auch diese Gruppe versteht sich als gemeinsamer Lernraum, in dem verschiedene Themenkomplexe erarbeitet werden können. Es geht um Konsummuster und mögliche Zusammenhänge mit psychotischen Krisen. Der Fokus der Motivationsgruppe liegt dabei auf der individuellen Auseinandersetzung mit der Frage: »Was bedeutet Substanzkonsum für mich?« Eine motivierende Gesprächsführung ist für die Gruppenarbeit entscheidend, Moralisieren und Argumentieren in Richtung Abstinenz werden dementsprechend vermieden. Der Erfahrungsaustausch innerhalb der Gruppe ermöglicht oft erst eine kritische Auseinandersetzung mit dem eigenen Substanzkonsum.

Die Erfahrung zeigt, dass es sinnvoll ist, diese Gruppe mehrfach in der Woche anzubieten – bei uns geschieht das aktuell drei Mal (vgl. Abbildung 33) –, da die Auseinandersetzung mit dem Substanzkonsum eine große Rolle bei den Betroffenen und auch im Stationsalltag spielt.

ABBILDUNG 33 Der Therapiegruppenplan der FRITZ-Station

Montag	Dienstag	Mittwoch	Donnerstag	Freitag
Morgenrunde	Morgenrunde	Morgenrunde	Morgenrunde	Morgenrunde
Spaziergang	Sport	Spaziergang	Feel Good	Sport
	Garten	Sport	Ergotherapie	Bewältigungs-gruppe
Ergotherapie	Psychosegruppe	Kochen FRITZ-Gruppe	Sport	Kognitives Training
Bewegung	Ergotherapie	Ergotherapie	SKT	FRITZ-Gruppe
SAM	Musik	Fit for Life	MKT	SAM
	Feel Good	SAM		
	Fitness	My Brain	Sport	
Tagesabschluss-runde	Tagesabschluss-runde	Tagesabschluss-runde	Tagesabschluss-runde	Tagesabschluss-runde

Gruppen außerhalb des Klinikkontextes

Von Anfang an und in jeder Behandlungsphase sollte die Gruppenzugehörigkeit außerhalb der Erkrankungsidentität mitgedacht und durchaus auch forciert werden: Welche Sportvereine, Theatergruppen, Sprachkurse, politischen Gruppen, Chöre, Rollenspielgruppen gibt es bereits im Leben der jungen Menschen oder lassen sich finden, in denen krankheitsunabhängige Identitätsaspekte gestärkt werden können?

Hier spielt die Kenntnis der regionalen Angebote eine große Rolle, dabei kann das Team immer wieder auch von den Betroffenen lernen.

Diesen krankheitsfernen Gruppen kommt eine große Bedeutung für die Zeit nach der Entlassung zu und wenn möglich sollten entsprechende Kontakte schon vor der Entlassung angebahnt werden.

Aber auch die Auseinandersetzung mit der eigenen Krisenerfahrung ist zum Zeitpunkt der Entlassung noch nicht abgeschlossen. Hier kann der Besuch von trialogischen Psychoseseminaren und Selbsthilfegruppen empfohlen werden.

Trialogische Psychoseseminare

Das erste trialogische Psychoseseminar entstand 1989 in Hamburg. Heute gibt es sie in fast allen großen deutschen Städten und verschiedenen ländlichen Gegenden (www.trialog-psychoseseminar.de). Psychiatrieerfahrene, Angehörige sowie psychiatrisch Tätige – sie alle sind auf ihre Weise Experten mit ihren ganz eigenen Sichtweisen und Erfahrungen, die hier zur Sprache kommen und gleichberechtigt nebeneinanderstehen. Insbesondere die Begegnung und der Erfahrungsaustausch von Psychoseerfahrenen und Angehörigen ohne gemeinsame Geschichte ermöglicht gegenseitiges Verständnis. Davon profitieren auch psychiatrisch Tätige für ihre berufliche Praxis. Das Bild psychischer Erkrankungen und Krisen erweitert sich, Vorurteile werden hinterfragt. Trialogische Psychoseseminare bieten dafür den denkbar einfachsten Weg: miteinander zu reden und sich gegenseitig zuzuhören.

Inzwischen haben sich trialogische Seminare mit thematischen Schwerpunkten gebildet, z.B. zur Medikamenteneinnahme (in Berlin und Zürich) oder zum Stimmenhören (in Berlin). In Berlin gibt es in fast jedem Bezirk ein eigenes Psychoseseminar; in einigen werden die Themen durch das Moderationsteam und die Teilnehmenden vorher festgelegt, andere sind eher themenoffen, um den Austausch nicht einzuschränken. Laut Thomas Bock (2017), zusammen mit Dorothea Buck »Erfinder« der Psychoseseminare, können trialogische Seminare auf verschiedenen Ebenen eine Wirkung entfalten: Therapie ohne Absicht (Erfahrene), Familientherapie ohne Familie (Angehörige), Dreifach-Supervision ohne Bezahlung (Profis), rechtzeitige Verunsicherung (Studierende).

Selbsthilfegruppen

Das Wesen der Selbsthilfe ist die wechselseitige Hilfe auf der Basis gleicher Erfahrungen sozialer, psychischer und/oder krankheitsbedingter Belastungen. Das Wesen der Selbsthilfe ist das »Sichwiederfinden im anderen« und die mit der Erkenntnis »Ich bin nicht allein« einhergehende Erleichterung.

Selbsthilfegruppen und -organisationen bieten eine Vielzahl an Unterstützungsangeboten. Dies reicht von Broschüren, Beratungsangeboten, Workshops bis hin zur Unterstützung, Behandlung und Förderung in Einrichtungen der Selbsthilfeverbände. Die Angebote unterscheiden sich regional stark und sind auf verschiedenen Ebenen angesiedelt. Es gibt Selbsthilfegruppen vor Ort, aber auch indikationsspezifische, auf bestimmte Krankheitsbilder spezialisierte Landesarbeitsgemeinschaften und Bundesverbände sowie die Dachorganisation der Bundesverbände, die BAG Selbsthilfe. Gerade für junge Menschen mit ersten psychotischen Erfahrungen kann der Gedanke, sich einer Selbsthilfegruppe anzuschließen, abschreckend sein, jedoch gibt es gerade im Bereich sozialer Medien viele Accounts und Foren, in denen sie sich einbringen können (z.B. https://soullala.de/ oder https://locating-your-soul.de/).

Gruppenangebote und Therapiefokus

Alle Gruppen können für alle Fokusse hilfreich sein. Hier sei noch einmal die Bedeutung einer gemeinsamen teamtransparenten Therapieplanung und Ausrichtung des Therapieplans an den individuellen Therapiezielen betont. Dies kann sich in individuell sehr verschiedenen Wochentherapieplänen niederschlagen.

Fokus 1: Vertrauen aufbauen, Orientierung geben und Motivation fördern

FABIAN K., zwanzig Jahre alt, kommt nach einem ersten Vorgespräch auf die FRITZ-Station. Es wurde bereits im Vorgespräch deutlich, dass sein Vater sich große Sorgen um ihn macht. Sein Sohn ziehe sich seit einiger Zeit immer mehr zurück, verlasse kaum noch sein Zimmer, »sei nur noch am Zocken«. Die Freunde aus der Schule sehe er kaum noch und wenn, dann werde meistens gekifft. Aktuell gebe es zudem viele Konflikte zu Hause. Der Vater beschreibt Fabian als wesensverändert.

Fabian selbst berichtet im Aufnahmegespräch einer Pflegekraft und dem Stationsarzt etwas einsilbig, dass »in seinem Kopf viel los« sei, er mache sich viele Gedanken. Auf Nachfrage berichtet Fabian auch von Ängsten, wenn er allein unterwegs sei. Er habe oft den Eindruck, andere Menschen schauen ihn komisch an. Eine Ausbildung oder ein Studium habe er nicht angefangen nach der Schule: »Hat einfach nicht geklappt.« Fabian wünsche sich aber, irgendwann zu arbeiten, ob Ausbildung oder Studium wisse er noch nicht.

Die Pflegekraft bietet Fabian an, doch erst mal auf der Station »anzukommen«. Sie betont, dass Fabian sich auch gegen den Aufenthalt entscheiden kann, sie sich aber freuen würde, wenn er die Angebote erst mal kennenlernen würde, bevor er sich entscheidet. Die FRITZ-Station könnte auch ein Ort sein, an dem er zur Ruhe kommen kann. Die Pflegekraft zeigt Fabian den Wochenplan und erklärt einzelne Angebote nach dem Prinzip »Alles kann, nichts muss«: »Schauen Sie sich einzelne Gruppen doch mal an. Vielleicht haben Sie ja Lust, mal am Spaziergang oder an der Sportgruppe teilzunehmen. Eine andere Option sind kreative Gruppen in der Ergotherapie, dort gibt es die z.B. die Möglichkeit, mit verschiedenen Materialien wie Holz und Ton zu arbeiten. Ich selbst probiere am Freitag in der FRITZ-Gruppe ein neues Pizzarezept aus, ich würde mich sehr freuen, wenn Sie dabei wären – mögen Sie Pizza? Wenn Ihnen irgendwas nicht gefällt oder Sie ›keinen Bock‹ haben, geben Sie mir oder dem Arzt gerne Rückmeldung, dann überlegen wir gemeinsam, was besser für Sie passt.«

ABBILDUNG 34 Therapieplan von Fabian K., 1. Woche

Montag	**Dienstag**	**Mittwoch**	**Donnerstag**	**Freitag**
Morgenrunde	Morgenrunde	Morgenrunde	Morgenrunde	Morgenrunde
Spaziergang	Sport	Spaziergang	Feel Good	
	Garten	Sport	Ergotherapie	
Ergotherapie		Außenaktivität	Sport	
	Garten	Ergotherapie		FRITZ-Gruppe
SAM	Psychosegruppe	Fit for Life	MKT	
	Ergotherapie	SAM	SKT	SAM
	Musik			
	Feel Good			
Tagesabschluss	Tagesabschluss	Tagesabschluss	Tagesabschluss	Tagesabschluss

SASKIA R., 25 Jahre alt, Studentin, kommt auf Anraten ihrer ambulanten Behandlerin nach einem Vorgespräch mit der Stationspsychologin auf die

Station. Das Gespräch mit der aufnehmenden Ärztin ist ihr spürbar unangenehm und sie betont immer wieder, wie groß ihre Angst sei, jetzt als »verrückt zu gelten«. Besonders leide sie darunter, dass ihre Konzentration so eingeschränkt sei. Ob und wie das mit veränderten Wahrnehmungen einhergehe, möchte sie zunächst nicht mitteilen.
Da Saskia eine sportliche, aktive junge Frau mit großer Naturverbundenheit ist, kommen die beiden überein, dass sie zunächst versuchen wird, über Spaziergänge, Sport und Garten Zugang zu anderen Betroffenen, Therapieprogramm und Station zu finden. Die Ärztin stellt sie der Bewegungstherapeutin vor, die gerade zufällig über den Flur läuft.

ABBILDUNG 35 Therapieplan von Saskia R., 1. Woche

Montag	Dienstag	Mittwoch	Donnerstag	Freitag
Morgenrunde	Morgenrunde	Morgenrunde	Morgenrunde	Morgenrunde
Spaziergang		Spaziergang		
		Sport		
Ergotherapie	Sport	Außenaktivität	Sport	
	Garten			FRITZ-Gruppe
	Musik			
Tagesabschluss	Tagesabschluss	Tagesabschluss	Tagesabschluss	Tagesabschluss

Fokus 2: Gemeinsame Anliegen finden

FABIAN K. findet sich langsam in den Stationsalltag ein, versteht sich gut mit seinem Zimmernachbarn und hat vereinzelt an den Gruppenangeboten teilgenommen. »Eigentlich ist es ganz okay hier«, sagt er nach einer Woche. Dem Stationsarzt und der Stationspsychologin steht er noch etwas zurückhaltend gegenüber, zu seiner Bezugspflegekraft hat er jedoch Vertrauen gefasst. Im Einzelgespräch mit ihr kann er sich etwas öffnen, berichtet

mehr über seine Ängste (»ich habe Angst, es passiert mir was«) oder spricht von den lauten Gedanken in seinem Kopf (»ein großes Chaos«). Cannabis habe dann immer geholfen (»hat mich etwas entspannt«), zumindest kurz, meistens waren die Ängste danach aber sogar schlimmer.
Beide kommen überein, dass die Psychosegruppe und die SAM-Gruppe sich am besten mit seinen aktuellen Anliegen decken und er dort auch vielleicht über Vor- und Nachteile des Cannabiskonsums mit anderen diskutieren könne. Die Pflegekraft sagt: »Vielleicht gefällt Ihnen der Austausch in der Gruppe mit den anderen. Einige berichten danach, dass sie sich in den Aussagen der anderen wiederfinden.« Und sie fügt hinzu, in den Gruppen sei auch der Sozialarbeiter dabei, den er gestern beim Kickern geschlagen habe.

ABBILDUNG 36 Therapieplan von Fabian K., 2. Woche

Montag	**Dienstag**	**Mittwoch**	**Donnerstag**	**Freitag**
Morgenrunde	Morgenrunde	Morgenrunde	Morgenrunde	Morgenrunde
Spaziergang				
SAM	Psychosegruppe		MKT	
		SAM		SAM
Tagesabschluss	Tagesabschluss	Tagesabschluss	Tagesabschluss	Tagesabschluss

SASKIA R. ist erstaunt, dass die von außen vergebene Tagesstruktur sie deutlich entlastet und dass die bei Sport und Spaziergang entstehenden Gespräche mit den anderen Betroffenen, aber auch mit den Teammitgliedern ihr Interesse wecken. Sie traue sich jedoch noch nicht, sich selbst einzubringen. Im Einzelgespräch mit ihrer Psychologin wird deutlich, wie groß die Belastung ist, alles mit sich allein auszumachen, und wie schwer es ihr fällt, alle Eindrücke selbst zu sortieren und einzuordnen.
Die Psychologin schlägt Saskia nach zwei Wochen vor, die sportlichen Aktivitäten beizubehalten, da sie ihr dabei helfen, »sich nicht zu verlieren«.

Sie lädt Saskia aber auch ein, in die Psychosegruppe, zum MKT und in die Soziale-Kompetenz-Gruppe zu kommen und zunächst nur zuzuhören. Sie hat die Hoffnung, dass sie erfahren wird, dass Unsicherheiten in sozialen Interaktionen bei vielen auftreten und tatsächlich in Gruppentherapien gut bearbeitet werden können.
Saskia willigt ein. Hilfreich ist für sie, dass die Soziale-Kompetenz-Gruppe von derselben Ergotherapeutin geleitet wird, mit der sie auf den Morgenspaziergängen manchmal plaudert.

ABBILDUNG 37 Therapieplan von Saskia R., 3. Woche

Montag	Dienstag	Mittwoch	Donnerstag	Freitag
Morgenrunde	Morgenrunde	Morgenrunde	Morgenrunde	Morgenrunde
Spaziergang		Spaziergang		
				Bewältigungsgruppe
Ergo	Sport	Sport		
	Garten		SKT	FRITZ-Gruppe
	Psychosegruppe	FRITZ-Gruppe	MKT	
	Musik			
Tagesabschluss	Tagesabschluss	Tagesabschluss	Tagesabschluss	Tagesabschluss

Fokus 3: Krisen verstehen und Verantwortung teilen

FABIAN K. ist bereits drei Wochen auf Station, kann sich in therapeutischen Kontakten besser öffnen und stimmt einem medikamentösen Behandlungsversuch zu. Die berichteten Probleme und Symptome können nun als psychotische Krise besprochen werden. Der Fokus der psychotherapeutischen Einzelgespräche, die er inzwischen mit dem Stationsarzt führt, liegt in der Folge auf der schrittweisen Erarbeitung eines individuellen

Krankheitsmodells. Auch der Zusammenhang mit dem regelmäßigen Cannabiskonsum kann nicht mehr nur mit anderen Betroffenen diskutiert werden, Fabian nimmt inzwischen freiwillig und aktiv an der SAM-Gruppe teil. Dem Gedanken an eine längerfristige Abstinenz steht er aber noch ambivalent gegenüber.

Fabian fühlt sich besser und ist erleichtert, als er erste Ausgänge mit weniger Angst unternimmt. Mit Kopfhörern gelingt es ihm inzwischen sogar wieder, U-Bahn zu fahren (»die Musik lenkt mich gut ab«).

In der Oberarztvisite wird Fabian mehr Eigenverantwortung in Bezug auf die Gruppenangebote zugestanden, das heißt konkret: Er darf sich seinen Therapieplan selbst zusammenstellen. Dafür nutzt er die wöchentlichen Gespräche mit seiner Bezugspflegekraft. Fabian übernimmt von sich aus in den täglichen Morgenrunden mehr Verantwortung für den Stationsalltag, macht aktiv Vorschläge für gemeinsame Unternehmungen – auch weil er sich noch nicht ganz allein raustraut. Diesen »Trick« hat er zusammen mit der Genesungsbegleiterin entwickelt. Fabian entscheidet sich, das MKT, das Soziale-Kompetenz-Training und die Psychosegruppe zu festen Bestandteilen seines Therapieplans zu machen. Er sieht darin und in den psychotherapeutischen Einzelgesprächen eine gute Möglichkeit, die eigene Krise zu reflektieren.

ABBILDUNG 38 Therapieplan von Fabian K., 3.–5. Woche

Montag	**Dienstag**	**Mittwoch**	**Donnerstag**	**Freitag**
Morgenrunde	Morgenrunde	Morgenrunde	Morgenrunde	Morgenrunde
Spaziergang			Feel Good	
SAM	Psychosegruppe		MKT	
		SAM	SKT	SAM
	Feel Good			
Tagesabschluss	Tagesabschluss	Tagesabschluss	Tagesabschluss	Tagesabschluss

SASKIA R.s Vertrauen zu den anderen Betroffenen, zum Team und nicht zuletzt zu sich selbst ist deutlich gewachsen, sie bringt sich aktiv in die einzelnen Gruppen ein und stellt mehr Fragen, an sich und an andere. Auch nutzt sie die einzelnen Gruppenangebote nun anders. In den begleiteten Spaziergängen z.B. sammelt sie verschiedene Wahrnehmungsmomente und versucht, diese von ihren Interpretationen zu trennen – dadurch entstehen beeindruckende Bilder in der Ergotherapie. Mit der Ergotherapeutin entdeckt sie, dass ihre Erfahrungen und die damit verbundenen Gefühlen mit ihren »komischen« Wahrnehmungen zusammenhängen – wie, kann sie in den Therapiegesprächen mit ihrer Psychologin vertiefen. Für die psychologische Einzeltherapie ist es in dieser Phase entlastend, dass sie den Umgang mit Gefühlen in der Gruppe bearbeiten kann, sodass im Einzelsetting mehr Zeit bleibt, ihre Gefühle biografisch zu verorten.

ABBILDUNG 39 Therapieplan von Saskia R., 4.–8. Woche

Montag	**Dienstag**	**Mittwoch**	**Donnerstag**	**Freitag**
Morgenrunde	Morgenrunde	Morgenrunde	Morgenrunde	Morgenrunde
Spaziergang		Spaziergang	Feel Good	
Ergotherapie	Sport	Sport	Ergotherapie	Bewältigungsgruppe
	Garten			
	Psychosegruppe	Fit for Life	MKT	FRITZ-Gruppe
	Musik		SKT	
	Feel Good			
Tagesabschluss	Tagesabschluss	Tagesabschluss	Tagesabschluss	Tagesabschluss

Fokus 4: Identität und Autonomie fördern

FABIAN K. nimmt nur noch unregelmäßig an einzelnen Gruppen teil. Dafür nimmt er Sportkurse und anderen Angebote seines alten Fitnessstudios wieder wahr. Die schrittweise Rückkehr in den »früheren Alltag« wurde von der Bewegungstherapeutin eingeleitet und in Einzelgesprächen von seiner Bezugspflegekraft und dem Stationsarzt begleitet.
Im Rahmen der Entlassplanung wird über die nächsten Behandlungsschritte und die verschiedenen Optionen der tagesklinischen und ambulanten Weiterversorgung gesprochen. Fabian neigt zu Letzterem, er sei »lange genug hier gewesen«. Das Angebot, ab und zu auch von zu Hause aus Gruppenangebote zu besuchen, lehnt Fabian K. zunächst ab, kann sich dann aber doch auf eine ambulante Teilnahme an der Abstinenzgruppe einlassen, weil ihm der Austausch mit den anderen in der Gruppe gefallen hat. Zudem wird ein Folgetermin mit der Bezugspflegekraft und dem behandelnden Arzt auf Station vereinbart, um gemeinsam in 14 Tagen zu prüfen, ob »alles gut gegangen ist« und um den Aufenthalt nachzubesprechen.

SASKIA R. verbringt die letzte Phase ihrer Behandlung im tagesklinischen Setting. Es ist ihr wichtig, sich darin zu üben, sich selbst zu strukturieren. Sie nimmt die Therapiegruppen auf der Station weiter wahr und beginnt gleichzeitig, sich wieder rauszuwagen. Hatte sie am Anfang noch Angst, verrückt zu sein, fragt sie sich nun, ob sie schon wieder »normal« genug ist.
Saskia besucht erstmalig ein trialogisches Psychoseseminar – vorsichtshalber in einem anderen Bezirk. Auch meldet sich wieder in ihrem alten Yogastudio an und besucht eine Vorlesung an ihrer Universität. Anfangs ist es ihr noch wichtig, diese neuen Erfahrungen in den Gesprächsgruppen und im Einzelsetting zu besprechen, aber nach und nach hat sie immer weniger »Bock« auf die Klinik. Die Psychotherapeutin, die Ergotherapeutin und Saskia prüfen gemeinsam, was ihr »das Stationsangebot genau bringt«: Arbeiten mit Erde und Natur geht auch in den Stadtgarteninitiativen, Sport kann sie gut in ihrem Fitness- und Yogastudio machen, die Auseinandersetzung mit ihren »komischen« Wahrnehmungen wird in der ambulanten Einzeltherapie fortgeführt.
Schließlich wird eine »Entlassung auf Probe« vereinbart mit einem Auswertungstermin nach anderthalb Wochen ohne FRITZ, bei dem alle drei übereinstimmend feststellen, dass das klinische Setting nicht mehr notwendig ist.

ABBILDUNG 40 Therapieplan von Saskia R., 9.–12. Woche

Montag	Dienstag	Mittwoch	Donnerstag	Freitag
Spaziergang		Spaziergang		
		Sport	Feel Good	Bewältigungs-gruppe
Ergotherapie			Sport	
	Psychosegruppe			FRITZ-Gruppe
	Musik		Ergotherapie	
	Feel Good		SKT	VL Uni
Tagesabschluss	Tagesabschluss	Tagesabschluss	Tagesabschluss	Tagesabschluss
Tagesabschluss	Tagesabschluss	Tagesabschluss	Tagesabschluss	Tagesabschluss

Netzwerke einbeziehen und unterstützen

Ein tieferes Verständnis für die psychischen Probleme eines Menschen ist häufig erst möglich, wenn man seine sozialen Beziehungen in den Blick nimmt. Die Arbeit mit einem Menschen ist immer die Arbeit mit jemandem, der gleichzeitig Teil seines sozialen Netzwerks ist – und diese Arbeit wirkt in das Netzwerk hinein: »Wie wir mit den Betroffenen sprechen, beeinflusst den inneren Dialog der Betroffenen und die Dialoge mit den Menschen, die ihnen nahestehen« (Seikkula & Arnkil 2007). Es verändert die therapeutische Haltung, die Betroffenen immer auch als Teile eines sozialen Netzwerks zu sehen, als Mitglied einer Familie, als Teil der Skater-, Musiker-, aber auch Drogenszene, als Mitschülerin in einer Klasse, als Kollegin am Arbeitsplatz, als Bewohnerin eines Stadtviertels, einer WG usw.

Netzwerke sind Strukturen, in denen soziale Beziehungen Sinnsysteme schaffen und Unterstützungen ermöglichen, aber wo auch der Mangel daran schmerzhafte Folgen haben kann. Die Netzwerkperspektive bietet eine differenzierte und verdichtete Sicht auf die fördernden und hindernden Faktoren für die Entwicklung von jungen Menschen mit Psychosen und eröffnet noch einmal einen neuen Bedeutungshorizont für den Betroffenenbegriff: Betroffen ist eben nicht nur die Person mit den Symptomen, sondern auch ihr Umfeld, zuallererst die Familie.

Während der Zeit einer stationären Behandlung übernimmt vorübergehend die Klinik bzw. die Station die Funktion des unmittelbaren sozialen Umfelds. In der Behandlung sollte es jedoch von Anfang an auch darum gehen, außerhalb der klinischen Einrichtung ein stabiles, tragfähiges soziales Netz aufzubauen bzw. ein vorhandenes soziales Netzwerk aufrechtzuerhalten oder zu verändern. Nicht umsonst heißt es: Die Entlassplanung beginnt mit dem Aufnahmegespräch.

Unter dieser Perspektive werden Angehörige und nahestehende Personen nicht behandelt, sondern eingeladen, mitzuhelfen. Diese Grundhaltung entspricht der Überzeugung, dass die Kompetenz von Laien die Ressourcen der Fachleute erweitert. Der Netzwerkbegriff umfasst also weit mehr als nur die unmittelbare Familie, sondern schließt auch Freunde und wichtige Personen

an Schule, Universität oder Arbeitsplatz ein. Wer hilfreich und von Bedeutung ist, wird in erster Linie von den Betroffenen selbst definiert.
Zum sozialen Netzwerk gehören darüber hinaus auch andere professionell Involvierte, die von Betroffenen mehr oder weniger als »Helfende« wahrgenommen werden. Dazu zählen neben den ambulant Behandelnden z.B. das Jugendamt, der Sozialpsychiatrische Dienst oder die Mitarbeitenden des Jobcenters. Hier spielt natürlich der Sozialdienst der Station eine verbindende Rolle.

> **SOZIALARBEITER DER FRITZ-STATION** *»Die Mitarbeitenden des Sozialdienstes sind in der Regel länger dran und weiter nach vorn schauend als die vielen anderen Berufsgruppen, kommunizieren berufsbedingt am meisten nach draußen und besitzen die größte Expertise im sektorübergreifenden Bereich.«*

Die Einbeziehung von Netzwerken beginnt beim ersten Kontakt auf der Station, meist ist dies eine Begegnung mit dem Pflegepersonal. Für Eltern geht es in erster Linie um die Frage: »Ist mein Kind hier gut aufgehoben?«. Da ist die Begegnung von Mensch zu Mensch oft von beruhigender Wirkung und manchmal mit der mütterlichen Schwester oder dem etwas flippigen Pfleger etwas leichter als mit dem Stationsarzt.

> ***Viel hängt davon ab, wie die Betroffenen und ihre Angehörigen und nahen Bezugspersonen den ersten Kontakt mit den klinischen Institutionen erleben. Der Erstkontakt ist quasi die Visitenkarte der Institution, und es ist für die weitere Behandlung günstig, wenn hier schon der Grundstein für eine vertrauensvolle Zusammenarbeit gelegt wird.***

Im Aufnahmegespräch geht es neben dem Erklären der Station und den Stationsabläufen auch um das Erläutern der Besuchs- und Ausgangsregelungen sowie um den Hinweis, dass private Telefone natürlich behalten werden dürfen, dass also die Betroffenen über ihre private Telefonnummer telefonieren können und Teammitglieder unter der Stationstelefonnummer erreichbar sind. Informationen über die Behandlung werden nur mit einer expliziten Schweigepflichtsentbindung und im besten Fall in einem gemeinsamen Gespräch weitergegeben.
In besonderen Fällen ist es auch möglich, dass Angehörige besonders in der Anfangsphase länger auf der Station bleiben, um die Aufnahme und das Ankommen zu erleichtern. Bei einer jungen Mutter wurde ein Rooming-in-Setting für sie, das neugeborene Baby und den Ehemann geschaffen.

Die offene Visite

Die offene Visite ist eine effektive Form der Informationsvermittlung und hilft dabei, Informationsverlust an Schnittstellen vorzubeugen. Im Grunde genommen handelt es sich um eine Möglichkeit, Angehörige sowie Vor- und Nachbehandelnde in die Visite einzuladen, um Fortschritte und Hindernisse gemeinsam zu besprechen und sich zu gegenseitig zu informieren. Eine strukturierte und wertschätzende Vorgehensweise hilft dabei, Verantwortungen festzulegen, die jeder Teil des Netzwerks verbindlich übernimmt. Probleme werden so auf mehrere Schultern verteilt.
Werden Absprachen nicht eingehalten, kann das früh bemerkt und unmittelbar zurückgemeldet werden. Dadurch kann es zu einer Entlastung sowohl der Behandelnden, des Netzwerks als auch der Betroffenen kommen, weil allen Beteiligten deutlich wird, dass sie mit dem jeweiligen Problem nicht allein sind. Gleichzeitig werden mögliche Hindernisse für den Transfer der erreichten therapeutischen Erfolge in den Alltag sichtbar und können gezielt adressiert werden.

Informations- und Austauschangebote für Bezugspersonen

Die Angehörigen- und Bezugspersonengruppe ist ein wichtiger und fester Bestandteil des Behandlungskonzepts für junge Menschen in ersten psychotischen Krisen. Insbesondere bei ersterkrankten jungen Menschen sind es die Freunde und Familienangehörigen, die häufig zuerst Veränderungen bei den Betroffenen bemerken und gleichzeitig Zurückweisungen von ihnen erfahren. Dementsprechend erweist es sich als sinnvoll, durch Informationsvermittlung auch den Umgang mit Alltagsproblemen im Zusammenleben mit den Betroffenen zu verbessern.
Anliegen der Angehörigengruppe ist es, die Angehörigen mit in den Behandlungs- und Genesungsprozess zu integrieren und damit Verständnis für die Betroffenen sowie gleichzeitig auch das psychische Wohlbefinden der Angehörigen zu stärken. Neben der Informationsvermittlung liegt der Fokus auf dem Austausch mit den anderen Angehörigen über deren Erfahrungen.
Ein weiteres spezifisches Anliegen unserer Angehörigengruppe ist es, als erste »Kontaktmöglichkeit« für Angehörige von Betroffenen zu fungieren, die bisher

noch nicht in einer Behandlung angekommen sind und sich Informationen über verschiedene Hilfsangebote und konkrete Unterstützungsmöglichkeiten wünschen. Die Gruppe kann hierbei auch als Kennenlernen des FRITZ und seiner Angebote verstanden werden.

Ablauf der Gruppe

Die Angehörigengruppe ist als 14-täglich stattfindende offene Gruppe etabliert, die durch flexible Module die individuellen Bedürfnisse und Anliegen der Teilnehmenden berücksichtigen kann.
In den regelmäßig stattfindenden individuellen Angehörigengesprächen wird, sofern die Betroffenen dies wünschen und zulassen, auch immer wieder die Einladung zu unserer 14-täglichen Angehörigengruppe explizit ausgesprochen. Darüber hinaus besteht die Möglichkeit, die Angehörigen in Rücksprache mit den Betroffenen postalisch über das Angebot zu informieren und über diesen Weg persönlich in einem Einladungsschreiben einzuladen.
Zudem steht auf dem Stationsflur immer ein Aufsteller mit einem Plakat, auf dem eine kurze Information zur Angehörigengruppe sowie die nächsten Gruppentermine ersichtlich sind. Zusätzlich wird auf der Internetseite des FRITZ explizit auf Angehörigenangebote hingewiesen und auch hier über die Termine informiert. Vereinzelt haben wir die Erfahrung gemacht, dass die Betroffenen den Kontakt zu den Bezugspersonen zunächst ablehnen. Hierbei kann es trotzdem hilfreich sein, Betroffene wie auch Bezugspersonen auf dieses Angebot hinzuweisen, die Inhalte vorzustellen und zu betonen, dass individuelle Behandlungsverläufe keinen Inhalt dieser Gruppe bilden.
Die Gruppensitzungen finden bei uns an Abendterminen nach 17 Uhr für eine Dauer von 90 Minuten statt. Die Zahl der Teilnehmenden variiert hierbei zwischen zwei und acht Personen. Es ist uns wichtig, das Angebot auch bei nur einem oder zwei Angehörigen stattfinden zu lassen, um eine Kontinuität diese Gruppe aufrechtzuerhalten.
Die Leitung der Gruppe findet im multiprofessionellen Team zu zweit statt, d.h., ein Mitglied aus dem Behandlungsteam (ärztlich bzw. psychologisch) sowie eine Person aus dem Pflegeteam oder des Sozialdienstes moderieren und gestalten gemeinsam die Termine.
Die Gruppentermine sind in zwei Teile gegliedert, einen Teil zur Wissensvermittlung und einen zum offenen Austausch. Bei dem sogenannten psychoedukativen Anteil haben wir Module konzipiert, welche individuell und flexibel angewendet werden können.

Erfahrungsgemäß ist das Formulieren explizierter Gruppenregeln nicht notwendig, da stets eine gute Arbeitsatmosphäre und ein angenehmer Umgang in der Gruppe bestanden. Zu betonen ist aber hierbei immer, dass spezifische Inhalte der jeweiligen individuellen Behandlung der Betroffenen keinen Platz in der Gruppe einnehmen sollten. Dabei kann auf die individuellen Angehörigengespräche auf der Station hingewiesen werden, die ebenfalls Teil des Behandlungskonzepts sind.
Ein Flipchart oder Ähnliches hat sich in der Gruppenarbeit als besonders sinnvoll herausgestellt, um die Inhalte möglichst anschaulich zu erarbeiten und zu gestalten. Andere didaktische Methoden können sicherlich auch hilfreich sein und eine gute Arbeitsatmosphäre unterstützen.
Die Arbeit mit Arbeitsblättern wurde immer wieder diskutiert, letztlich haben wir entschieden, im Einzelfall darauf zurückzugreifen, sie müssen aber kein fester Bestandteil der Gruppe sein.
Zu Beginn einer jeden Sitzung stellen sich die Gruppenleitenden vor, die Anwesenden werden begrüßt und die gegenseitigen Erwartungen aneinander besprochen. Der Ablauf der Sitzung wird skizziert und dabei die Einteilung in einen inhaltlichen sowie einen offenen Teil erklärt.
Eine kurze Vorstellungsrunde kann hilfreich sein, um auf die konkreten Fragen und Anliegen der Angehörigen aufmerksam zu werden. Hierbei werden die Teilnehmenden aktiv eingeladen, sich mit ihren Fragen und Gedanken zu beteiligen, um einen regen Austausch zu befördern. Darüber hinaus wird ein thematischer Schwerpunkt der Stunde festgelegt, wobei hier im Sinne der Module flexibel auf die Wünsche der Angehörigen eingegangen werden kann.

Überblick über mögliche Sitzungsthemen

Nach der Vorstellungsrunde ist es im nächsten Schritt sinnvoll, dass sich die Teilnehmenden auf den inhaltlichen Schwerpunkt der Sitzung einigen.
Unser offenes Vorgehen in der Gruppe, bei dem die Teilnehmenden selbst die Themen und Inhalte der Gruppe mitgestalten, hat in der Erfahrung trotzdem gezeigt, dass sich bestimmte Themen wiederholen, welche unabhängig von den individuellen Erfahrungen ein gemeinsames Anliegen darstellen.
Im Folgenden werden die einzelnen Module vorgestellt, die erfahrungsgemäß die Anliegen der Angehörigen widerspiegeln. Wir zeigen dabei, wie diese flexibel einzusetzen sind.

ABBILDUNG 41 Module für Gruppen mit Angehörigen und Bezugspersonen

Modul	Thema	Inhalt
1	Symptomatik und Diagnose	Psychotische Symptomatik Diagnosen Normalisierung
2	Vulnerabilitäts-Stress-Modell	Ein mögliches Modell
3	Behandlungsmöglichkeiten	Medikamente Psychotherapie Psychosoziale Angebote

Modul 1: Symptomatik und Diagnose

Dieses Modul hat zwei Schwerpunkte, wir fangen in der Regel mit der Symptomatik an.

Symptomatik Die Gruppe wird zunächst eingeladen, offen über die Symptome ihrer Angehörigen zu berichten. Zunächst werden die Erfahrungen in der Gruppe gesammelt und auf dem Flipchart festgehalten. Dann werden im zweiten Schritt diese Erfahrungen mit bestimmten konkreten Symptomen und deren offizieller Bezeichnung in Verbindung gesetzt. Hierbei können sich zwei Schwerpunkte für den Gruppenverlauf entwickeln: 1. das Gegenüberstellen von subjektivem Erleben und der psychiatrischen Fachbegriffe wie Ich-Störungen, formale und inhaltliche Denkstörungen, Wahn oder Halluzinationen; 2. das veränderte Erleben der Betroffenen anhand der Symptome nachvollziehbarer zu machen. Dazu bieten sich verschiedene Übungen und Beispiele an. So kann man die Angehörigen bitten, sich in Dreiergruppen aufzuteilen, und während die eine Person der anderen etwas erzählt, spricht die dritte Person der erzählenden ins Ohr. Dadurch wird ein Verständnis für die enorme Anstrengung geschaffen, die es Betroffene oft kostet, trotz akustischer Halluzinationen an Gesprächen teilzunehmen. Für manche Angehörigen ist es eine wichtige und neue Information, dass Halluzinationen keine Einbildungen sind, sondern mit neuronalen Korrelaten einhergehen. Man kann anhand von Kippbildern verdeutlichen, wie unser Gehirn dazu neigt, zunächst zufälligen Informationen Bedeutung zu geben, und was es bedeutet, wenn dieser Prozess verstärkt und beschleunigt wird, und somit einen Einblick in die erhöhte psychische und physische Reizdurchlässigkeit der Betroffenen geben.

Ein Hauptaugenmerk sollte hierbei darauf liegen, die Symptome als verstärkte bzw. extreme Ausprägung »normaler« menschlicher Reaktionen zu verstehen und nicht als etwas »fremdartiges«. Hilfreich können darüber hinaus auch noch weitere Informationen zur Häufigkeit von psychotischen Symptomen in der Allgemeinbevölkerung sein.

Diagnosen Zunächst sollte erneut betont werden, dass es in der Gruppe nicht sinnvoll ist, über Diagnosen von konkreten Personen zu sprechen. Vielmehr sollte auf Diagnosekriterien und damit verbunden auch die Bedeutung der Diagnosen fokussiert werden.

Ziel der Gruppenleitung ist es, ein Gespräch und einen Austausch über Assoziationen sowie damit verbundene Stigmatisierungen zu moderieren. Angehörige werden ermutigt, über mögliche Abwertungen, Vorurteile oder Diskriminierungen zu sprechen. »Wir nutzen den Begriff Psychose, da dieser ganz allgemein einen Zustand beschreibt, in dem für Psychosen typische Symptome auftreten. Psychosen haben verschiedene Ursachen und Verläufe und können im Rahmen unterschiedlicher Krankheitsbilder auftreten, u. a. Depressionen, substanzinduzierte oder schizophrene Psychosen. Uns ist wichtig, dass Sie verstehen, wie wir diesen Begriff verwenden und was er bedeutet. Wir versuchen, anhand der Schilderungen der Beschwerden von Betroffenen eine möglichst genaue Diagnose zu stellen, welche letztlich die Grundlage einer Behandlung bildet. Mit bestimmten Diagnosen und Begriffen können, wie wir eben bereits in der Gruppe besprochen haben, viele negative Annahmen verbunden sein. Diese sind der Unwissenheit in der Gesellschaft über psychische Erkrankungen geschuldet und haben mit der Realität wenig gemeinsam. Für Betroffene kann das sehr belastend sein, weshalb auch ein sensibler Umgang mit Begrifflichkeiten wünschenswert ist.«

Manchmal erweist es sich als hilfreich, den Aufbau und die Geschichte der ICD zu erläutern, um zu verdeutlichen, dass Diagnosen vor allem von Menschen erstellte Kategorien sind und keine Eigenschaften von Menschen.

Modul 2: Ursachen

In diesem Modul stellen wir das Vulnerabilitäts-Stress-Modell (Zubin & Spring 1977) vor, da es versucht, verschiedene Aspekte bei der Entstehung psychotischer Krisen zusammenzufügen.

Eine hilfreiche Formulierung könnte hierbei sein: »Viele Angehörige mag besonders die Frage des Wieso beschäftigen und auch die Frage: Wie hätte ich das verhindern können? Heutzutage geht man von biologischen, psychischen,

aber auch Umweltfaktoren aus, die als ursächlich für die Entstehung von Psychosen gesehen werden können. Was würden Sie aus Ihrer Sicht denn als auslösende Faktoren bei Ihren Angehörigen vermuten?«
Nachdem in der Gruppe verschiedene auslösende Faktoren gesammelt und auf dem Flipchart aufgeschrieben wurden, kann im nächsten Schritt gemeinsam ein anschauliches Bild (z.B. das Fass, das überläuft) erarbeitet werden.
Wir versuchen dabei zu vermitteln, dass es sich immer um ein multifaktorielles Geschehen handelt, also nicht von einer individuellen Schuld oder einer auslösenden Ursache auszugehen ist. Im Fokus stehen sollte hierbei: Wenn die individuelle Entstehung verstanden worden ist, sind die Bewältigungsmöglichkeiten, welche entscheidend im Umgang mit Stressoren sind, leichter zugänglich.

Modul 3: Medikation, Psychotherapie und weitere Behandlungsmöglichkeiten

Was alle den Heranwachsenden nahestehenden Menschen wissen wollen, ist, was wir tun können. Wir stellen dann die verschiedenen Behandlungsoptionen vor.
Psychotherapie Die Teilnehmenden sollen an dieser Stelle über die besondere Bedeutung des psychotherapeutischen Ansatzes des FRITZ bei der Behandlung ersterkrankter Menschen mit Psychosen aufgeklärt werden. Darüber hinaus sollte betont werden, wie wichtig die Behandlungskontinuität im Genesungsprozess ist und welchen Stellenwert dabei auch die ambulante Psychotherapie für die Genesung hat.
Evidenzbasierte Therapieverfahren können hier erläutert und auch konkrete Anlaufstellen genannt werden. Nicht selten kommt das Gespräch auch auf den Bedarf der Anwesenden nach eigener psychotherapeutischer Unterstützung.
Medikamente Die medikamentöse Behandlung und damit verbunden die Frage nach Wirkung und Nebenwirkungen ist ein häufiges Anliegen der Angehörigen in der Gruppe. Es hat sich bewährt, diese Frage mit den Ursachen zu verbinden, sodass deutlich wird, dass die medikamentöse Behandlung in diesem komplexen Geschehen nur einer von mehreren Behandlungsbausteinen ist.
Ziel ist ein gemeinsamer Austausch sowie Aufklärung bezüglich der Wirkung und Nebenwirkungen der Medikamente. Darüber hinaus ist es sinnvoll, an dieser Stelle auch über zeitliche Empfehlungen der medikamentösen Behandlung

zu informieren und einen Einblick in die Wirkmechanismen der Medikamente zu geben. Wir haben besonders gute Erfahrungen damit gemacht, wenn bei diesem Thema sowohl eine Ärztin als auch eine Genesungsbegleiterin dabei sind. So hat man einen guten Einblick in die medizinische Sicht und auch die Erfahrungsperspektive, über die ja oft weder die Angehörigen noch die Behandelnden verfügen.

Weitere Unterstützungsmöglichkeiten Neben der ärztlichen und psychotherapeutischen Behandlung sollten andere Belange wie Teilhabe am Berufs- und Sozialleben nicht aus den Augen verloren werden. Es stehen Psychosebetroffenen eine ganze Reihe von Unterstützungsangeboten zur Verfügung, über die die unabhängigen Teilhabeberatungsstellen und unsere IPS-Jobcoaches in der Regel gut informieren können.

In der Gruppe sollte unbedingt auf Angebote hingewiesen werden (u. a. Beratungsstellen, Sozialpsychiatrischer Dienst, Angehörigenverband psychisch erkrankter Menschen – APK, trialogische Psychoseseminare, Selbsthilfegruppen), die in der perspektivischen Planung für die Betroffenen und ihre Angehörigen hilfreich sein können. Es können konkrete Angebote genannt und Erfahrungen damit in der Gruppe ausgetauscht werden.

Mögliche herausfordernde Situationen

Eine Schwierigkeit kann dann auftreten, wenn eine der teilnehmenden Personen deutlich mehr Redeanteil für sich in Anspruch nimmt als andere und dabei auch wenig Rücksicht zeigt. Sicherlich kann es passieren, dass die Bedürfnisse sehr unterschiedlich ausgeprägt sind, dennoch ist es wichtig, darauf zu achten, eine Balance zwischen den Redeanteilen zu finden.

Die Erfahrung zeigt, dass die Angehörigengruppe einen wichtigen Bestandteil des Behandlungskonzepts darstellt und sich auch gerade durch die Offenheit und berührenden Erfahrungen der Angehörigen bewährt.

Eine häufige Frage der Angehörigen bezieht sich auf den Umgang mit einer fehlenden Akzeptanz der Betroffenen hinsichtlich der Behandlung. Hierbei wird immer wieder der Wunsch nach mehr Hilfsangeboten laut. Wichtig ist, darauf hinzuweisen, welche Angebote es gibt, aber auch deutlich zu machen, dass es Grenzen für Angehörige und auch des Hilfesystems gibt. Betont werden sollte immer das Autonomiebestreben der Betroffenen und der nachvollziehbare Widerstand als junger Mensch, Hilfe durch das Gesundheitssystem anzunehmen. An dieser Stelle wird oft deutlich, dass die dadurch entstehenden Konflikte nicht notwendigerweise mit der Psychoseerfahrung verbunden sind, sondern die Psychoseerfahrung vielmehr, wie unter einem Brennglas, die Erfahrung verschärft, dass sich Menschen in ihren Entscheidungen nur bedingt beeinflussen lassen und oft am allerwenigsten von ihren Eltern.

Der gemeinsame Krisenplan

Über Krisen zu reden ist nicht einfach, und oft wollen Betroffene einfach nur mit der zurückliegenden Krise abschließen und an der Hoffnung festhalten, so etwas möge nie wieder auftreten. Aber Krisenpläne sind eine gute Möglichkeit, um miteinander ins Gespräch zu kommen, und haben sich in der Praxis bewährt (Lonsdale & Webber 2021; Ruchlewska u. a. 2009). Sie können eine gute Absicherung für den Therapeuten darstellen, ein guter Einstieg in die Therapie sein, einen guten Abschluss einer Therapie bilden oder die Therapie die ganze Zeit begleiten. Krisenpläne können so verschieden sein wie Betroffene.

Als Erstes sollte geklärt werden, wer alles an einer Krise beteiligt ist, hilfreich wie nicht hilfreich. Dabei können Netzwerkkarten helfen. Man kann sich überlegen, ob man alle Beteiligten zur Krisenplanerstellung und -besprechung einlädt, ob man den Betroffenen den Krisenplan mitgibt und diese die Beteiligten darüber informieren und mit ihnen Absprachen treffen oder ob man den Krisenplan in mehreren Sitzungen in unterschiedlichen Zusammensetzungen gemeinsam erarbeitet.

Vorgehen bei einem Krisenplan

1. Krisenbeschreibung aus unterschiedlicher Sicht: Was ist das Schlimmste, was aus Ihrer Sicht passieren könnte?
2. Wann und wie beginnt eine Krise?
   - Das ist die typische Frage nach den sogenannten Frühwarnzeichen; auch diese sollten aus verschiedenen Perspektiven erhoben werden – nicht immer sind es die Betroffenen selbst, die erste Frühwarnzeichen als solche bemerken.
3. Was sind typische Auslöser bzw. Risiken für eine Krisenentwicklung?
   - Wer bemerkt was zuerst?
   - Wer darf wann wem was sagen?

Wer darf wie die Frühwarnzeichen ansprechen? Hier kann es ganz unterschiedliche Konstellationen geben; nicht immer ist es hilfreich, wenn die Mutter überbesorgt sich in Dinge einmischt, die sie aus Sicht des betroffenen jungen Menschen eigentlich gar nichts angehen. Möglicherweise ist die Nähe und die Sorge einer Mutter / eines Ehepartners /einer Psychotherapeutin in der Entstehung der Krise wenig hilfreich. Diese Fragen sollten deutlich geklärt werden, um dann daraus abzuleiten, wer wen wie über Frühwarnzeichen informieren soll und wer am ehesten Gehör finden würde. Das kann sich mit zunehmender Zuspitzung der Krise verändern.

4. Was war bzw. ist nicht hilfreich?
   Welche Verhaltensweisen von Behandelnden, Freunden, Familie und der Betroffenen selbst tragen aus der Erfahrung dazu bei, dass sich eine Krise zuspitzt? Welche Dosierung von Medikamenten darf nicht über- oder unterschritten werden, damit sie noch hilfreich sind? Mit welchen Medikamenten wurden schlechte Erfahrungen gemacht?
5. Was ist hilfreich?
   Was hat eine Krise in der Vergangenheit verhindert? Was hat den Umgang miteinander und mit beginnenden Symptomen erleichtert? Was hat sie verkürzt? Gibt es Vorbeugemaßnahmen, die bekannt sind? Wer darf wen auf diese Vorbeugemaßnahmen hinweisen? Wer darf sie vorschlagen? Können sie irgendwo notiert werden? Was sind Dinge, die guttun und Entspannung bringen? Welche Medikamente waren in Krisen hilfreich und in welcher Dosierung? Gibt es und gab es zusätzliche Bedarfsmedikation?
6. Welche Vereinbarungen können realistischerweise getroffen werden?
7. Wer muss wem gegenüber von der Schweigepflicht entbunden werden?

Hat man all diese Informationen zusammengetragen, lassen sich daraus individuelle Vereinbarungen ableiten. Es ist hilfreich, eine Liste von Vertrauenspersonen zu erstellen und gegenseitig Telefonnummern auszutauschen. Wichtige Fragen, die unbedingt explizit geklärt werden und auch schriftlich festgehalten werden sollten, sind: Wer darf wen informieren, wer darf mit wem kommunizieren? Wer darf wie eine Klinikeinweisung veranlassen? Dabei ist im Einzelfall abzuwägen, ob die Klinikeinweisung eine gute Krisenbewältigung ist oder vielleicht auch um jeden Preis verhindert werden soll.

ABBILDUNG 42 Ein Beispiel: Paula P.s Krisenplan

Beteiligte:
Paula P., Bloggerin, angehende Journalistin, erste psychotische Episode mit Verfolgungserleben in Kombination mit Bedeutungserleben; ihr Freund; die beste Freundin; die Mutter (per Skype aus Westdeutschland); der Mitbewohner; zu Beginn die stationäre Psychotherapeutin und im Verlauf die ambulante Psychotherapeutin

Was ist die Krise? Aus Sicht von …

Paula P.	Familie	Freunde	Psychotherapeutin
Depression; sich nicht mehr zu fühlen war das Schlimmste, viel schlimmer als die Psychose.	MUTTER: Die Psychose; wenn ich dich nicht erreichen kann und dich nicht mehr verstehe. Ich hatte solche Angst und war so hilflos. VATER: Wenn du deine Karriereoptionen hinschmeißt.	FREUND: Dass du dir was antust. FREUNDIN: Dass du nicht mehr meine Freundin sein willst.	Ein erneuter Aufenthalt auf der geschützten Station.

Wann bzw. wie beginnt die Krise? Aus Sicht von …

Phase	Paula P.	Familie	Freunde	Psychotherapeutin
Beginnend – grün	Innerer Wechsel von »Ich kann« zu »Ich muss«, Anhäufung von NUGIS (nicht umgesetzte Ideen), Kalender so voll, Modus wechselt von aktiv zu reaktiv, Zeitung lesen geht noch.	Da kriegen wir gar nichts mit von … Es lief doch so gut vor der Psychose.	Du bist viel gereizter und redest unfassbar schnell – und wirst zickig, wenn es nicht sofort gut klappt.	Schnelle Sprache, weniger Schlaf, hohes Pensum; Termine könnten wegen Arbeit usw. abgesagt werden.
Aufbauend – gelb	Ich beginne Zeichen zu sehen, fühle mich getrieben durch eine unbestimmte Angst, eine unausgesprochene Aufforderung/Aufgabe.	Wenig bis gar kein Kontakt mehr, kurz angebunden am Telefon. Du beginnst merkwürdige Fragen zu stellen und dann legst du auf.	Nächtliche Telefonate, deine E-Mails werden unverständlicher. Freund: Deine Augen verändern sich, flackern irgendwie.	Schlaf um die drei Stunden in der Nacht; geringere Konzentration; deutlich eingeschränkt.

Wann bzw. wie beginnt die Krise? Aus Sicht von ...

Phase	Paula P.	Familie	Freunde	Psychotherapeutin
Volle Krise – rot	Ich laufe durch die Stadt und verstecke mich vor der CIA.	Das haben wir gar nicht mitgekriegt, erst durch den Anruf aus der Klinik habe wir davon erfahren.	Wir wussten nicht mehr, wo du bist, dein Handy war aus.	Sie hatte so viel Angst, als sie ankam; das habe ich noch nie gesehen.

Innere und äußere Auslöser aus Sicht von ...

Phase	Paula P.	Familie	Freunde	Psychotherapeutin
grün	Konflikte in der WG und Zukunftsangst, weil Projekt auslief.	Du mutest dir immer zu viel zu.	Das war uns nicht bewusst.	Da kannte ich sie noch nicht gut: Aktivierung einer Sollte-Diktatur.
gelb	Alles allein lösen zu wollen, Rückzug, noch mehr Aufgaben.	Wir durften dir nicht helfen.	Alkohol, Kaffee, du hast nicht mehr geschlafen.	Zu wenig Schlaf und keine Tagesstruktur mehr
rot	Abgabe des Projektberichts	?	?	Da fehlt dann nur ein Tropfen.

Wer bemerkt was zuerst? Aus Sicht von ...

Paula P.	Familie	Freunde	Psychotherapeutin
Die Zeichenbedeutung merke nur ich.	Die komischen Anrufe, das Gehetzte in deiner Stimme	Du redest schnell, hast weniger Zeit für uns, wirkst gehetzt, schläfst wenig, das war schon auffällig.	Sie war schlechter darin, ihre Gedanken, ihre Aufgaben und ihren Tag zu strukturieren.

Wer kann wann was sagen?

Phase	
grün	Da erreicht mich Ben eigentlich am besten, und auf den würde ich hören. Mama und Papa: Ihr dürft ihn gerne anrufen, wenn ihr euch Sorgen macht.
gelb	Es wäre gut, wenn meine Ärztin und Therapeutin da Bescheid wissen, ihnen vertraue ich dann. Es ist okay, wenn Ben oder meine Eltern sich bei ihnen melden, am liebsten wäre mir aber, meine Eltern da außen vor zu lassen.
rot	Bitte meine Eltern erst informieren, wenn es wieder besser ist.

Was macht es garantiert schlimmer?

Paula P.	Familie	Freunde	Behandelnde
Alkohol, nächtliche Streifzüge, mit dem Kopf durch die Wand wollen, Meds absetzen	Wenn die ständig anrufen und ich die immer abwehren muss	Drogen anbieten war keine gute Idee, bitte nicht hinter meinem Rücken miteinander reden.	Vorwürfe und zu viele Forderungen, was man alles richtig machen muss

Wer oder was ist wie hilfreich?

Phase	Paula P.	Familie	Freunde	Behandelnde
grün	Wochenpläne, Romane, Spaziergänge einplanen, Yoga-Pausen planen	Carepakete mit Lieblingskeksen, lieber Skypen und Telefonieren statt SMS	Gemeinsame Abendessen, Ängste ansprechen	Wochenstrukturpläne mit eingeplanten Pausen
gelb	Schriftliche Tagesplanung, nur eine Sache vornehmen, die aber feiern. Nudeln mit Tomatensoße, Frauenromane, Puzzeln, Atmen	Mutter: sich zurückhalten, vertrauen, Kontakt zu Ben halten	Klare Ansagen bitte, Verabredungen nach 22 h nicht annehmen	Tagesstrukturpläne, Nachtmedikation erhöhen, ggf. etwas Schlafanstoßendes dazugeben
rot	Tagesklinik	Kontakt über Ben und Therapeutin	In die Klinik begleiten; bitte Handy wegnehmen und Online-Passwort wechseln, damit ich keine komischen E-Mails verschicke.	Zusätzlich Tavor geben; möglichst sofortige Aufnahme auf FRITZ, lieber Tagesklinik als vollstationär

Schweigepflichtsentbindungen

FRITZ, ggf. Eltern und Ben

ABBILDUNG 43 Maggie Z.s Krisenplan

Beteiligte:
Maggie Z., Auszubildende in der Bank, zweite psychotische Episode mit Stimmenhören und Verfolgungserleben, möchte zusammen mit der Genesungsbegleiterin den Krisenplan mit Freunden und Familie selbst besprechen

Was ist die Krise? Aus Sicht von ...

Maggie Z.	Familie	Freunde	Behandelnde
Sich wieder bei anderen verlieren; erneute Psychose mit Kontrollverlust und Krankenhausaufenthalt	Suizid? Kontaktabbruch	Suizid? Beziehungsabbrüche	Erneuter Krankenhausaufenthalt, Vertrauensverlust, Suizid aus Versehen

Wann bzw. wie beginnt die Krise? Aus Sicht von ...

Maggie Z.	Familie	Freunde	Behandelnde	Andere
Vermehrte Gedanken an Lehrer bzw. diese eine Prüfung; Misstrauen gegenüber Freunden	Mehr Streit, nicht mehr vom eigenen Telefon aus telefonieren wollen	Mehr Streit, Vorwürfe per SMS, Rückzug	Bislang erst in akuter Krise in Behandlung gekommen	»Schusselfehler« im Job, mehr Überstunden

Äußere und innere Auslöser
Vor großen Entscheidungen im Leben stehen, Erinnerungen an das Ungerechtigkeitsgefühl gegenüber dem einen Lehrer.

Wer kann wann was sagen?
Mit dem Bruder und den Eltern besteht die Gefahr, dass sich Streits aufschaukeln, Marko könnte evtl. guten Zugang haben, vielleicht auch Christin.
Das FRITZ-Team könnte von allen kontaktiert werden; Schwester Gaby und die Psychotherapeutin hatten einen guten Draht.

Wer oder was ist wie hilfreich?
Bei ersten Anzeichen: zusätzlich 5 mg Bedarfsmedikation nehmen, vermehrt Homeoffice und ggf. Krankschreibung; Schlaf und Selbstfürsorge prüfen.
2. Schritt: FRITZ-Team kontaktieren, STÄB-Behandlung einleiten, ggf. kurzfristige Gabe von Haldol zur Unterbrechung der psychotischen Dynamik ansetzen.
Bei stationärer Aufnahme kurzer Aufenthalt; Maggie Z. davor schützen, Geld und Schlüssel an andere zu geben.

Welche Vereinbarungen sollten getroffen werden?
Marko, Christin, Bruder und Eltern werden gegenseitig und gegenüber dem FRITZ-Team der Schweigepflicht enthoben.

StäB: Behandlung zu Hause

Die Einbeziehung der Angehörigen und des sozialen Netzwerks nimmt settingbedingt in der stationsäquivalenten Behandlung (StäB) einen erweiterten Stellenwert ein. Hier muss man sich im Gegensatz zum stationären Setting oft sehr bewusst und explizit gegen die Teilnahme von unmittelbaren Bezugspersonen an Behandlungsgesprächen entscheiden, wenn das nicht gewünscht ist, einfach, weil diese sowieso mit im Raum sind, dem Team die Tür aufgemacht haben oder noch einen Tee oder Wasser vorbeibringen.

JASPER G., ein junger Mann von 19 Jahren, verlässt seit mehreren Monaten die elterliche Wohnung nicht mehr, weil er sich auf der Straße beobachtet fühlt oder zumindest das Gefühl hat, die Menschen würden ihn bewerten. Darüber hinaus beschäftigt er sich exzessiv mit Ehrenmorden in muslimischen Familien, weil die Familie lose Kontakte zu einer betroffenen Familie hatte. Er gerät nun immer wieder in Grübelschleifen, ob er oder sein kleiner Bruder (~12) ihrer Schwester (~10) so etwas antun könnten. Die Eltern sind sehr erleichtert über die Möglichkeit der Zu-Hause-Behandlung, da sie große Bedenken gegen eine stationäre Aufnahme haben. Die ersten Gespräche mit der Pflegekraft und der Psychologin des Teams verlaufen in Anwesenheit der Eltern, denen es wichtig ist, dass ihre Erfahrungen mit ihrem Sohn in die Behandlungsplanung einbezogen werden. Dadurch erhalten die Behandelnden wichtige und wertvolle Informationen über die Symptomentwicklung und über die Dynamik zu Hause. Insbesondere bestehen große Ängste vor einer möglicherweise falschen Medikation und deren Langzeitfolgen sowie vor den Stigmatisierungen, die Jasper G. aufgrund seiner Religion in Kombination mit einer psychiatrischen Diagnose in Zukunft das Leben noch mehr erschweren könnten. Dadurch werden die Gespräche zunehmend von vielen Themen überfrachtet. Es gestaltet sich schwierig, sich auf gemeinsame Therapie- bzw. Behandlungsanliegen zu verständigen, da auf der einen Seite eine große Sorge vor Überforderung und Misserfolgserleben bei den Eltern wie auch bei Jasper G. vorherrscht, auf der anderen Seite Jasper ein erwachsener Mann ist und einen eigenständigen Anteil an der Therapieplanung haben sollte. Durch die initiale Konstellation wird erst spät deutlich, dass die meisten Behandlungsanliegen von den Eltern formuliert werden. ↑

Gemeinsam verabreden die Psychologin, Jasper G. und die Eltern, dass 14-tägliche Gespräche mit allen Beteiligten zusammen stattfinden werden, wo man sich genug Zeit nimmt, alle zu Wort kommen zu lassen, dass jedoch in der Zwischenzeit mit Jasper G. allein auf gemeinsamen Spaziergängen Realitätsprüfungen und Gedankenstopptechniken geübt werden, um zunächst eine medikamentöse Behandlung abzuwenden und die Symptomatik diagnostisch besser einordnen zu können. Zusätzlich werden die Eltern ermutigt, sich Unterstützung bei der zuständigen Erziehungs- und Familienberatungsstelle zu holen, um die Auswirkungen der Ängste in der Familie auf die jüngeren Geschwister nicht aus den Augen zu verlieren.

Schon allein durch die natürlichen Unterschiede zum klassischen therapeutischen Setting sind Behandelnde gezwungen, ihre Haltung zu reflektieren. In unserem Haus sind die meisten Mitarbeitenden, die im StäB-Setting arbeiten, in systemischen Beratungs- und Therapiemethoden geschult und somit gut vorbereitet für das gemeinsame Arbeiten mit mehreren Personen.

MIRIAM T., zwanzig, leidet nach ihrer ersten psychotischen Episode, in der sie große Ängste vor möglichen Mordanschlägen erleben musste, nun unter einer postpsychotischen Depression. Nach dem Abklingen der akuten Symptomatik konnte sie zeitnah von der Station nach Hause entlassen werden, der Versuch einer tagesklinischen Behandlung scheiterte zunächst, da es Miriam T. oft nicht gelang, morgens aufzustehen und den Weg in die doch nahe gelegene Klinik zu schaffen. Zunächst war es ihr sehr peinlich, und die Scham hielt sie fast davon ab, eine StäB-Behandlung zuzulassen. Da sie die Genesungsbegleiterin jedoch schon von FRITZ kannte, wurde der der erste Hausbesuch über die Genesungsbegleitung gebahnt. Für Miriam T. war es zunächst entlastend zu hören, dass es der Genesungsbegleiterin nach ihren psychotischen Episoden ähnlich ergangen ist. Obwohl über postpsychotische Depressionen in der Psychosegruppe gesprochen worden war, hatte sie nicht erwartet, dass es sich so quälend anfühlen würde.
Mit der Ärztin wird eine zusätzliche antidepressive Medikation vereinbart, und zusammen mit der Ergotherapeutin und der Genesungsbegleiterin werden vorsichtige Tagesstrukturpläne erstellt. Zur Ergotherapeutin bestanden während des stationären Aufenthalts gute Kontakte, die beiden vereinbaren, dass Miriam T. versuchen soll, zu den Morgenspaziergängen dazuzukommen, etwa zweimal die Woche. Da die Wohnung von Miriam T. auf dem Arbeitsweg der Ergotherapeutin liegt, verabreden die beiden sich für einen gemeinsamen Weg zur Klinik. Die Ergotherapeutin erzählt dann im Team eher nebenbei, es habe sich angefühlt wie früher, als sie ihr Kind zur Schule gebracht habe. Diese Bemerkung veranlasst die Ärztin und

die Ergotherapeutin beim nächsten Besuch, gezielt die Mutter von Miriam T. dazuzuholen. Es stellt sich heraus, dass die Mutter coronabedingt in Kurzarbeit ist und selbst unter der Unstrukturiertheit ihrer Tage leidet. Oft habe sie noch geschlafen, als ihre Tochter versucht habe, in die Tagesklinik zu gehen, und es gar nicht mitbekommen, dass das nicht geklappt hat. Gemeinsam wird überlegt, ob nicht auch bei der Mutter eine depressive Episode vorliegen könnte, sie wird ihren Hausarzt konsultieren. Die täglichen Morgenspaziergänge machen nun Tochter und Mutter gemeinsam, es tut ihnen beiden gut, und Miriam T. schafft bald das tägliche Programm der Tagesklinik.

Chancen medizinischer Angebote

Mitarbeitende mit medizinischer Ausbildung sind ein integraler Bestandteil des therapeutischen Teams und daher, wie in den vorangegangenen Kapiteln beschrieben, im Rahmen von Einzelkontakten, Gruppenangeboten und Netzwerkarbeit an der Behandlung beteiligt. Zusätzlich kommt ihnen die Aufgabe zu, gemeinsam z.B. mit pflegenden und physiotherapeutischen Mitarbeitenden, die körperliche Gesundheit junger Menschen zu fördern sowie Betroffene zu Möglichkeiten einer medikamentösen Behandlung zu beraten und diese zu begleiten.

Körperliche Gesundheit fördern

Angesichts der Belastung Betroffener durch eine akute psychische Erkrankung und des Wunsches, schnellstmöglich eine effektive Behandlung hierfür zu beginnen, kann die Bedeutung der Förderung der körperlichen Gesundheit leicht in den Hintergrund geraten. Hierzu trägt auch die Annahme bei, dass es sich bei den Betroffenen um »junge, gesunde« Menschen handelt. Es ist jedoch bekannt, dass Menschen mit psychotischen Erkrankungen eine um bis zu zwanzig Jahre geringere Lebenserwartung haben als die Allgemeinbevölkerung und dass die meisten dieser vorzeitigen Todesfälle auf körperliche Erkrankungen (insbesondere Herz-Kreislauf-Erkrankungen) zurückzuführen sind (Lawrence u. a. 2013). Die Erkennung und Prävention von somatischen Erkrankungen bei Menschen mit psychotischen Episoden sollte daher ein zentrales Element von psychiatrischen Angeboten für diese Gruppe sein.

In diesem Kapitel werden Empfehlungen für körperliche Diagnostik zu Beginn einer ersten Behandlung und für das Monitoring körperlicher und sexueller Gesundheit während der Zeit der Behandlung gegeben. Dies beinhaltet das Erkennen von organischen Erkrankungen, die ursächlich für die psychotische Symptomatik sein könnten, wie auch die Feststellung behandlungsbedürftiger Nebenerkrankungen, einer Schwangerschaft oder von Risikokonstellationen für zukünftige Erkrankungen. All diese Faktoren können die zukünftige Behandlungsstrategie, beispielsweise die Wahl geeigneter Medikamente, wesentlich beeinflussen (Early Psychosis Guidelines Working Group and EPPIC Support Program 2016).

Somatische Diagnostik

Gerade bei Menschen, die zum ersten Mal eine psychotische Episode erleben, ist eine sorgfältige Diagnostik, einschließlich klinischer, labormedizinischer und bildgebender Maßnahmen, zu Beginn unerlässlich. Studien weisen darauf hin, dass in etwa 3 % der Fälle die Symptomatik einer ersten psychotischen Episode auf eine zugrunde liegende organische Erkrankung zurückgeführt werden kann (Freudenreich u. a. 2009). Mögliche Ursachen organischer psychotischer Störung sind unter anderem Enzephalitiden (bakteriell, viral oder autoimmun, z.B. Anti-NMDA-Rezeptor-Antikörper-Enzephalitis), Schädel-Hirn-Traumata, raumfordernde Prozesse im Gehirn (z.B. primäre Hirntumore oder Metastasen, Zysten, Abszesse), neurologische Erkrankungen (z.B. Morbus Huntington, Morbus Wilson, Leukodystrophien), systemische Autoimmunerkrankungen (z.B. Lupus erythematodes, paraneoplastische Syndrome), endokrinologische Erkrankungen (z.B. Schilddrüsenüber- oder -unterfunktion, Morbus Addison, Morbus Cushing), Mangelerkrankungen (z.B. Vitamin-A-Mangel, Vitamin-D-Mangel) sowie genetische oder chromosomale Störungen (Freudenreich u. a. 2007). Viele der genannten Erkrankungen sind selten und ihr Nachweis erfordert teilweise umfangreiche Untersuchungen. Häufig ist die Zusammenarbeit mit Angehörigen anderer medizinischer Fachbereiche wie Neurologie oder Endokrinologie notwendig, um die korrekte Diagnose zu stellen.

Die Arbeit mit jungen Menschen mit ersten psychotischen Episoden bedeutet auch im Hinblick auf die Diagnostik eine große Verantwortung, da nachbehandelnde Teams häufig auf bereits gestellte Diagnosen vertrauen. Für viele organische Erkrankungen gibt es zudem Behandlungsoptionen, welche oft zu einem frühen Zeitpunkt der Diagnosestellung mit einer höheren Erfolgsaussicht einhergehen. Gleichzeitig sind junge Menschen, die erste psychotische Episoden erleben, häufig verunsichert und teilweise ambivalent im Hinblick auf medizinische Untersuchungen und Behandlungen. Untersuchungen wie eine MRT können für Betroffene angstauslösend oder bedrohlich sein. Es gilt daher, einen Kompromiss im Hinblick auf Umfang und Zeitpunkt von Untersuchungen zu finden, der eine ausreichend sorgfältige Ausschlussdiagnostik erlaubt, ohne eine zu große Belastung für die Betroffenen darzustellen. Abbildung 44 zeigt eine Übersicht über empfohlene Untersuchungen für Menschen, die erstmals aufgrund psychotischer Symptome in Behandlung kommen.

ABBILDUNG 44 Empfehlungen für somatische Diagnostik bei ersten psychotischen Episoden (angelehnt an Early Psychosis Guidelines Working Group and EPPIC Support Program 2016)

Körperliche Untersuchung	Internistischer Status (inkl. Größe, Gewicht, BMI, Taillenumfang, Taille-Hüften-Verhältnis)
	Vitalzeichen (Temperatur, Blutdruck, Puls)
	Neurologischer Status
Somatische Anamnese	Substanzgebrauch (inkl. Tabak)
	Vorerkrankungen (inkl. metabolische Erkrankungen, Kopfverletzungen) und ggf. Medikation
	Vorerkrankungen in der Familie (v.a. metabolische und kardiologische Erkrankungen)
	Grundlegende gynäkologische Anamnese (Menstruationsstatus, Verhütung, Möglichkeit einer Schwangerschaft)
Labortests	Blutbild, Elektrolyte (inkl. Calcium)
	Leber- und Nierenfunktionstests
	Entzündungszeichen (Blutsenkungsgeschwindigkeit, CRP)
	Glucose- und Lipidstoffwechsel
	Schilddrüsenfunktion, Prolaktin
	Kupfer- und Caeruloplasmin
	Vitamin B12, Folat
	Antinukleäre Antikörper (ANAs)
	Antikörper-Screening (HIV, Hepatitis C, Syphilis)
	Ggf. Drogen-Screening
	Ggf. Schwangerschaftstest
Bildgebung	cMRT
Weitere Untersuchungen	EKG
	Ggf. EEG
	Ggf. Liquoruntersuchung (inkl. Entzündungszeichen, spezifische Antikörper wie Anti-NMDAR, oligoklonale Banden)
	Ggf. genetische Untersuchung, Lungenröntgen, Labortests auf Schwermetalle

Monitoring körperlicher Gesundheit

Menschen mit der Diagnose einer psychotischen Erkrankung haben ein stark erhöhtes Risiko für Herz-Kreislauf-Erkrankungen. In einer großen australischen Studie zeigte sich, dass selbst unter jungen Menschen (18–34 Jahre) mit psychotischen Erkrankungen bereits zwei Drittel der Betroffenen übergewichtig waren, 70 % konsumierten Tabak und 95 % waren nur selten körperlich aktiv. In der gesamten Stichprobe (Alter 18–64 Jahre) erfüllte mehr als die Hälfte der Betroffenen die Kriterien für das metabolische Syndrom (eine Kombination von mehreren der folgenden Risikofaktoren: Übergewicht, Bluthochdruck, gestörter Fett- und Zuckerstoffwechsel), ein deutlich höherer Anteil als in der Allgemeinbevölkerung (Galletly u. a. 2012).

Die wichtigsten Gründe für das erhöhte Herz-Kreislauf-Risiko bei Menschen mit psychotischen Erkrankungen sind die Verwendung von antipsychotischen Medikamenten mit metabolischen Nebenwirkungen sowie biologische (z.B. erhöhtes Diabetes-Risiko) und psychosoziale Auswirkungen (z.B. niedrigere körperliche Aktivität durch Negativsymptomatik und sozialen Rückzug) der psychotischen Erkrankung selbst (Gates u. a. 2015).

Neben metabolischen Effekten können auch andere Nebenwirkungen psychiatrischer Medikamente die körperliche Gesundheit einschränken, beispielsweise indem sie neurologische Symptome (z.B. extrapyramidal-motorische Symptome – EPMS, Akathisie, Dyskinesien, Tremor, Kopfschmerzen), kardiologische (z.B. QT-Zeit-Verlängerung, Tachykardie) und viele andere Symptome (z.B. Übelkeit, Obstipation, Hautveränderungen, Sehstörungen, vermehrter oder verminderter Speichelfluss) verursachen.

Zum Umgang mit den verschiedenen Risiken für die körperliche Gesundheit ergeben sich vier wesentliche Strategien:

Screening und Monitoring Gerade junge Menschen haben nur in wenigen Fällen regelmäßige Arzttermine für ihre körperliche Gesundheit, sodass die Mitarbeitenden der psychiatrischen Praxis oder der Institutsambulanz häufig die einzigen mit medizinischer Expertise sind, die die Betroffenen mehrfach im Jahr sehen. Nach der initialen somatischen Diagnostik sollten in regelmäßigen Abständen (mindestens alle drei Monate, nach Umstellung der Medikation ggf. früher) körperliche Veränderungen erfragt und untersucht (v. a. BMI, Taillen-/Hüftumfang, Vitalzeichen) sowie insbesondere im Fall einer medikamentösen Behandlung Laboruntersuchungen und EKG wiederholt werden (Early Psychosis Guidelines Working Group and EPPIC Support Program 2016).

Kooperation Auch junge Menschen sollten dazu ermuntert werden, sich Hausarztpraxen zu suchen, die über die psychiatrische Behandlung sowie körperliche Erkrankungen informiert sind. Bei komplexeren Fällen kann auch die Einbeziehung anderer Disziplinen (z.B. Neurologie, Endokrinologie, Gynäkologie) sinnvoll sein. Es liegt in der Verantwortung des Behandlungsteams, Mitbehandelnde zu erfragen und eine regelmäßige Kommunikation mit diesen anzustreben.

Medikamentöse Optimierung Im Falle ausgeprägter metabolischer, kardiologischer oder neurologischer Nebenwirkungen der psychiatrischen Medikation sollte die Option einer Dosisanpassung oder Umstellung mit den Betroffenen besprochen werden. Idealerweise sollten Medikamente mit einem besonders hohen Risiko für metabolische Nebenwirkungen (z.B. Olanzapin, Clozapin) oder Bewegungsstörungen (z.B. Antipsychotika der ersten Generation wie Haloperidol) von vornherein vermieden werden. Doch auch wenn diese Substanzen für die Behandlung der akuten Symptomatik notwendig waren, ist oft eine Umstellung auf einen nebenwirkungsärmeren Wirkstoff für die Rückfallprophylaxe möglich. Gegebenenfalls ist auch eine medikamentöse Behandlung mit Metformin zur Prävention von Gewichtszunahme und Glukosestoffwechselstörungen sinnvoll (Early Psychosis Guidelines Working Group and EPPIC Support Program 2016).

Nichtmedikamentöse Interventionen In den letzten Jahren gab es einen zunehmenden Fokus auf die Entwicklung nichtmedikamentöser Maßnahmen zur körperlichen Aktivierung, Unterstützung gesunder Lebensweise und Vermeidung von Gewichtszunahme und metabolischen Symptomen. Ernährungsberatung, verhaltenstherapeutische Interventionen und Sport- oder Aktivitätsangebote können hilfreiche Strategien sein, in vielen Studien war es jedoch schwierig, die Effekte von Interventionen langfristig aufrechtzuerhalten (Gates u.a. 2015). Insgesamt stehen junge Menschen, die im Kontext erster psychotischer Episoden und der Einnahme von Antipsychotika an Gewicht zunehmen, vor Herausforderungen, die vielen Menschen bekannt sind: Besonders in der Adoleszenz hängen Körperbild und Selbstbild eng zusammen und sind mit Erwartungen an die Wahrnehmung durch andere verbunden (Davison & McCabe 2006). Gerade Personen, die schon vor der psychiatrischen Behandlung Probleme mit ihrem Körperbild und/oder mit Übergewicht hatten und möglicherweise schon Erfahrungen mit gestörtem Essverhalten (z.B. Diäten) gemacht haben, können sehr sensibel auf Fragen und Interventionsangebote hinsichtlich der Verhinderung von Gewichtszunahme durch Antipsychotika reagieren. Auch hier ist zunächst die Einschätzung der

Motivationsphase sinnvoll (siehe S. 78ff.). Eine Person kann trotz einer für das Behandlungsteam gering erscheinenden Gewichtszunahme und sogenanntem »Normalgewicht« einen ausgeprägten Wunsch nach Interventionen zur Prävention weiterer Zunahme haben, während eine andere Person trotz eines hohen BMI und einer deutlichen Gewichtszunahme ein positives Körpergefühl hat und keine Veränderung wünscht.

Gewicht und Körperbild sind sehr persönliche Themen. Simplifizierende und oberflächliche Interventionen (»Vielleicht sollten Sie einfach weniger Schokolade essen und mal joggen gehen«) sind kontraproduktiv und sollten unbedingt vermieden werden.

Wirkungsvolle Interventionen beinhalten sowohl Aufklärung über Grundlagen gesunder Ernährung und Lebensweise (z.B. grundsätzlicher Energiebedarf des Körpers in Abhängigkeit von Aktivität, Energiedichte unterschiedlicher Nahrungsmittel, nachhaltiger Aufbau sportlicher Aktivitäten) als auch konkrete Unterstützung bei der Verhaltensänderung (z.B. Planung von Mahlzeiten, gemeinsames Einkaufen und Kochen) und Aufrechterhaltung von neuen Gewohnheiten (Galletly & Murray 2009). Hierzu können alle Berufsgruppen beitragen: In psychotherapeutischen Einzelgesprächen können individuelle Ziele hinsichtlich der körperlichen Gesundheit identifiziert und z.B. mögliche Hindernisse und Vorstellungen zur Selbstwirksamkeit erkundet werden. Nicht nur in psychotherapeutischen Gesprächen, sondern teilweise auch in Ergo- oder Musiktherapie kann eine Auseinandersetzung mit dem eigenen Körperbild stattfinden. In ärztlichen Gesprächen können Informationen zum menschlichen Körper und zur Prävention von Gesundheitsproblemen vermittelt und realistische Erwartungen gefördert werden, indem etwa Diätmythen entkräftet werden. Im Rahmen der Physiotherapie und pflegerischer Gruppenangebote können verschiedene Aktivitäten (z.B. Bouldern, Frisbee, Yoga, Morgenspaziergang) ausprobiert werden, während in anderen Gruppen gemeinsam eingekauft und gekocht wird.

Monitoring sexueller Gesundheit

Sexuelle Gesundheit ist eng mit körperlicher Gesundheit verknüpft, hängt darüber hinaus aber auch mit grundsätzlichen Fragen der Identität zusammen. In der Arbeit mit Menschen in Adoleszenz und jungem Erwachsenenalter ist diese Identitätsentwicklung häufig noch nicht abgeschlossen, und das

Thema kann, noch stärker als in anderen Lebensabschnitten ohnehin schon, mit Schamgefühlen behaftet sein. Dennoch sollte das Thema Sexualität und sexuelle Gesundheit im Rahmen einer psychiatrischen Behandlung nie ausgeklammert werden. Psychotische Symptome können einen sexuellen Inhalt haben und ebenso wie antipsychotische Medikamente zu sexuellen Störungen führen (Malik u. a. 2011). Diese sind mit geringerer Lebensqualität und geringer Adhärenz in Bezug auf die Behandlung assoziiert (Bushong u. a. 2013; Lambert u. a. 2004).

Es liegt in der Verantwortung des Behandlungsteams, Gesprächsangebote zu machen und den Betroffenen das Gefühl zu geben, dass wir an diesem Aspekt ihrer Identität und Gesundheit interessiert sind und als respektvolle Ansprechpartner zur Verfügung stehen.

Sexuelle Nebenwirkungen von Medikamenten Nebenwirkungen wie Libidostörungen, Erektionsstörungen und Milchfluss (Galaktorrhoe) treten nicht selten im Rahmen der Therapie mit psychiatrischen Medikamenten auf (insbesondere Antipsychotika und Antidepressiva). Sie sollten Teil der Aufklärung vor Beginn einer Medikation sein und im Verlauf aktiv erfragt werden, da viele Menschen zögern, sie frei zu berichten (auf eine Frage wie: »Haben Sie irgendwelche Nebenwirkungen?«).

Sexuelle und Geschlechtsidentität Im Gespräch über Sexualität und Partnerschaft sollten voreilige heteronormative Schlussfolgerungen vermieden und Geschlechtsidentität und sexuelle Orientierung stattdessen offen erfragt werden. Inklusive Sprache, sichtbare Solidarität mit der LGBTQ-Community und ein respektvoller Umgang des gesamten Teams mit queeren Menschen sollten selbstverständliche Bestandteile von psychiatrischen Angeboten sein.

Umgang mit sexuellem Risikoverhalten In einigen Fällen können psychotische Episoden mit riskanten sexuellen Verhaltensweisen verbunden sein, beispielsweise mit erhöhter Impulsivität und Risikobereitschaft im Rahmen manischer oder hypomaner Episoden oder mit sexueller Vulnerabilität aufgrund von Desorganisation und ausgeprägter Beeinflussbarkeit (Suggestibilität). Auch diese Aspekte sollten erfragt werden, um zukünftige Risiken minimieren und gegebenenfalls Untersuchungen zum Ausschluss einer Schwangerschaft oder sexuell übertragbarer Erkrankungen anbieten zu können.

Kinderwunsch, Schwangerschaft und Stillzeit Aktueller oder zukünftiger Kinderwunsch sind häufige Themen in der Arbeit mit jungen Menschen, die unter anderem bei der Auswahl der Medikamente berücksichtigt werden sollten. Auch hier ist es wichtig, die Offenheit des Behandlungsteams für dieses Thema zu demonstrieren. Es sollte Betroffenen bekannt sein, dass psychische Erkrankungen einem Kinderwunsch nicht im Wege stehen und dass sie im Prozess der Planung und während einer Schwangerschaft sowie in der Stillzeit vom Behandlungsteam unterstützt und beraten werden können. Wird dies nicht deutlich kommuniziert, drohen Behandlungsabbrüche und ein Wiederauftreten psychotischer Symptome.

Mit Medikamenten die Autonomie stärken

Antipsychotische Medikamente sind für viele Menschen mit Erkrankungen aus dem schizophrenen Formenkreis wirksam in der Reduktion psychotischer Symptome (insbesondere Positivsymptome) (Leucht u. a. 2013), der Behandlung akuter Anspannung und Ängste (Yu u. a. 2016) und der Verhinderung erneuter Krankheitsepisoden (Leucht u. a. 2013). Auch bei affektiven Psychosen sind Antipsychotika effektiv, beispielsweise in der Behandlung akuter Manien (Scherk u. a. 2007) sowie depressiver Episoden mit psychotischen Symptomen (Farahani & Correll 2012). Sowohl in der Akutbehandlung als auch in der Vorbeugung von Rückfällen spielen jedoch auch andere Substanzen wie Antidepressiva und stimmungsstabilisierende Medikamente eine wichtige Rolle (Farahani & Correll 2012; Miura u. a. 2014).
Bei ersten Episoden einer Schizophrenie führt Pharmakotherapie bei 80 % der Betroffenen zu einer Remission der Positivsymptome über zwölf Monate (Addington u. a. 2003; Lieberman u. a. 2003; Tohen u. a. 2000). Es ist aber ebenfalls bekannt, dass Antipsychotika weniger wirksam in der Behandlung von Negativsymptomatik und kognitiven Einschränkungen sind. Auch die Teilhabe wird von einer medikamentösen Therapie nur leicht beeinflusst (Leucht u. a. 2017; Leucht u. a. 2013). Zudem besteht insbesondere bei längerfristiger Einnahme das Risiko von unerwünschten Nebenwirkungen wie Gewichtszunahme, metabolischen und hormonellen Veränderungen, Sedierung und motorischen Störungen (extrapyramidal-motorische Symptome).
Einige junge Menschen haben Befürchtungen zu Nebenwirkungen, einer Persönlichkeitsveränderung oder Abhängigkeit durch Medikamente. In einer psychotischen Episode können auch Ängste vor einer Vergiftung oder einer Verabreichung von Medikamenten gegen den eigenen Willen hinzukommen.

JO *»Ich habe die Pfleger verdächtigt, dass sie mir was in die Getränke tun. Ich hatte furchtbare Angst.«*

Die Einnahme von psychiatrischen Medikamenten ist für viele Menschen mit einem erheblichen Stigma belastet (Jenkins & Carpenter-Song 2009). In der Kommunikation mit jungen Menschen, die zum ersten Mal psychiatrische Behandlung in Anspruch nehmen, ist es wichtig, diese Ängste aufzugreifen und anzuerkennen. Im Rahmen einer Behandlung durch das FRITZ-Team können dabei nicht nur wissenschaftlich fundierte Informationen in verständlicher Art und Weise für die Betroffenen und ihr Umfeld zur Verfügung gestellt werden, es besteht auch die Möglichkeit, sich mit anderen Betroffenen über deren Erfahrungen mit Medikamenten auszutauschen.

Eine Kombinationsbehandlung aus Pharmakotherapie und psycho- und soziotherapeutischen Maßnahmen ist wirksamer als alleinige Medikation (Herz u. a. 2000). Obwohl Studien zeigen, dass die Einnahme von Antipsychotika nach einer ersten psychotischen Episode das Rückfallrisiko verringert, ist nicht klar, wie groß der zusätzliche Effekt der Medikation ist, wenn als Grundbehandlung eine hohe Qualität von psychosozialen Therapien durch ein spezialisiertes Zentrum für Ersterkrankte angeboten wird (Alvarez-Jimenez u. a. 2011). Für einige Betroffene können psychosoziale Therapien auch ohne die Verwendung von Antipsychotika zu einer signifikanten Verbesserung der Symptomatik führen (Francey u. a. 2020). Somit sollten medikamentöse Behandlungsoptionen im Rahmen von Unterstützungsangeboten für Menschen mit Psychosen zur Verfügung stehen, ihre Annahme aber niemals zwingende Voraussetzung für eine Behandlung sein (DGPPN 2019 b). Bei der Therapieentscheidung ist die Erarbeitung eines gemeinsamen Behandlungsziels nach dem Prinzip des Shared Decision-Making essenziell. Dabei sollte das Therapieziel möglichst konkret definiert werden, um Behandlungserfolge für Betroffene nachvollziehbar zu machen.

Grundprinzipien für die Pharmakotherapie junger Menschen mit ersten psychotischen Episoden

(Early Psychosis Guidelines Working Group and EPPIC Support Program 2016):

- Berücksichtigung der Nebenwirkungsprofile bei Behandlungsentscheidungen;
- Vorbeugung und Behandlung psychiatrischer Notfallsituationen;
- Unterscheidung zwischen affektiven und nichtaffektiven psychotischen Erkrankungen;
- Beginn mit einer niedrigen Dosis und langsame Erhöhung (»Start low, go slow«);

- Vermeidung der Kombination mehrerer Antipsychotika (Polypharmazie);
- Risiko für Nichteinnahme oder unregelmäßige Einnahme beobachten und mögliche Gründe adressieren (Identifikation von Faktoren, die zu unregelmäßiger Einnahme führen, Anwendung von Shared Decision-Making, ggf. Angebot von Depotmedikation zur Vereinfachung einer regelmäßigen Einnahme);
- Erkennen und Umgang mit unerwünschten Ereignissen und Nebenwirkungen;
- Behandlung von Begleiterkrankungen;
- Identifikation von behandlungsresistenter Symptomatik nach ausreichend langen Behandlungsversuchen, um ein Ansprechen auf Medikamente oder Erreichen einer Remission beurteilen zu können;
- Anwendung besonderer Sorgfalt bei der medikamentösen Behandlung spezifischer Gruppen (Kinder, Schwangere und Personen, die schwanger werden könnten, Stillende, Personen mit Diabetes).

Die Abwägungen zu medikamentösen Behandlungsoptionen sind von den individuellen Therapiezielen abhängig, die auch durch die Art der Symptomatik, durch mögliche Begleiterkrankungen und die Phase der Behandlung beeinflusst werden. Im Folgenden wird daher die Herangehensweise in den verschiedenen Behandlungsfokussen vorgestellt, im Anschluss werden einige Anmerkungen zu spezifischen diagnostischen Gruppen gemacht. Selbstverständlich sind die Bedürfnisse von Betroffenen sehr unterschiedlich und nicht ausschließlich vom jeweiligen Behandlungsfokus abhängig. Durch die Zuordnung von Themen zu Fokussen wollen wir zeigen, wie sich die Überlegungen und der Schwerpunkt der Diskussion über medikamentöse Behandlungsoptionen verschieben können.

Fokus 1: Vertrauen aufbauen, Orientierung geben und Motivation fördern

Wenn Menschen aufgrund psychotischer Symptome in eine Behandlung kommen, kann das Thema Medikation schon in den ersten Stunden aufkommen. Die Aufgabe des Behandlungsteams ist, im Kopf zu behalten, dass wir uns zu diesem Zeitpunkt häufig (wenn auch nicht immer) im Behandlungsfokus 1 befinden. Das heißt, es kann nicht davon ausgegangen werden, dass es eine gemeinsame Realität, geschweige denn ein gemeinsames Erklärungsmodell gibt.

Wie in den vorangegangenen Kapiteln beschrieben, strebt das FRITZ-Modell mit niedrigschwelligen Angeboten danach, dass junge Menschen, wenn möglich zu einem frühen Zeitpunkt nach Beginn erster Symptome, Kontakt aufnehmen und Beratung suchen können. Gelingt dies, gehen eine ausführliche Anamnese und der Aufbau einer grundlegenden therapeutischen Beziehung möglichen Gesprächen über Medikation voraus. Häufig erfolgt der Erstkontakt mit dem psychiatrischen Versorgungssystem jedoch in einer Akutsituation, sodass unter Umständen eine Priorisierung der Abwendung akuter Gefahr im Sinne der dynamischen Hierarchisierung erfolgen muss.
Für den Erstkontakt ist es also essenziell zu bedenken, ob jemand aus eigenem Antrieb oder durch Anregungen aus dem Umfeld freiwillig Hilfe sucht oder ob die Vorstellung aufgrund einer akuten Zuspitzung geschieht und unter Umständen Sozialpsychiatrischer Dienst, Rettungsdienst oder Polizei beteiligt sind. In allen geschilderten Situationen sollte vermieden werden, den Eindruck zu erwecken, dass eine Behandlung automatisch eine (antipsychotische) Medikation beinhaltet. Denn im Umkehrschluss könnten Betroffene befürchten, dass es ohne Medikamenteneinnahme auch kein Behandlungsangebot gibt.
Erfolgt der Erstkontakt in einer Akutsituation, stehen häufig Symptome wie Angst und Agitation im Vordergrund, häufig basierend auf Positivsymptomen wie Wahnideen oder Halluzinationen und verstärkt durch eine ungewohnte und unter Umständen bedrohliche Situation wie die Vorstellung in einer psychiatrischen Abteilung. Häufig steht bei dieser ersten Begegnung auch das Behandlungsteam unter Druck, da akute Behandlungssettings wie Rettungsstellen zügige und effektive Interventionen erfordern. Für beide Seiten ist es in diesem Kontext schwierig, in einem differenzierten Gespräch der Thematik der Diagnosestellung und (medikamentösen) Behandlungsempfehlung gerecht zu werden. Daher sollten zunächst die akute Angst und Agitation ernst genommen und dafür ein Behandlungsangebot gemacht werden, beispielsweise mit Benzodiazepinen (sofern keine akute Alkohol- oder Drogenintoxikation besteht). Weiterführende Gespräche über antipsychotische Medikation sollten dem Behandlungsteam auf der Station überlassen werden und können in der Regel bis zum nächsten Tag warten.

Im Fokus 1 sollten medikamentöse Angebote auf die Behandlung akuter Angst und Agitation abzielen. Antipsychotika sollten nur sehr zurückhaltend oder wenn von den Betroffenen ausdrücklich gewünscht eingesetzt werden.

Natürlich können auch Menschen, bei denen bereits eine Psychose diagnostiziert wurde und die zumindest zeitweise mit Antipsychotika behandelt wurden, in solche Akutsituationen geraten. In diesem Fall können teilweise schon in der Rettungsstelle antipsychotische Medikamente, die in der Vergangenheit hilfreich waren, angeboten werden. Eine rein symptomatische Behandlung mit angstlösenden Medikamenten kann dennoch eine Alternative sein, insbesondere, wenn Misstrauen und (psychotische) Ängste in Bezug auf eine Behandlung bestehen.

ANNABELLE *»Ein Benzodiazepin habe ich selbst bei der Ärztin schon am ersten Tag angesprochen, weil ich so unruhig war. Das hatte ich früher schon, und es hat mir geholfen. Am Anfang dachten wir, ich brauche vielleicht keine Dauermedikation, sondern nur Bedarfsmedikation. Das war von beiden Seiten – die Ärzte und ich haben gesagt: Schauen wir mal, vielleicht muss eine Dauermedikation gar nicht sein. Das waren Angebote und Möglichkeiten.«*

Die Anwendung von Medikamenten unter Zwang sollte immer vermieden werden. Wenn aufgrund der akuten Anspannung jedoch eine so hohe Gefahr von Verletzungen für Erkrankte, Menschen in ihrem Umfeld oder das Behandlungsteam besteht, dass Zwangsmaßnahmen unausweichlich sind, sollten vorrangig Benzodiazepine zur Deeskalation verwendet werden, und die Maßnahme sollte zu einem späteren Zeitpunkt mit den Betroffenen nachbesprochen werden.

Fokus 2: Gemeinsame Anliegen finden

Zum Prozess des gegenseitigen Kennenlernens und der Identifizierung von Problemen und Anliegen gehört auch das Gespräch über Symptome, die einen hohen Leidensdruck verursachen. Hierzu können akustische Halluzinationen und psychotische Ängste gehören, aber auch unspezifische Symptome wie Schlafstörungen und Konzentrationsstörungen. Selbst wenn Betroffene und das Behandlungsteam noch kein gemeinsames Erklärungsmodell haben, ist es häufig möglich, Symptome zu benennen, die für die Betroffenen störend oder belastend sind.

ANNABELLE *»Die erste Woche war extrem schwankend, eine sehr schwierige Zeit. Ich hatte viele Ängste und habe viel geweint. Als wir nach einer Woche in der Visite wieder über die Möglichkeit einer Dauermedikation gesprochen haben, habe ich Ja gesagt.«*

Das subjektive Erleben der Erkrankung spielt eine große Rolle. So können psychotische oder manische Symptome von Betroffenen als durchaus positiv erlebt werden und eignen sich daher aus deren Sicht nicht als Zielsymptome der Behandlung. Beispielsweise kann eine Person mit manischen Symptomen kein Interesse daran haben, die Vorstellung einer generellen intellektuellen Überlegenheit und der umfassenden Kontrolle über die Zukunft der Welt aufzugeben. Möglicherweise wird jedoch eine gleichzeitig bestehende Schlafstörung als störend empfunden, sodass die Person einer symptomatischen Therapie zustimmt. Eventuell können auch negative Auswirkungen der genannten Symptome gemeinsam mit dem Behandlungsteam erarbeitet werden. So kann das Gefühl der intellektuellen Überlegenheit zwar angenehm sein, durch die Vielzahl und schnelle Abfolge komplexer Gedanken fällt es jedoch schwer, sich mitzuteilen und verständlich zu machen, was beispielsweise Konflikte mit Freunden oder Familie verursacht. Gerade bei Menschen mit ausgeprägter Negativsymptomatik lassen sich in vielen Fällen eher Verbesserungen der Funktionseinschränkungen infolge der Erkrankung als Therapieziele erarbeiten.

Im Fokus 2 ist eine medikamentöse Behandlung häufig symptomorientiert und adressiert die Aspekte der Erkrankung, die von den Betroffenen als störend erlebt werden.

Da bei Ersterkrankungen in der Gruppe der Antipsychotika nur geringe Wirksamkeitsunterschiede bestehen, erfolgt die Auswahl des Medikaments nebenwirkungsorientiert. Dabei ist zu berücksichtigen, dass in frühen Phasen der Erkrankung niedrigere Dosen für eine gute Wirksamkeit ausreichen. Potenzielle Nebenwirkungen werden von Betroffenen sehr unterschiedlich bewertet, auch hier müssen die individuellen Wünsche und Befürchtungen unbedingt berücksichtigt werden. In wenigen Fällen können Nebenwirkungen von Betroffenen auch als hilfreich erlebt werden. Beispielsweise kann der sedierende Effekt einiger Antipsychotika für Personen mit ausgeprägter Agitation oder Schlafstörungen gerade in der Akutbehandlung vorübergehend erwünscht sein.

Der Erfolg einer medikamentösen Behandlung ist von vielen Aspekten abhängig. Neben biologischen Faktoren für Ansprechen und Verträglichkeit spielt auch die Einstellung der Betroffenen und des Behandlungsteams eine entscheidende Rolle. Medikamente sind wirksamer und verträglicher bei positiver Einstellung und positiven Erwartungen (Leuchter u. a. 2014; Sibitz u. a. 2005). Obwohl bei einer Erstbehandlung eigene Vorerfahrungen der

Betroffenen fehlen, sind Informationen durch Angehörige, Umfeld, andere Betroffene und die Medien zu berücksichtigen. Psychopharmaka sind häufig stigmatisiert und es bestehen Ängste bezüglich Abhängigkeitsentwicklung, irreversiblen Nebenwirkungen und Wesensveränderungen. Diese weit verbreiteten Ängste und Bedenken sollte das Behandlungsteam offen thematisieren und bei Ängsten, Ambivalenz oder Ablehnung von Pharmakotherapie die Gründe hierfür sorgfältig hinterfragen und herausarbeiten. Dabei sind aus Teamsicht zunächst schwer nachvollziehbare Argumente immer ernst zu nehmen. Eine transparente Haltung und offene Kommunikation über mögliche Nebenwirkungen und Nachteile von Medikamenten schafft Vertrauen und eröffnet dadurch die Möglichkeit, auch über potenzielle Vorteile nachzudenken. Niemand sollte sich unter Druck gesetzt fühlen, daher ist es wichtig, dass die Betroffenen sich Zeit für die Entscheidung und auch mehrfache Gespräche in Anspruch nehmen können, wenn Zweifel oder Nachfragen entstehen.

Die Entscheidung für oder gegen eine medikamentöse Behandlung muss partizipativ erfolgen, in einer individuellen Risiko-Nutzen-Abwägung. Dies erfordert Aufklärung und eine partnerschaftlich-integrative Arzt-Patienten-Beziehung, gekennzeichnet durch hohe Wertschätzung und Selbstbestimmung. Eine voreingenommene Haltung, autoritäres Auftreten oder das Ausüben von Druck sind nicht hilfreich.

Es gibt Situationen, in denen die partizipative Entscheidungsfindung eingeschränkt sein kann. Akute Selbst- oder Fremdgefährdung, aber auch starke Auffassungsstörungen oder andere Symptome, die einen Entscheidungsprozess behindern, erfordern im Sinne der dynamischen Hierarchisierung manchmal eine rasche Medikation. Wichtig ist dann, den Entscheidungs- und Konsensprozess mit den Betroffenen nachzuholen, sobald diese dazu in der Lage sind.

Fokus 3: Krisen verstehen und Verantwortung teilen

Im Fokus 3 liegt der Schwerpunkt auf der Entwicklung eines gemeinsamen Erklärungsmodells mit den Betroffenen. Hierzu gehört auch eine Auseinandersetzung mit möglichen Differenzialdiagnosen (z.B. affektive oder nichtaffektive Psychosen) und Begleiterkrankungen. Basierend auf diesen Überlegungen kann mit den Betroffenen gemeinsam ein längerfristiges Konzept für die medikamentöse Behandlung entwickelt werden. Dafür sollte auch eine kritische Auseinandersetzung mit der bisherigen Medikation stattfinden. Im Fall von belastenden Nebenwirkungen (z.B. EPMS, Hyperprolaktinämie, Gewichtszunahme), die vor allem langfristig für viele nicht akzeptabel sind, ist eine frühe Umstellung auf einen anderen Wirkstoff häufig sinnvoll, um Behandlungsabbrüche zu verhindern. Gerade bei jungen Menschen ohne medikamentöse Vorerfahrungen können schon bei geringen Dosen ausgeprägte Nebenwirkungen auftreten. Das heißt jedoch nicht, dass andere Wirkstoffe ebenso schlecht vertragen werden – Klarheit kann nur durch einen neuen Behandlungsversuch gewonnen werden.

Im Fokus 3 sollte die medikamentöse Behandlung auf dem gemeinsamen Erklärungsmodell und der wahrscheinlichsten Verdachtsdiagnose basieren. Die mittel- und langfristige Perspektive rückt gegenüber der Behandlung akuter Symptome in den Vordergrund.

Dünya A., eine junge Frau mit schizophreniformer Störung, Depression und Borderline-Persönlichkeitsstörung erhielt eine Medikation mit einem Antipsychotikum der zweiten Generation (SGA) und einem Antidepressivum. Schon unter einer niedrigen Dosis entwickelte sie eine ausgeprägte Bewegungsunruhe (Akathisie), bei Dosisreduktion nahmen jedoch die psychotischen Symptome wieder zu. Nach Umstellung auf ein anderes SGA zeigte sich eine Hyperprolaktinämie mit Milchfluss nach nur einer Woche mit einer sehr geringen Dosis. Nach erneuter Umstellung auf ein drittes SGA erlebte Dünya A. ein vollständiges Abklingen der psychotischen Symptome und bemerkte bei einer mittleren Dosis keine störenden Nebenwirkungen.

Medikamentöse Optionen für Menschen mit nichtaffektiven Psychosen

Menschen mit nichtaffektiven Psychosen profitieren meist von einer Monotherapie mit atypischen Antipsychotika (Abbildung 45), welche mit einer geringen Dosis begonnen und dann langsam zur initialen Zieldosis erhöht werden kann, falls bei niedrigeren Dosen noch kein ausreichender Effekt zu beobachten ist (start low, go slow). Wenn nötig, kann zu Beginn zur Behandlung von Unruhe, Angst oder Schlafstörungen zusätzlich ein Benzodiazepin angeboten werden.

ABBILDUNG 45 Dosisempfehlungen für First-Line-Antipsychotika bei ersten psychotischen Episoden (nach Early Psychosis Guidelines Working Group and EPPIC Support Program 2016)

	Amisulprid	Aripiprazol	Quetiapin	Risperidon	Ziprasidon
Startdosis	50–100 mg	2,5–10 mg	25–50 mg	0,5–1 mg	20–40 mg
Initiale Zieldosis	300–400 mg	10–20 mg	300–400 mg	2–3 mg	80–120 mg
Höchstdosis	Bis 800 mg	Bis 30 mg	Bis 800 mg	Bis 6 mg	Bis 160 mg

Bei gutem Ansprechen und guter Toleranz einer Medikation kann diese in der gleichen Dosis fortgeführt werden. Auch die Option einer lang wirksamen Depotmedikation kann angeboten werden. Wenn nach etwa drei Wochen im Bereich der initialen Zieldosis kein ausreichender Effekt eintritt, kann man bei guter Verträglichkeit die Dosis schrittweise erhöhen. Gleichzeitig sollten psychosoziale Interventionen optimiert werden. Bei ausbleibendem Ansprechen nach sechs bis acht Wochen sollte man einen Wechsel zu einem der anderen oben genannten Wirkstoffe versuchen. Olanzapin gehört aufgrund seiner metabolischen Nebenwirkungen nicht zu den Medikamenten der ersten Wahl. Falls zwei Behandlungsversuche ohne Erfolg geblieben sind, sollte seine Verwendung jedoch erwogen werden (Startdosis 2,5–5 mg, initiale Zieldosis 10 mg, Höchstdosis bis zu 20 mg). Bei anhaltender Behandlungsresistenz der Symptomatik ist eine Einstellung auf Clozapin in Betracht zu ziehen (Startdosis 25 mg, initiale Zieldosis 300 mg, Höchstdosis bis zu 900 mg; siehe Early Psychosis Guidelines Working Group and EPPIC Support Program 2016).

Medikamentöse Optionen für Menschen mit affektiven Psychosen

Bei Menschen mit psychotischen Symptomen im Rahmen affektiver Störungen ist eine Monotherapie mit einem Antipsychotikum häufig nicht ausreichend. Wenn differenzialdiagnostisch der Verdacht auf eine depressive, bipolare oder schizoaffektive Erkrankung besteht, sollte die Möglichkeit einer zusätzlichen stimmungsstabilisierenden oder antidepressiven Medikation (Abbildung 46) mit den Betroffenen besprochen werden.

ABBILDUNG 46 **Behandlungsempfehlung für affektive Psychosen** (nach Early Psychosis Guidelines Working Group and EPPIC Support Program 2016)

	Bipolar affektive Störung oder schizoaffektive Störung		Unipolare Depression
	Manische oder gemischte Episode mit psychotischen Symptomen	Depressive Episode mit psychotischen Symptomen	Depressive Episode mit psychotischen Symptomen
Behandlung der affektiven Symptomatik	Stimmungsstabilisierende Medikation mit Lithium	Stimmungsstabilisierende Medikation mit Lithium oder Lamotrigin	Antidepressive Medikation (z. B. SSRI)
Behandlung der psychotischen Symptomatik	Antipsychotische Behandlung mit Risperidon, Quetiapin, Aripiprazol oder Ziprasidon (Dosierungen wie in Abbildung 45)		Niedrig dosierte antipsychotische Behandlung mit Amisulprid, Risperidon, Quetiapin, Aripiprazol oder Ziprasidon (Startdosierungen wie in Abbildung 45, weitere Titration je nach Wirkung)
Strategie bei Nichtansprechen	Wechsel des Antipsychotikums (ggf. Olanzapin) oder Umstellung von Lithium auf Valproat, ggf. EKT	Wechsel der stimmungsstabilisierenden Medikation oder des Antipsychotikums oder Kombination mit Antidepressivum, ggf. EKT	Wechsel des Antidepressivums oder des Antipsychotikums oder Kombination mit stimmungsstabilisierender Medikation, ggf. EKT

Medikamentöse Optionen für komorbide Störungen

Wie in den vorangegangenen Kapiteln erläutert, finden sich bei vielen Menschen mit psychotischen Episoden Begleiterkrankungen, wie Angst- oder Zwangsstörungen, Traumafolgestörungen, Depressionen, Substanzmissbrauch, ADHS, Autismus, Essstörungen, Persönlichkeitsstörungen und viele andere, die häufig schon vor einer ersten psychotischen Episode bestanden. Eine sorgfältige Anamnese und gemeinsame Fallkonzeption kann helfen zu verstehen, wie sehr Symptome von Begleiterkrankungen zur aktuellen Belastung beitragen und ob eine medikamentöse Behandlung sinnvoll erscheint. Wenn es medikamentöse Behandlungsansätze gibt, sollten diese als Optionen mit den Betroffenen besprochen werden. In manchen Fällen kann es sinnvoll sein, zunächst eine Besserung der psychotischen Symptomatik abzuwarten, um beurteilen zu können, ob beispielsweise Angstsymptome hauptsächlich durch die Psychose getriggert wurden oder eine so ausgeprägte Angststörung besteht, dass eine medikamentöse Behandlung angezeigt ist.

LILLY L., eine junge Frau mit einer ersten psychotischen Episode, berichtet über langjährige soziale Ängste, die zu Einschränkungen der schulischen Leistungsfähigkeit und zur Vermeidung von Gruppensituationen geführt haben. In den letzten Monaten hatte Lilly L. aus Angst das Haus kaum noch verlassen und sich auch von ihrer Familie völlig zurückgezogen. Im Gespräch wird deutlich, dass der Rückzug der letzten Monate auf einer ausgeprägten Antriebsstörung und der wahnhaften Überzeugung beruhte, ihre Mutter sei pädophil und paktiere und mit den Nachbarn. Lilly L. erhält vorübergehend während der Eindosierung eines Antipsychotikums Benzodiazepine zur Angstreduktion. Mit Nachlassen der wahnhaften Überzeugung und der Negativsymptomatik kann sie das Haus wieder verlassen und fasst wieder Vertrauen zu ihrer Familie. Die Auseinandersetzung mit den sozialen Ängsten ist jedoch ein wichtiges Thema in den psychotherapeutischen Einzelgesprächen und in Familiengesprächen mit den Eltern. Im Rahmen der ambulanten Behandlung wird später aufgrund depressiver Symptome und weiterhin bestehender sozialer Ängste auf Lilly L.s Wunsch hin ein Behandlungsversuch mit einem SSRI begonnen, von dem sie langfristig sehr profitiert.

Prinzipiell sollten Entscheidungen für die medikamentöse Behandlung von Begleiterkrankungen zurückhaltend getroffen werden, um Polypharmazie so weit wie möglich zu vermeiden. Das Vorliegen einer psychotischen Störung stellt jedoch keinen Ausschluss für die medikamentöse Behandlung anderer Erkrankungen dar. Selbst für die verbreitete Annahme, dass eine ADHS-Behandlung mit Methylphenidat zu einem erhöhten Risiko für psychotische Krisen führt, gibt es kaum wissenschaftliche Evidenz (HOLLIS u. a. 2019). Gerade wenn Symptome anderer Erkrankungen wie ADHS oder Zwangsstörungen zu einem hohen Stressniveau führen, kann deren medikamentöse Behandlung auch zur Verringerung psychotischer Symptomatik beitragen (PALLANTI & SALERNO 2020; POYUROVSKY u. a. 2004).

Fokus 4: Identität und Autonomie fördern

Der Umgang mit und die Einstellung gegenüber Medikamenten ändert sich häufig im Krankheitsverlauf. In Abhängigkeit von Symptomen, Nebenwirkungen, Anforderungen des Berufs und des Alltags und vielen weiteren Faktoren sollten die kurz und langfristigen Vor- und Nachteile einer Medikation immer wieder thematisiert und abgewogen werden. Die Umsetzung der getroffenen Behandlungsentscheidungen erfordert auch langfristig die Übereinkunft von Behandlungsteam und Betroffenen hinsichtlich gemeinsamer Therapieziele und der hierfür geeigneten Maßnahmen. So stellen viele Betroffene nach Abklingen der akuten Symptomatik den Sinn einer weiteren Einnahme von Medikamenten infrage. Daten aus Finnland zeigen, dass lediglich 45,7 % aller Menschen mit Ersterkrankung an einer Schizophrenie nach der stationären Entlassung ihre antipsychotischen Medikamente über dreißig Tage weiter einnahmen (Tiihonen u. a. 2011). Dies erscheint durchaus nachvollziehbar, wenn man bedenkt, dass die Betroffenen sich nach Abklingen der Symptome oft als gesund erleben. Auch aufgrund der Tatsache, dass ein Anteil der Betroffenen eine einmalige psychotische Episode ohne weitere Rezidive erlebt, erhoffen sich viele, dass keine Notwendigkeit für eine medikamentöse Rückfallprophylaxe besteht. Tatsächlich lässt sich eine sichere Prognose nicht stellen. Die Dauer der psychotischen Symptomatik ist einer der wichtigsten Faktoren für den weiteren Verlauf: Das Risiko einer erneuten psychotischen Episode innerhalb der folgenden drei Jahre erhöht sich von 50 % bei kurzen psychotischen Störungen (z.B. akute polymorphe psychotische Störung, akute schizophreniforme Störung) auf 84 % bei einer Dauer über sechs Monate (Fusar-Poli u. a. 2016). Risikofaktoren für Rückfälle sind außerdem: männliches Geschlecht, geringe gesellschaftliche Teilhabe vor Erkrankungsbeginn, Arbeitslosigkeit, Vorliegen schizoid-schizotyper Persönlichkeitszüge und ausgeprägte Negativsymptomatik (Bowtell u. a. 2018).
Obwohl das Absetzen antipsychotischer Medikamente kurzfristig mit einem erhöhten Risiko erneuter psychotischer Episoden verbunden ist, gibt es Hinweise, dass sich die langfristige Prognose zwischen Menschen mit längerer und kürzerer antipsychotischer Erhaltungstherapie nicht wesentlich unterscheidet oder die gesellschaftliche Teilhabe nach früher Dosisreduktion sogar höher ist (Wunderink u. a. 2013). Auf Basis dessen sollte auch die Option einer Dosisreduktion oder des Absetzens der antipsychotischen Medikamente mit den Betroffenen offen besprochen werden. Andernfalls geschieht die Nichteinnahme von Medikamenten häufig ohne das Wissen des Behandlungsteams,

da Betroffene befürchten, sonst negative Konsequenzen zu erleben oder das Behandlungsteam zu enttäuschen. Die Einengung der Therapieoptionen kann bereits als Form des Zwangs erlebt werden. Es sollte daher offen über Vor- und Nachteile der Medikation gesprochen und gemeinsam entschieden werden.

> JO *»Wir haben das Medikament [noch während der stationären Behandlung] zwischendurch abgesetzt, haben probiert, ob es auch ohne geht. Ich habe mitentschieden, aber mir wurde gesagt, die Chancen stehen 50:50, dass es gut geht oder nicht.«*

Durch die partizipative und transparente Herangehensweise bei der Besprechung und Entscheidung hinsichtlich einer Reduzierung oder Pausierung der Medikation werden Therapieoptionen erweitert, das Vertrauensverhältnis zwischen Betroffenen und Behandlungsteam gestärkt und Anwendung von Zwangsmaßnahmen vermieden.

Im Fokus 4 werden Kosten und Nutzen einer längerfristigen Fortführung der Medikation gegenüber Reduktion oder Absetzversuchen abgewogen, mit dem Ziel, Betroffene in ihren langfristigen Lebenszielen zu unterstützen.

FRITZ implementieren, weiterentwickeln und aufrechterhalten

Da Angebote für junge Menschen mit ersten psychotischen Episoden im deutschsprachigen Raum wenig verbreitet sind (LEOPOLD u. a. 2015), stehen viele Professionelle, die diese Angebote den Nutzenden zur Verfügung stellen wollen, vor der Herausforderung, diese »neu« einzuführen. Deshalb wollen wir in diesem Kapitel unsere Erfahrungen bei der Implementierung, Aufrechterhaltung und Weiterentwicklung eines solchen Angebots teilen.

Die Etablierung von gezielten Angeboten für junge Menschen mit ersten psychotischen Episoden lässt sich aufgrund der nationalen und internationalen Leitlinienempfehlungen (siehe das erste Kapitel) als Leitlinienimplementation auffassen. Obwohl die Zahl methodisch hochwertiger Leitlinien in der Medizin stark zunimmt, ist über den Implementierungsprozess von leitlinienkonformen klinischen Strategien wenig bekannt. In den wenigen Metaanalysen zeigte sich, dass die Zunahme von leitliniengerechtem Handeln am ehesten im Rahmen einer systematischen Mehrebenenimplentierungsstrategie gelingt, bei der möglichst das gesamte Behandlungsteam und die Leitungsebene einbezogen werden (GIRLANDA u. a. 2017). Darüber hinaus gibt es Hinweise darauf, dass Implementierungspläne auf die jeweilige spezifische Situation zugeschnitten sein sollten und dass der Einbezug von externen Experten hilfreich sein kann (BECHDOLF u. a. 2021).

Da das FRITZ Am Urban von einem Krankenhaus ausgeht, lag es aus pragmatischen Gründen nahe, eine Station zum Ausgangspunkt der Entwicklung zu machen. Andere Kliniken haben mit einem tagesklinischen Setting begonnen. Sinnvoll ist es, von Anfang an die ambulante Perspektive mitzudenken, etwa in Form einer integrierten (Instituts-)Ambulanz oder der Zusammenarbeit mit einer Praxis oder einem sozialpsychiatrischen Träger, da es, wie im Therapieteil angesprochen, um die Etablierung einer langfristigen Zusammenarbeit mit den Nutzenden geht, die sich nicht auf stationäre oder teilstationäre Behandlungsepisoden beschränken sollte.

Der umgekehrte Weg, dass ein gemeindepsychiatrischer Träger, eine Ambulanz, Praxis oder eine Kontakt- und Beratungsstelle zum Ausgangspunkt eines

Schwerpunktangebots für junge Menschen mit Psychosen wird, ist genauso denkbar. Ziel sollte sein, ein regionalisiertes, träger- und sektorübergreifendes Angebot zu schaffen.

Bedingungen des Changemanagements

FRITZ Am Urban ist ein Angebot, das von einer sektorversorgenden Abteilung für Psychiatrie, Psychotherapie und Psychosomatik am Allgemeinkrankenhaus ausgeht. Da die Einrichtung dieses Angebots relevante institutionelle Veränderungen bedeutete, haben wir bei dessen Einführung die Konzepte des Changemanagements genutzt.

Unter Changemanagement lassen sich alle Aufgaben, Maßnahmen und Tätigkeiten zusammenfassen, die eine bereichsübergreifende und inhaltlich weitreichende Veränderung zur Umsetzung neuer Strategien, Strukturen, Systeme, Prozesse oder Verhaltensweisen in einer Organisation bewirken sollen (Hollmann & Sobanski 2015). Ein etabliertes Changemanagement-Modell ist das Acht-Phasen-Modell nach Kottern (Tohen u.a. 2012):

1. Gefühl der Dringlichkeit erzeugen,
2. Führungskoalition aufbauen,
3. Entwicklung einer Vision des Wandels,
4. Vision kommunizieren und für Akzeptanz werben,
5. Mitarbeitende zum Handeln ermutigen,
6. kurzfristige Erfolge sichtbar machen,
7. erreichte Ziele und Erfolge sichern: dranbleiben,
8. Veränderungen in der Unternehmenskultur verankern.

In den nachfolgenden Abschnitten versuchen wir, die Entwicklung und stufenweise Umsetzung des FRITZ-Konzepts anhand des Modells von Kotter darzustellen und dabei die Erkenntnisse der Leitlinienimplementationsforschung zu berücksichtigen.

Die Vivantes Klinik für Psychiatrie, Psychotherapie und Psychosomatik verteilt sich auf zwei Standorte, das Klinikum am Urban, das auch akademisches Lehrkrankenhaus der Berliner Charité ist, und das Klinikum im Friedrichshain. Gemeinsam wird der Sektor Friedrichshain-Kreuzberg mit etwa 290.000 Einwohnern versorgt. 2013, als das Projekte startete, verfügte die Klinik über neun Stationen mit 170 Behandlungsplätzen, zwei Tageskliniken mit insgesamt fünfzig Behandlungsplätzen und eine Institutsambulanz.

Gefühl der Dringlichkeit erzeugen

Generell besteht die erste Herausforderung darin, Verantwortliche nachhaltig von der Notwendigkeit und Dringlichkeit der Veränderung zu überzeugen. Wird dieser Schritt nicht mit der nötigen Geduld angegangen, kann es passieren, dass Führungskräfte nur oberflächlich überzeugt werden und im Laufe des Prozesses ihre Unterstützung entziehen.

Ein Gefühl der Dringlichkeit bei den Mitarbeitenden zu erzeugen, fällt in der Regel nicht schwer, da sich bei vielen Mitarbeitenden aller Berufsgruppen klinisch der Eindruck manifestiert, dass junge Menschen mit ersten psychotischen Episoden das allgemeinpsychiatrische Behandlungsangebot als unattraktiv empfinden, möglichst schnell entlassen werden wollen und den Kontakt zum Hilfesystem selten aufrechterhalten. Ein wichtiger Aspekt ist aber auch, nicht den Eindruck entstehen zu lassen, dass die bisher geleistete Arbeit durch die neuen Strategien abgewertet wird und Kompetenzen nicht gewürdigt werden.

Leider führt die Einführung von evidenzbasierten und leitliniengerechten Strategien nicht zu unmittelbar erhöhten Erlösen pro Behandlungsplatz und stellt zunächst einen zeitlichen und finanziellen Mehraufwand gegenüber der Beibehaltung des Status quo bei in der Regel gefüllten Behandlungsplätzen dar, sodass die Geschäftsführung eher mit indirekten, mittel- oder langfristigen Argumenten für die Strategie gewonnen werden muss. Zur Gewinnung der Geschäftsführung ist es also hilfreich, wenn die Entwicklung von Angeboten für junge Menschen mit ersten psychotischen Episoden sich in die Gesamtstrategie der jeweiligen Institution, der Klinik oder des Gesamtkrankenhauses integrieren lässt oder zumindest anschlussfähig ist.

Überzeugende Argumente für den Aufbau eines Angebots für junge Menschen bei der Geschäftsführung waren in unserem Fall, dass es sich hier um eine Lebens- bzw. Krankheitsphase handelt, die besonders bedeutsam für die weitere Entwicklung ist und deshalb einer spezialisierten, intensiven Behandlung bedarf. Weitere Argumente sind, dass mit dem Fokus auf Jugendliche und junge Erwachsene besondere Hoffnungen auf eine positive langfristige Entwicklung verbunden sind und dass sich ein Fokus auf diese Personengruppe zu einem positiven Image der Klinik und der Psychiatrie insgesamt verwenden lässt. Allgemeinere Argumente für die Implementation von leitliniengerechten, multiprofessionellen Interventionen sind darüber hinaus, dass sich die Behandlungsqualität verbessert, die Mitarbeiterzufriedenheit steigt, die Reputation zunimmt und eine hierarchiearme multiprofessionelle Arbeit die Unternehmenskultur stärkt und Mitarbeitende bindet. Ferner überzeugte auch, dass mit der integrierten PIA zusätzliche außerbudgetäre Erlöse generiert werden können.

Die Initiative zur Gründung von FRITZ Am Urban ging vom Chefarzt aus, der aufgrund seiner Forschungs- und Auslandserfahrung über eine ausgewiesene Expertise und ein großes Interesse und Engagement für diese besondere Zielgruppe verfügt. Diese Konstellation erleichterte die Akzeptanz der Einrichtung eines solchen Schwerpunkts bei der Geschäftsführung und auf der Führungsebene, barg jedoch gleichzeitig das Risiko, dass die Einführung bei den Mitarbeitenden als Top-down-Prozess wahrgenommen werden könnte. Eine Initiative, die von einem Behandlungsteam, einer Station oder einem Zusammenschluss von Mitarbeitenden ausgeht, hat es unter Umständen schwerer, die Führungsebene und die Geschäftsführung zu überzeugen, obwohl solche Initiativen den Vorteil haben, dass interessierte Mitarbeitende oder ein Behandlungsteam, die den Schwerpunkt bilden möchten, schon zur Verfügung stehen und die intrinsische Motivation zur Umsetzung höher ist.

Führungskoalition aufbauen

Die Hauptaufgabe in dieser Changemanagement-Phase ist in der Regel, ein handlungsfähiges Team zu bilden und gemeinsam realistische Erwartungen für Ausmaß, Tempo und mögliche Hindernisse der Veränderungen zu entwickeln. Es ist wichtig, dass die Schwierigkeiten, eine Veränderung zu initiieren, von den Beteiligten nicht unterschätzt werden. Besonders wenn eine Tradition von Teamwork oder das Verständnis für eine solche Art von Koalition noch nicht besteht, ist die Abstimmung und Aufgabenverteilung im Führungsteam unerlässlich, um im weiteren Verlauf gemeinsam bei anderen Mitarbeitenden um Unterstützung zu werben.

Wenn noch kein Team oder interessierte Mitarbeitende von vornherein zur Verfügung stehen, empfiehlt es sich – nachdem Geschäftsführung, ärztliche Leitung und Pflegedirektion der Etablierung des Angebots für junge Menschen mit ersten psychotischen Episoden zugestimmt haben –, unter den leitenden Mitarbeitenden auf Station nach einer Führungskoalition zu suchen. Ziel ist es, Menschen zu gewinnen, die aufgrund ihrer institutionellen Rolle in der Lage sind, das Konzept umzusetzen, und die gleichzeitig auch über ausreichende Motivation für diese Aufgabe verfügen.

Diese Phase kann mit Einzelgesprächen oder Gesprächen in dem jeweiligen Leitungsgremium, begleitet von einem Vortrag über Evidenz und

Behandlungsbausteine, eingeleitet oder begleitet werden. In dieser Phase kann es hilfreich sein, schon eine Idee davon zu haben, welche Mitarbeitenden für eine solche Aufgabe besonders geeignet sein könnten, oder auch schon vorher extern Fachkräfte verschiedener Berufsgruppen anzusprechen, die Interesse haben, einen solchen Schwerpunkt aufzubauen. Unter Umständen kann am Ende dieser Phase schon eine vorläufige Projektgruppe etabliert werden, bestehend aus z.B. einer Stationspflegeleitung, einer psychologischen und ärztlichen Leitung.

Entwicklung einer Vision des Wandels

Der Fokus in dieser Phase liegt darauf, eine Vision des Projekts zu entwickeln, die für Mitarbeitende nachvollziehbar ist und sich gegebenenfalls in eine übergeordnete Gesamtstrategie einfügt.

In der Klinik für Psychiatrie, Psychotherapie und Psychosomatik im Vivantes Klinikum Am Urban und im Friedrichshain wurden längerfristige Strategien im Sinne eines übergeordneten Changeprozesses erarbeitet. In einem multiprofessionellen Strategieworkshop einmal jährlich am Beginn des Jahres und mit jährlichen Projekten wird versucht, sich der Vision anzunähern. Das FRITZ-Projekt war das erste Projekt in diesem längerfristigen Prozess. Der Prozess war in jährliche Strategieworkshops mit der Festlegung jährlicher Projekte gegliedert.

Vision kommunizieren und für Akzeptanz werben

Wenn die Geschäftsführung das Anliegen unterstützt, wenn es eine Leitungsgruppe gibt, die zu den Projektzielen steht und diese erreichen möchte, die Betriebsratszustimmung besteht, sollten alle Mitarbeitenden über das bevorstehende Projekt informiert werden.

Damit das Transportieren der Vision gelingt, müssen Inhalt, Art der Kommunikation und Zeitpunkt von Veranstaltungen an die strukturellen Rahmenbedingungen der Organisation angepasst werden. In Krankenhäusern beispielsweise ist es immer herausfordernd, eine ausreichend große Menge an Mitarbeitenden gleichzeitig zu erreichen, da z.B. Pflegende sich im Schichtdienst befinden und ihre Arbeitszeiten sich nur wenig mit den Arbeitsrhythmen der anderen Berufsgruppen überschneiden. Deshalb kann es hilfreich sein, neben Präsenzveranstaltungen auch andere Medien wie Newsletter oder Webinare zu nutzen.

In unserem Fall haben wir verschiedene Plenumveranstaltungen durchgeführt, in denen wissenschaftliche Erkenntnisse und Leitlinienempfehlungen vorgestellt und daraus erste Vorüberlegungen abgeleitet wurden, etwa welche Station für die Schwerpunktstation für junge Erwachsene infrage kommt und wie Behandlungsbausteine grob aussehen könnten. Hier kann es auch hilfreich sein, externe Experten zu Vorträgen einzuladen oder beratend einzubeziehen. Bei den Plenumveranstaltungen wurde den Mitarbeitenden Gelegenheit gegeben, in großer Runde und in separat angebotenen kleinen Runden Fragen zu stellen. Ziel war es, Mitarbeitende, insbesondere aus dem Bereich der Pflege, dazu zu gewinnen, sich auf dieser Station für die Mitarbeit zu bewerben.

Wir habe gute Erfahrungen mit dem sogenannten »Interessenbekundungsverfahren« gemacht. Dabei handelt es sich um eine partizipative Methode der Organisationsentwicklung, die bei anstehenden konzeptionellen Veränderungen, welche die Struktur einer Organisation beeinflussen, eingesetzt werden kann. Mitarbeitende werden auf der Basis ihrer persönlichen Interessen und Überzeugungen gebeten, sich für oder gegen ihre Teilnahme an dem betreffenden Konzept, also in diesem Fall dem Schwerpunkt für junge Erwachsene mit ersten psychotischen Episoden, zu entscheiden. Wenn sie sich zur Mitarbeit entscheiden, werden sie gebeten, die Umsetzung aktiv mitzugestalten. Die Öffnung dieses Gestaltungsspielraums erzeugt eine höhere Motivation zur Umsetzung des Konzepts sowie eine höhere berufliche Zufriedenheit bei den Mitarbeitenden als die durch die Leitung fremdbestimmte Festlegung, z.B. indem einfach eine Station für die Schwerpunktbildung benannt wird und die Mitarbeitenden dann ohne eigene Entscheidungshoheit das Konzept umsetzten sollen.

Mitarbeitende zum Handeln ermutigen

Zum Auftakt der Entwicklung von Angeboten für junge Menschen bietet es sich an, ein Projekt mit zeitlicher Begrenzung zu definieren und eine Zieldefinition vorzusehen.

Wenn die Initiative für den Schwerpunkt von den Mitarbeitenden selbst ausgeht, hat das den Vorteil, dass häufig schon ein Team besteht oder viele Interessierte zur unmittelbaren Umsetzung des Projekts zur Verfügung stehen. Wenn das nicht der Fall ist, hängt die Umsetzung davon ab, ob das Projektteam inhaltlich und von den Kompetenzen so zusammengestellt ist, dass die Ziele nach Abschluss der Projektphase tatsächlich erreicht werden können. An dieser Stelle ist es für das Führungsteam wichtig, zwar als Unterstützung zur

Verfügung zu stehen, gleichzeitig aber den Mitarbeitenden Autonomie in der Ausgestaltung der praktischen Umsetzung zuzugestehen.
Bei der FRITZ-Entwicklung war nach Abschluss des Interessenbekundungsverfahrens die Zusammenstellung des ersten Teams definiert, und die Projektgruppe, geleitet von der Stationspsychologin, dem Stationsleiter und der Oberärztin, begann unter Einbezug weiterer Mitarbeitender ihre Arbeit. Zunächst hospitierten große Teile des Teams auf einer Psychotherapiestation für Menschen mit Psychosen, um Eindrücke von möglichen Angeboten zu bekommen. Darauf und auf der Evidenzlage basierend erarbeitete die Stationspsychologin die psychotherapeutischen Rahmenkonzepte und Materialien und band dabei die anderen Berufsgruppen ein. Ein Stationskonzept wurde erstellt, welches viele der im Buch dargestellten Behandlungselemente schon umfasste. Abbildung 47 zeigt den Projektablauf im engeren Sinn.

ABBILDUNG 47 Ablauf des FRITZ-Projekts

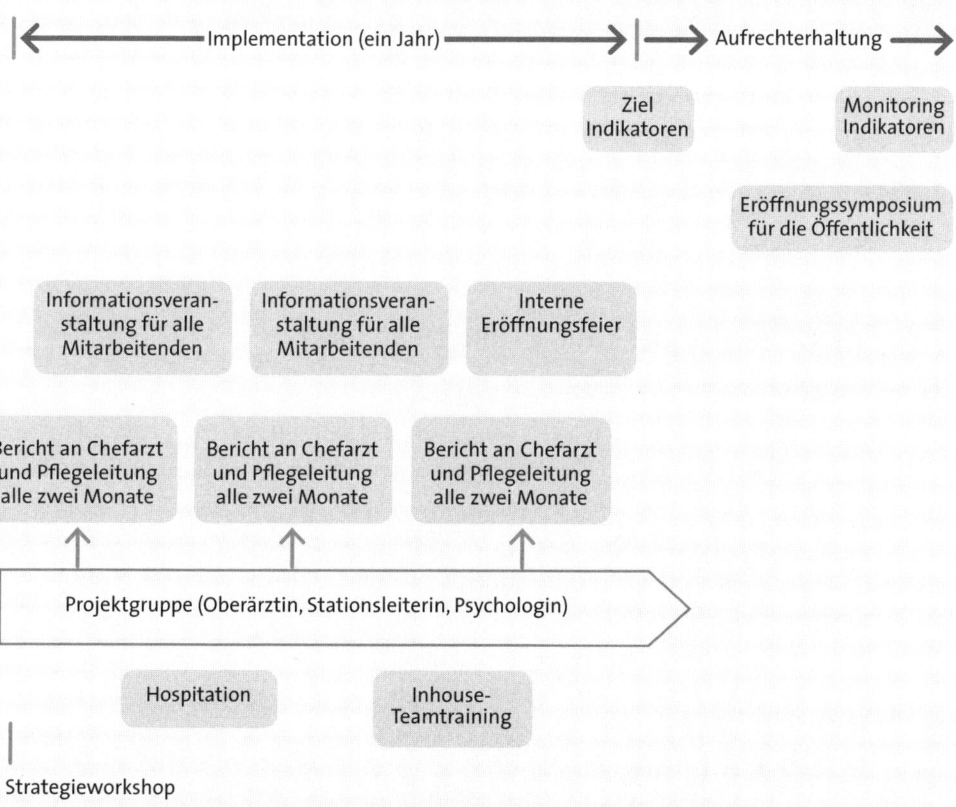

Kurzfristige Erfolge sichtbar machen

Die Kommunikation der Fortschritte des Projekts innerhalb der Institution war für uns ein wichtiger Punkt. Da es an materiellen Belohnungen für den Aufbau eines solchen Schwerpunkts in den meisten sozialen Institutionen mangelt, kann dies ein wirksamer Weg sein, die Initiative, die Selbstwirksamkeit und auch den Stolz der Mitarbeitenden für das Geleistete zu stärken. Damit das gemeinsame Feiern von Etappenerfolgen und deren Kommunikation nach außen gelingt, sollten die Projektziele zu Beginn eindeutig definiert werden.
Um kurzfristige Erfolge sichtbar zu machen, ist es hilfreich, dass der Fortschritt des Projekts unterjährig (z.B. etwa alle drei Monate) in Informationsveranstaltungen für alle Mitarbeitenden berichtet wird. Ferner ist mit dieser Strategie die Gesamtklinik über den Fortgang des Projekts informiert und die Prozesse in der Projektgruppe sind transparent.
Günstig ist auch, ein Ende des Projekts zu definieren und dann sichtbare Veränderungen zu präsentieren, im besten Fall das Erreichen der Erfolgsindikatoren. Im Fall von FRITZ waren es z.B. jugendfreundliche Rollouts, Plakate, Stationsgestaltung und Webpräsenz, ein psychotherapeutisch orientiertes multiprofessionelles Stationskonzept und die integrierte Institutsambulanz, die in einer internen Eröffnungsveranstaltung am Ende der Projektphase den anderen Mitarbeitenden von den FRITZ-Teammitgliedern vorgestellt wurden. Weitere Maßnahmen, die kurzfristige Erfolge sichtbar machen können, sind externe Veranstaltungen; so wurde FRITZ etwa im Rahmen einer Tagung mit internationalen Referenten der psychosozialen Szene vorgestellt.

Erreichte Ziele und Erfolge sichern: dranbleiben

Die Herausforderung in dieser Changephase besteht darin, die gemeinsam erreichten Veränderungen nicht nur zu bewahren, sondern stetig weiterzuentwickeln. Hier ist eine hohe Identifikation des gesamten Behandlungsteams mit dem Konzept entscheidend, um die Besonderheiten des Modells im klinischen Alltag aufrechtzuerhalten und an neue Teammitglieder weiterzugeben. Je mehr Teammitglieder enthusiastisch hinter dem Projekt stehen, umso besser kann eine Weiterführung gelingen, selbst wenn wichtige Initiatoren oder Träger des Konzepts sich anderen Aufgaben zuwenden oder die Institution verlassen.
Entscheidend war dafür eine Teamatmosphäre, die es leicht machte, Dinge auszuprobieren ohne Angst vor dem Scheitern. Dazu gehörten auch Möglichkeiten für Fehlversuche, ohne dass Frustration entstand oder Kritik als Kränkung

aufgefasst wurde. Es ist nicht immer leicht, wachsam zu bleiben, wenn sich alte Routinen oder Gewohnheiten wieder einschleichen. In Teamsupervisionen gab es explizit Raum, immer wieder zu reflektieren und konstruktive Kritik von außen einzuholen. Als wertvoll erwiesen sich hierbei auch Besucher und Hospitanten aus anderen Einrichtungen. Aufmerksamkeit und Wertschätzung der Leitung werden im besten Fall durch die Erfolgserlebnisse und gegenseitige Wertschätzung erweitert.
Die Schaffung der Angebote einer Schwerpunktstation für junge Menschen mit ersten psychotischen Episoden hat bei uns einen Wertschätzungs- und Selbstvertrauenszuwachs bei den Mitarbeitenden bewirkt. Die Kultur der Beteiligung über die Berufsgruppen und Hierarchien hinweg hat dazu geführt, dass die Mitarbeitenden selbst weitere Ideen entwickelt haben. Hier sind beispielsweise Gruppenangebote der Pflegenden zu nennen wie die Fit-for-Life-Gruppe, das Angebot der Physiotherapeutin, mit den jungen Leuten bouldern zu gehen, und die Fritz-Gruppe, die gemeinsame Basketball- oder Kickerturniere organisierte.
Viele der in den vorherigen Kapiteln beschriebene Angebote sind nicht innerhalb einer zeitlich befristeten Projektphase umzusetzen, sondern brauchen längere verwaltungstechnische Vorbereitungszeit oder erfordern Kooperationen und Netzwerkarbeit im Versorgungssektor außerhalb der Klinik. Abbildung 48 zeigt die Weiterentwicklungen auf FRITZ, nachdem die eigentliche Projektphase 2013 abgeschlossen war.

ABBILDUNG 48 Weiterentwicklung des FRITZ nach Abschluss der Projektphase 2013

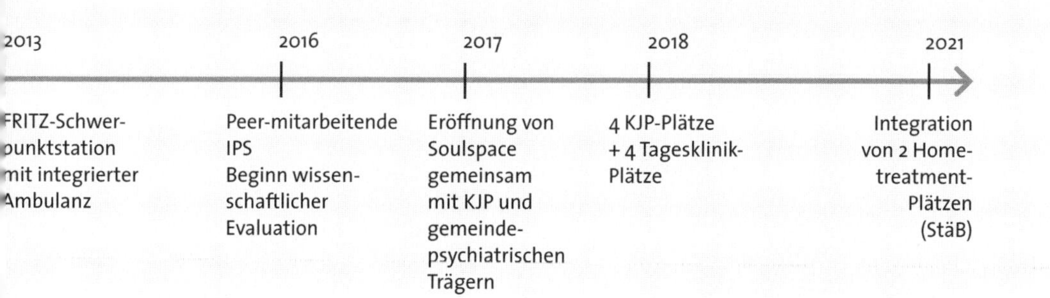

Obwohl mit der Implementation von FRITZ die meisten Implementierungsindikatoren erreicht wurden, gibt es trotzdem noch zahlreiche Herausforderungen.

Ein ungelöstes Problem ist beispielsweise, wie die Institution mit der Ausbildungspflicht der für den ärztlichen Nachwuchs umgeht, da diese über die klinischen Einheiten rotieren und daher immer wieder neue Menschen, die noch nicht ausreichend psychotherapeutische und konzeptionelle Kenntnisse über FRITZ haben, in das Team integriert werden müssen. Daraus ergibt sich, dass das Konzept der integrierten Ambulanz bei genauerer Betrachtung hochkomplex ist, da sich die Frage stellt, wie die kontinuierliche ärztliche Weiterbehandlung mit gleichbleibender Qualität aussehen kann. Hier wird das Primat der ärztlichen Behandlung infrage gestellt – Kontinuität gelingt eher durch andere Berufsgruppen.
Die Bindung der Nutzenden hängt erfahrungsgemäß sehr von einzelnen Mitarbeitenden ab und gelingt auch vor diesem Hintergrund mal besser, mal schlechter im integriert-ambulanten Setting. Kritisch ist zu bemerken, dass in die initiale Konzeption Nutzende nur punktuell in Form von Fokusgruppen mit einbezogen waren und erst im Verlauf als Mitarbeitende im FRITZ-Team wirkten. Im klinischen Alltag ist die Integration von spezialtherapeutischen Angeboten in die Fallformulierung und das übergeordnete Konzept weiter ausbaufähig.
Bewährte Strategien zur Aufrechterhaltung des Erreichten auch in herausfordernder klinischen Alltagsroutine sind Teamtage, regelmäßige Supervision, Raum für Teambuilding und Reflexion, Wertschätzung vonseiten der Leitungsebene, Inhouse-Schulungen in bestimmten Strategien sowie Erheben und Teamdiskussion von Qualitätsindikatoren wie z.B. Behandlungsabbruch.

Veränderungen in der Unternehmenskultur verankern

Die Kultur der Beteiligung an der Projektentwicklung über die Berufsgruppen und die Hierarchien hinweg wurde im FRITZ in der Klinik erstmals angewendet. Die Projektgruppenstruktur mit interdisziplinärer Leitung, multiprofessioneller Konzeptentwicklung und -umsetzung wurde als Modell für die Weiterentwicklung der Klinik und auch als Problemlösungsmodell von verschiedenen Teams übernommen. Die Aktivität der Mitarbeitenden und die Interaktionen untereinander nahmen stark zu, obwohl die FRITZ-Implementation und die Projektstruktur initial eine Top-down-Entscheidung waren.
Die Klinik wurde im Verlauf insgesamt von außen als innovativ wahrgenommen, was die Personalgewinnung und -bindung allgemein erleichterte. Das führte insbesondere auch dazu, an Veränderung und Innovation interessierte Mitarbeitende für FRITZ, aber auch die Klinik insgesamt zu gewinnen.

Dadurch trug sich die partizipative Nutzer- und Evidenz-Orientierung des FRITZ-Ansatzes auch in andere Bereiche der Klinik fort. So wurden Peermitarbeitende und IPS in den meisten klinischen Einheiten eingeführt, weitere psychotherapeutische Schwerpunkteinheiten gegründet und Hometreatment im Rahmen von Modellprojekten und StäB implementiert.
Trotz dieser Erfolge bleibt es wichtig, die Nutzerorientierung in der Institution fortgesetzt zu verankern. Viele aus professioneller Sicht seit Jahrzehnten in Krankenhäusern als selbstverständlich definierte Routinen, wie starre Ausgangszeiten, absolute Substanzabstinenz, Melden bei der Pforte, Abschließen von Kühlschränken oder Visiten ohne Integration der Betroffenen, erschweren es aus Nutzendenperspektive, mit Behandlungsangeboten in Kontakt zu kommen oder diese fortgesetzt in Anspruch zu nehmen. Hier ist es hilfreich, die Teamhaltung mit möglichst vielen Teammitgliedern immer wieder vor dem Hintergrund der Motivations- und Fokusmodelle zu diskutieren. Leider kann das FRITZ-Konzept verschiedene strukturellen Probleme, die es in Krankenhäusern gibt, wie z.B. die geringen Anreize für Veränderung und Weiterbildung oder ungünstige räumliche Bedingungen für junge Menschen, nicht aus sich heraus überwinden, sodass hier noch Potenzial ungenutzt bleibt.
Wenn die Initiative zur Veränderung von einzelnen Mitarbeitenden oder dem Team ausgeht, ist es vielleicht leichter, Veränderung aufrechtzuerhalten. Herausfordernd ist hier, die Erfolge des Projekts fortgesetzt im Bewusstsein der Führungsebene zu halten und deren fortgesetzte Unterstützung zu sichern.
Zum evidenzbasierten Komplexangebot für junge Menschen mit ersten psychotischen Episoden fehlen trotz vielfältiger Initiativen z.B. richtlinienpsychotherapeutische Angebote bei kooperierenden Partnern oder langfristige aufsuchende Intensivbehandlung. Dennoch hat das FRTZ-Projekt durch den Einbezug von IPS, die Verbindung von kinder-, jugend- und erwachsenenpsychiatrischen Angeboten sowie die Etablierung einer niederschwelligen, durch den Bezirk finanzierten Beratungsstelle eine außergewöhnliche Vernetzung verschiedenster Institutionen und Anbieter zum Nutzen der Betroffenen erreicht.

Ausblick

Spezialisierte Angebote für junge Menschen mit ersten psychotischen Episoden können den Behandlungsverlauf nachweislich substanziell verbessern. Diese Erkenntnis ist durch zahlreiche Studien, Metaanalysen, nationale und internationale Leitlinienempfehlungen abgesichert (Kapitel 1). Aufgrund der überzeugenden Datenlage wurde dieses Angebot in zahlreichen Gesundheitssystemen mit Deutschland vergleichbarem sozialökonomischem Status wie in Großbritannien, Australien, Dänemark und den Niederladen bereits umgesetzt. Leider ist der Umsetzungsstand in Deutschland als katastrophal zu bezeichnen (Leopold u. a. 2015). Es ist schwer vorstellbar, dass eine vergleichbar effektive Behandlung somatisch erkrankten Menschen, etwa mit Herzinfarkt, vorenthalten würde. Die mangelnde Implementation von spezialisierten Angeboten für junge Menschen mit ersten psychotischen Episoden in Deutschland stellt somit eine weitere Ungleichbehandlung von Menschen mit schweren psychischen Erkrankungen gegenüber anderen Mitgliedern der Gesellschaft dar.

Im vorliegenden Buch versuchen wir, die international als effektiv evaluierten Strategien auf das deutschsprachige Versorgungssystem zu übertragen und weiterzuentwickeln. Tatsächlich erfüllt das FRITZ-Modell eine Reihe der international definierten Qualitätsstandards. Auch die Akuteffekte auf die Zufriedenheit mit der Behandlung, Kontakthalten mit den Behandlungsangeboten, symptomatische und funktionelle Verbesserung sind mit den international implementierten Angeboten vergleichbar (siehe Kapitel 1). Allerdings sind die positiven Effekte der stationären FRITZ-Behandlung derzeit nur sechs Monate nachweisbar und nicht wie die Effekte internationaler Angebote über zwei, drei oder gar fünf Jahre, da leider die international gut evaluierte und etablierte langfristige aufsuchende Behandlung von jungen Menschen mit spezialisierten Teams zurzeit im deutschen Versorgungssystem (noch) nicht zur Verfügung steht und die initial vergleichbaren Behandlungseffekte deshalb schwerer aufrechterhalten werden können.

Wir hoffen, dass die Grundlagenkapitel Ihnen helfen, ein konstruktives Verständnis für das Erleben und die Situation, in denen sich Menschen mit ersten psychotischen Episoden befinden, zu entwickeln. Außerdem hoffen wir, dass die von uns beschriebenen Haltungsstrategien, Therapiehierarchien sowie die multiprofessionellen und modularen Behandlungsfokusse Ihnen und Ihren Teams dabei helfen, eine tragfähige Beziehung zu den Nutzenden in der Krise herzustellen und Strategien bereitzuhalten, sie beim Erreichen ihrer Ziele zu unterstützen. Wir hoffen, dass der Implementationsteil Ihnen Anregungen für die Umsetzung in Ihrem Setting und mit Ihrem Team gibt.

Internationale Vorbilder aus z.B. Großbritannien, Australien und Dänemark zeigen, dass eine Koalition von Nutzenden, Angehörigen und Professionellen Frühinterventionsangeboten auf nationalem Level zum Durchbruch verhelfen kann. Eine solche Koalition ist auch für den deutschen Sprachraum wünschenswert. Ein wichtiger Schritt, um Angebote für junge Erwachsene auch im deutschsprachigen Raum zu implementieren, wäre es, eine solche Koalition zu erreichen und den politischen Druck auf Gesetzgeber und Krankenkassen zu erhöhen.

Insgesamt erschwert das über mehrere Sozialgesetzbücher zersplittere psychiatrische Behandlungs- und Finanzierungsangebot eine nutzerorientierte, integrierte, sektorübergreifende Behandlung, die für junge Menschen mit ersten psychotischen Episoden so bedeutsam wäre. Erste Implementationsanreize könnten sich trotzdem über die Möglichkeit ergeben, eine Zusatzpauschale für erste Kontakte, intensive Diagnostik, Einbezug von Angehörigen oder Ähnliches abrechnen zu können, wie es derzeit in verschieden Zusammenhängen diskutiert wird. Der wichtigste noch einzuführende Behandlungsbaustein ist sicherlich die längerfristige aufsuchende Behandlung, die den Kontakt mit dem Hilfesystem für Betroffene wesentlich erleichtert und damit Behandlungsabbrüche vermeiden hilft. Die Einführung der gesetzlichen Möglichkeiten der stationsäquivalenten Behandlung (StäB) Ende 2018 hat diesen Mangel nur zum Teil reduziert (vgl. Weinmann u. a. 2021), weil hier die Finanzierung der aufsuchenden Behandlung nur für einen begrenzten Zeitraum gesichert ist. Dennoch zeigt die Einführung von StäB, dass sinnvolle finanzielle Anreize die klinische Versorgungslandschaft in Deutschland nachhaltig nutzenden- und bedürfnisorientierter verändern können

Wir hoffen, dass wir mit diesem Buch zeigen konnten, dass auch unter den gegenwärtigen Bedingungen in Deutschland viele Elemente der internationalen evaluierten Frühintervention für junge Erwachsene mit ersten psychotischen Episoden umgesetzt werden können. Wir hoffen, dass Sie Anregungen bekommen haben, auch in Ihrem psychiatrisch-psychotherapeutischen oder gemeindepsychiatrischen Umfeld die möglichen Schritte zu beginnen. Für Interessierte gibt es trotz aller Schwierigkeiten viele Umsetzungsmöglichkeiten. Zur Vertiefung der psychotherapeutischen Konzepte bieten wir regelmäßig

Workshops und curriculare Weiterbildungen bei der Deutschen Gesellschaft für Psychiatrie und Psychotherapie, Psychosomatik und Nervenheilkunde (DGPPN) und dem Dachverband deutschsprachiger Psychosenpsychotherapie (DDPP) an. Wir treffen uns zum Austausch und zur gegenseitigen Unterstützung im deutschsprachigen Netzwerk Frühintervention (Kontakt: andreas.bechdolf@vivantes.de) und im Referat Prävention psychischer Erkrankungen der DGPPN (https://www.dgppn.de/die-dgppn/referate/praevention-psychischer-erkrankungen.html) und laden Sie gern ein, uns bei Interesse zu kontaktieren.
Wir wünschen Ihnen viel Durchhaltevermögen und Spaß bei der Umsetzung Ihrer Ideen.

Andreas Bechdolf, Karolina Leopold,
Anja Lehmann und Eva Burkhardt

Literatur

Aceituno, D., Vera, N., Prina, A. M., McCrone, P. (2019): Cost-effectiveness of early intervention in psychosis: Systematic review. Br J Psychiatry, 215(1): 388–394. https://doi.org/10.1192/bjp.2018.298.

Addington, D. E., McKenzie, E., Norman, R., Wang, J., Bond, G. R. (2013): Essential evidence-based components of first-episode psychosis services. Psychiatric Services, 64(5): 452–457. https://doi.org/10.1176/appi.ps.201200156.

Addington, J., Leriger, E., Addington, D. (2003): Symptom outcome 1 year after admission to an early psychosis program. The Canadian Journal of Psychiatry, 48(3): 204–207. https://doi.org/10.1177/070674370304800309.

Aderhold, V., Hohn, P. (2019): Das Konzept von Psychosen und die Antwort des Offenen Dialogs. Familiendynamik, 44(1): 54–62. https://doi.org/10.21706/fd-44-1-54.

Alanen, Y. O. (1997): Vulnerability to schizophrenia and psychotherapeutic treatment of schizophrenic patients: Towards an integrated view. Psychiatry, 60(2): 142–157. https://doi.org/10.1080/00332747.1997.11024794.

Alvarez-Jimenez, M., Parker, A. G., Hetrick, S. E., McGorry, P. D., Gleeson, J. F. (2011): Preventing the second episode: A systematic review and meta-analysis of psychosocial and pharmacological trials in first-episode psychosis. Schizophr Bull, 37(3): 619–630. https://doi.org/10.1093/schbul/sbp129.

Álvarez-Jiménez, M., Priede, A., Hetrick, S. E., Bendall, S., Killackey, E., Parker, A. G., ... Gleeson, J. F. (2012): Risk factors for relapse following treatment for first episode psychosis: A systematic review and meta-analysis of longitudinal studies. Schizophrenia Research, 139(1): 116–128. https://doi.org/10.1016/j.schres.2012.05.007.

Arbeitsgemeinschaft der Psychoseseminare, Bundesverband der Angehörigen psychisch Kranker, Dachverband psychosozialer Hilfsvereinigungen (2001): Es ist normal, verschieden zu sein! Verständnis und Behandlung von Psychosen aus der Sicht von Erfahrenen und Behandelnden. http://www.lpen-online.de/pdf/es_ist_normal_verschieden_zu_sein.pdf (02.05.2013).

Archie, S., Rush, B. R., Akhtar-Danesh, N., Norman, R., Malla, A., Roy, P., Zipursky, R. B. (2007): Substance use and abuse in first-episode psychosis: Prevalence before and after early intervention. Schizophr Bull, 33(6): 1354–1363. https://doi.org/10.1093/schbul/sbm011.

Arnett, J. J. (1999): Adolescent storm and stress, reconsidered. American Psychologist, 54(5): 317. https://doi.org/10.1037//0003-066x.54.5.317.

Arnett, J. J. (2000): Emerging adulthood: A theory of development from the late teens through the twenties. American Psychologist, 55(5): 469–480. https://doi.org/10.1037/0003-066X.55.5.469.

Baer, N., Altwicker-Hàmori, S., Juvalta, S., Frick, U., Rüesch, P. (2015): Profile von jungen IV-Neurentenbeziehenden mit psychischen Krankheiten. Bern: Bundesamt für Sozialversicherung.

Baksheev, G. N., Allott, K., Jackson, H. J., McGorry, P. D., Killackey, E. (2012): Predictors of vocational recovery among young people with first-episode psychosis: Findings from a randomized controlled trial. Psychiatric Rehabilitation Journal, 35(6): 421–427. https://doi.org/10.1037/h0094574.

Baldwin, P., Browne, D., Scully, P. J., Quinn, J. F., Morgan, M. G., Kinsella, A., ... Waddington, J. L. (2005): Epidemiology of first-episode psychosis: Illustrating the challenges across diagnostic boundaries through the Cavan-Monaghan study at 8 years. Schizophr Bull, 31(3): 624–638. https://doi.org/10.1093/schbul/sbi025.

Banaschewski, T., Fegert, J. M., Freyberger, H., Karow, A., Reif, A., Schaff, C., ... Driessen, M. (2019): Transitionspsychiatrie – Herausforderungen und Lösungsansätze. Fortschritte der Neurologie·Psychiatrie, 87(11): 608–615. https://doi.org/10.1055/a-1016-3288.

Barbato, A., Vallarino, M., Rapisarda, F., Lora, A., de Almeida, J. M. C. (2016): EU compass for action on mental health and well-being. Access to mental health care in Europe. Scientific paper. Funded by the European Union in the frame of the 3rd EU Health Programme (2014–2020). Lisbon: EU Compass Consortium.

Barrett, E. A., Sundet, K., Faerden, A., Agartz, I., Bratlien, U., Romm, K. L., ... Andreassen, O. A. (2010): Suicidality in first episode psychosis is associated with insight and negative beliefs about psychosis. Schizophrenia Research, 123(2-3): 257–262. https://doi.org/10.1016/j.schres.2010.07.018.

Bechdolf, A., Bühling-Schindowski, F., Weinmann, S., Baumgardt, J., Kampmann, M., Sauter, S. J, ... Steinert, T. (2021): DGPPN-Pilotstudie zur Umsetzung der aus der S3-Leitlinie »Verhinderung von Zwang: Prävention und Therapie aggressiven Verhaltens bei Erwachsenen« abgeleiteten Implementierungsempfehlungen. Der Nervenarzt (submitted).

Bechdolf, A., Schellong, M., Izat, Y., Leopold, K., Hellenschmidt, T., Leopold, S., ... Götz, T. (2019): Soulspace – Implementierung eines niedrigschwelligen, spezifischen Behandlungs- und Frühinterventionsangebots für junge Erwachsene und Jugendliche in die Regelversorgung in Deutschland. Psychiatr Prax, 46(05): 243–246. https://doi.org/10.1055/a-0918-9887.

Bendall, S., Jackson, H. J., Hulbert, C. A., McGorry, P. D. (2011): Childhood trauma and psychosis: An overview of the evidence and directions for clinical interventions. Family Matters, (89): 53–60.

Bendall, S., McGorry, P., Krstev, H. (2007): The trauma of being psychotic: An analysis of posttraumatic stress disorder in response to acute psychosis. In W. Larkin, A. P. Morrison (Hg.): Trauma and psychosis: New directions for theory and therapy (S. 70–86). London: Routledge.

Berking, M. (2004): Therapieziele in der psychosomatischen Rehabilitation. Diss. https://ediss.uni-goettingen.de/bitstream/handle/00-1735-0000-000D-F129-7/berking.pdf?sequence=1 (22.06.2021).

Berry, C., Greenwood, K. (2018): Direct and indirect associations between dysfunctional attitudes, self-stigma, hopefulness and social inclusion in young people experiencing psychosis. Schizophrenia Research, 193: 197–203. https://doi.org/10.1016/j.schres.2017.06.037.

Birchwood, M. (2003): Pathways to emotional dysfunction in first-episode psychosis. The British Journal of Psychiatry, 182(5): 373–375. https://doi.org/10.1192/bjp.182.5.373.

Birchwood, M., Spencer, E. (2001): Early intervention in psychotic relapse. Clinical Psychology Review, 21(8): 1211–1226. https://doi.org/10.1016/s0272-7358(01)00105-2.

Birchwood, M., Todd, P., Jackson, C. (1998): Early intervention in psychosis. The critical period hypothesis. Br J Psychiatry Suppl, 172(33): 53–59. https://doi.org/10.1192/S0007125000297663.

Bird, V., Premkumar, P., Kendall, T., Whittington, C., Mitchell, J., Kuipers, E. (2010): Early intervention services, cognitive-behavioural therapy and family intervention in early psychosis: Systematic review. Br J Psychiatry, 197(5): 350–356. https://doi:10.1192/bjp.bp.109.074526.

Bloch, S., Crouch, E. (1985): Therapeutic factors in group psychotherapy. Oxford: Oxford University Press.

Bock, T. (2006): Eigensinn und Psychose. Neumünster: Paranus.

Bock, T. (2017): Psychoseseminar/Trialog-Bewegung, Weltkongresse. https://lecture2go.uni-hamburg.de/l2go/-/get/v/21368 (22.06.2021).

Bohus, M. (2019): Borderline-Störung. 2. Auflage. Göttingen: Hogrefe.

Bond, G. R., Becker, D. R., Drake, R. E. (2011): Measurement of fidelity of implementation of evidence-based practices: Case example of the IPS fidelity scale. Clinical Psychology: Science and Practice, 18(2): 126–141. https://doi.org/10.1111/j.1468-2850.2011.01244.x.

Bond, G. R., Drake, R. E., Campbell, K. (2016): Effectiveness of individual placement and support supported employment for young adults. Early Intervention in Psychiatry, 10(4): 300–307. https://doi:10.1111/eip.12175.

Boonstra, N., Klaassen, R., Sytema, S., Marshall, M., de Haan, L., Wunderink, L., Wiersma, D. (2012): Duration of untreated psychosis and negative symptoms – a systematic review and meta-analysis of individual patient data. Schizophrenia Research, 142(1–3): 12–19. https://doi.org/10.1016/j.schres.2012.08.017.

Bowman, S., McKinstry, C., McGorry, P. (2017): Youth mental ill health and secondary school completion in Australia: Time to act. Early Intervention in Psychiatry, 11(4): 277–289. doi: 10.1111/eip.12357.

Bowtell, M., Ratheesh, A., McGorry, P., Killackey, E., O'Donoghue, B. (2018): Clinical and demographic predictors of continuing remission or relapse following discontinuation of antipsychotic medication after a first episode of psychosis. A systematic review. Schizophrenia Research, 197: 9–18. https://doi.org/10.1016/j.schres.2017.11.010.

Braakman, M., Kortmann, F., van den Brink, W. (2009): Validity of »post-traumatic stress disorder with secondary psychotic features«: A review of the evidence. Acta Psychiatr Scand, 119(1): 15–24. https://doi.org/10.1111/j.1600-0447.2008.01252.x.

Brown, J. A. (2011): Talking about life after early psychosis: The impact on occupational performance. Canadian Journal of Occupational Therapy, 78(3): 156–163. https://doi:10.2182/cjot.2011.78.3.3.

Bushong, M. E., Nakonezny, P. A., Byerly, M. J. (2013): Subjective quality of life and sexual dysfunction in outpatients with schizophrenia or schizoaffective disorder. Journal of Sex Marital Therapy, 39(4): 336–346. https://doi.org/10.1080/0092623X.2011.606884.

Cavelti, M., Thompson, K. N., Hulbert, C., Betts, J., Jackson, H., Francey, S., … Chanen, A. M. (2019): Exploratory comparison of auditory verbal hallucinations and other psychotic symptoms among youth with borderline personality disorder or schizophrenia spectrum disorder. Early Intervention in Psychiatry, 13(5): 1252–1262. https://doi.org/10.1111/eip.12763.

Chanen, A. M., Betts, J., Jackson, H., McGorry, P., Nelson, B., Cotton, S. M., … Davey, C. (2019): Aripiprazole compared with placebo for auditory verbal hallucinations in youth with borderline personality disorder: Protocol for the VERBATIM randomized controlled trial. Early Intervention in Psychiatry, 13(6): 1373–1381. https://doi: 10.1111/eip.12774.

Chinman, M., George, P., Dougherty, R. H. et al. (2014): Peer support services for individuals with serious mental illnesses: Assessing the evidence. Psychiatr Serv, 65(4): 429–441. https://doi.org/10.1176/appi.ps.201300244.

Cochran, D. M., Dvir, Y., Frazier, J. A. (2013): »Autism-plus« spectrum disorders: Intersection with psychosis and the schizophrenia spectrum. Child and Adolescent Psychiatric Clinics, 22(4): 609–627. https://doi.org/10.1016/j.chc.2013.04.005.

Coentre, R., Talina, M. C., Góis, C., Figueira, M. L. (2017): Depressive symptoms and suicidal behavior after first-episode psychosis: A comprehensive systematic review. Psychiatry Research, 253: 240–248. https://doi.org/10.1016/j.psychres.2017.04.010.

Cohen, B. M. (2000): Two-year syndromal and functional recovery in 219 cases of first-episode major affective disorder with psychotic features. American Journal of Psychiatry, 157(2): 220–228. https://doi.org/10.1176/appi.ajp.157.2.220.

Conus, P., Lambert, M., Cotton, S., Bonsack, C., McGorry, P. D., Schimmelmann, B. G. (2010): Rate and predictors of service disengagement in an epidemiological first-episode psychosis cohort. Schizophrenia Research, 118(1–3): 256–263. https://doi.org/10.1016/j.schres.2010.01.032.

Copolov, D. L., McGony, P. D., Keks, N., Minas, I. H., Heman, H. E., Singh, B. S. (1989): Origins and establishment of the schizophrenia research programme at Royal Park Psychiatric Hospital. Australian and New Zealand Journal of Psychiatry, 23(4): 443–451. https://doi.org/10.3109/00048678909062611.

Corbière, M., Brouwers, E., Lanctôt, N., van Weeghel, J. (2014): Employment specialist competencies for supported employment programs. Journal of Occupational Rehabilitation, 24(3): 484–497. https://doi.org/10.1007/s10926-013-9482-5.

Corbière, M., Lecomte, T., Reinharz, D., Kirsh, B., Goering, P., Menear, M., Berbiche, D., Genest, K., Goldner, E. (2017): Predictors of acquisition of competitive employment for people enrolled in supported employment programs. Journal of Nervous and Mental Disease, 205(4): 275–282. https://doi.org/10.1097/NMD.0000000000000612.

Correll, C. U., Galling, B., Pawar, A., Krivko, A., Bonetto, C., Ruggeri, M., ... Kane, J. M. (2018): Comparison of early intervention services vs treatment as usual for early-phase psychosis: A systematic review, meta-analysis, and meta-regression. JAMA Psychiatry, 75(6): 555–565. https://doi.org/10.1001/jamapsychiatry.2018.0623.

Council of Europe (1997): Convention for the protection of human rights and dignity of the human being with regard to the application of biology and medicine: Convention on human rights and biomedicine. European Treaty Series, 164. https://rm.coe.int/168007cf98 (28.07.2021).

Cullberg, J. (2014): Psychoses: An integrative perspective. London: Routledge.

Cusack, K. J., Frueh, B. C., Hiers, T., Suffoletta-Maierle, S., Bennett, S. (2003): Trauma within the psychiatric setting: A preliminary empirical report. Administration and Policy in Mental Health and Mental Health Services Research, 30(5): 453–460. https://doi.org/10.1023/a:1024697715409.

Dahl, R. (2004): Adolescent brain development: A period of vulnerabilities and opportunities. Annals of the New York Academy of Sciences, Jun, 1021: 1–22. https://doi.org/10.1196/annals.1308.001.

Davies, C., Cipriani, A., Ioannidis, J. P., Radua, J., Stahl, D., Provenzani, U., ... Fusar-Poli, P. (2018): Lack of evidence to favor specific preventive interventions in psychosis: A network meta-analysis. World Psychiatry, 17(2): 196–209. https://doi.org/10.1002/wps.20526.

Davison, T. E., McCabe, M. P. (2006): Adolescent body image and psychosocial functioning. The Journal of Social Psychology, 146(1): 15–30. https://doi.org/10.3200/SOCP.146.1.15-30.

de Haan, L., Linszen, D. H., Lenior, M. E., de Win, E. D., Gorsira, R. (2003): Duration of untreated psychosis and outcome of schizophrenia: Delay in intensive psychosocial treatment versus delay in treatment with antipsychotic medication. Schizophr Bull, 29(2): 341–348. https://doi.org/10.1093/oxfordjournals.schbul.a007009.

de Winter, L., Couwenbergh, C., van Weeghel, J., Bergmans, C., Bond, G. R. (2020): Fidelity and IPS: Does quality of implementation predict vocational outcomes over time for organizations treating persons with severe mental illness in the Netherlands? Social Psychiatry and Psychiatric Epidemiology, 55(12): 1607–1617. https://doi.org/10.1007/s00127-020-01890-0.

DEEGAN, P. E. (1988): Recovery: The lived experience of rehabilitation. Psychosocial Rehabilitation Journal, 11(4): 11–19. https://doi.org/10.1037/h0099565.

DEEGAN, P. E. (2002): Recovery as a self-directed process of healing and transformation. Occupational Therapy in Mental Health, 17(3–4): 5–21. https://doi.org/10.1300/J004v17n03_02.

DEVOE, D. J., FARRIS, M. S., TOWNES, P., ADDINGTON, J. (2019): Interventions and social functioning in youth at risk of psychosis: A systematic review and meta-analysis. Early Intervention in Psychiatry, 13(2): 169–180. https://doi.org/10.1111/eip.12689.

DEVOE, D. J., FARRIS, M. S., TOWNES, P., ADDINGTON, J. (2020): Interventions and transition in youth at risk of psychosis: A systematic review and meta-analyses. J Clin Psychiatry, 81(3): 17r12053. https://doi.org/10.4088/JCP.17r12053.

DGKJP, DGPPN (2018): Autismus-Spektrum-Störungen im Kindes-, Jugend-und Erwachsenenalter – Teil 1: Diagnostik. Interdisziplinäre S3-Leitlinie der DGKJP und der DGPPN sowie der beteiligten Fachgesellschaften, Berufsverbände und Patientenorganisationen. https://www.awmf.org/leitlinien/detail/ll/028-018.html (22.06.2021).

(DGPPN (2019 a): S3-Leitlinie Psychosoziale Therapien bei schweren psychischen Erkrankungen. 2. Auflage. https://www.awmf.org/uploads/tx_szleitlinien/038-020l_S3_Psychosoziale_Therapien_bei_schweren_psychischen_Erkrankungen_2019-07.pdf (13.10.2021).

DGPPN (2019 b): S3-Leitlinie Schizophrenie. Langfassung, Version 1.0, zuletzt geändert am 15. März 2019. https://www.awmf.org/leitlinien/detail/ll/038-009.html (22.06.2021).

DICLEMENTE, C. C., PROCHASKA, J. O., FAIRHURST, S. K., VELICER, W. F., VELASQUEZ, M. M., ROSSI, J. S. (1991): The process of smoking cessation: An analysis of precontemplation, contemplation, and preparation stages of change. Journal of Consulting and Clinical Psychology, 59(2): 295–304. https://doi.org/10.1037//0022-006x.59.2.295.

DONATH, C., GRAESSEL, E., BAIER, D., BLEICH, S., HILLEMACHER, T. (2014): Is parenting style a predictor of suicide attempts in a representative sample of adolescents? BMC Pediatrics, 14(1): 113. https://doi.org/10.1186/1471-2431-14-113.

DOYLE, R., TURNER, N., FANNING, F., BRENNAN, D., RENWICK, L., LAWLOR, E., CLARKE, M. (2014): First-episode psychosis and disengagement from treatment: A systematic review. Psychiatric Services, 65(5): 603–611. https://doi.org/10.1176/appi.ps.201200570.

Dreher, E., Dreher, M. (1985): Wahrnehmung und Bewältigung von Entwicklungsaufgaben im Jugendalter: Fragen, Ergebnisse und Hypothesen zum Konzept einer Entwicklungs- und Pädagogischen Psychologie des Jugendalters. In R. H. Oerter (Hg.): Lebensbewältigung im Jugendalter (S. 30–61). Weinheim: Edition Psychologie.

Du Bois, R. (2014): Aspekte der stationären Frühbehandlung psychotischer Jugendlicher. In B. G. Schimmelmann, F. Resch (Hg.): Psychosen in der Adoleszenz: Entwicklungspsychopathologie, Früherkennung und Behandlung (S. 361–272). Stuttgart: Kohlhammer.

Dudley, R., Nicholson, M., Stott, P., Spoors, G. (2014): Improving vocational outcomes of service users in an early intervention in psychosis service. Early Intervention in Psychiatry, 8(1): 98–102. https://doi.org/10.1111/eip.12043.

Early Psychosis Guidelines Working Group (2010): Australian clinical guidelines for early psychosis. Melbourne: Orygen Youth Health.

Early Psychosis Guidelines Working Group and EPPIC Support Program (2016): Australian clinical guidelines for early psychosis. 2nd edition update. Melbourne: Orygen, The National Centre of Excellence in Youth Mental Health.

Easter, M. M., Swanson, J. W., Robertson, A. G. (2017): Facilitation of psychiatric advance directives by peers and clinicians on assertive community treatment teams. Psychiatr Serv, 68(7): 717–723. https://doi.org/10.1176/appi.ps.201600423.

Edwards, J., Harris, M. G., Bapat, S. (2005): Developing services for first-episode psychosis and the critical period. The British Journal of Psychiatry, Aug, 48: s91–s97. https://doi.org/10.1192/bjp.187.48.s91.

Eirund, W. (2009): Die Grenzen des Wahnwissens. IZPP, 1. Themenschwerpunkt »Gut und Böse«.

Eisen, J. L., Rasmussen, S. A. (1993): Obsessive compulsive disorder with psychotic features. J Clin Psychiatry, 54(10): 373–379.

Engelmann, C., Fischer, L., Rabe, H. (2018): Entwicklung der Menschenrechtssituation in Deutschland Bericht an den Deutschen Bundestag gemäß § 2 Absatz 5 DIMRG. https://www.institut-fuer-menschenrechte.de/fileadmin/user_upload/Publikationen/Menschenrechtsbericht_2018/Menschenrechtsbericht_2018.pdf (06.08.2021).

Erikson, E. H. (1968): Identity youth and crisis. New York: W. W. Norton.

Farahani, A., Correll, C. U. (2012): Are antipsychotics or antidepressants needed for psychotic depression? A systematic review and meta-analysis of trials comparing antidepressant or antipsychotic monotherapy with combination treatment. J Clin Psychiatry, 73(4): 486. https://doi.org/10.4088/JCP.11r07324.

Fedorow, H., Halliday, G., Rickert, C., Gerlach, M., Riederer, P., Double, K. (2006): Evidence for specific phases in the development of human neuromelanin. Neurobiology of Aging, 27(3): 506–512. https://doi.org/10.1016/j.neurobiolaging.2005.02.015.

Feil, N. (1991): Validation therapy. *In* P. K. H. Kim (Hg.): *Serving* the *elderly: Skills* for p*ractice (S. 89–115)*. New York: Walter de Gruyter.

Flammer, A. (2009): Entwicklungsaufgaben der Adoleszenz. In J. Fegert, A. Streeck-Fischer, H. Freyberger (Hg.): Adoleszenzpsychiatrie. Psychiatrie und Psychotherapie der Adoleszenz und des jungen Erwachsenenalters (S. 92–104). Stuttgart: Schattauer.

Francey, S. M., O'Donoghue, B., Nelson, B., Graham, J., Baldwin, L., Yuen, H. P., ... Alvarez-Jimenez, M. (2020): Psychosocial intervention with or without antipsychotic medication for first-episode psychosis: A randomized noninferiority clinical trial. Schizophrenia Bulletin Open, 1(1): sgaa015. https://doi.org/10.1093/schizbullopen/sgaa015.

Frederick, D. E., van der Weele, T. J. (2019): Supported employment: Meta-analysis and review of randomized controlled trials of individual placement and support. PloS One, 14(2): e0212208. https://doi:10.1371/journal.pone.0212208.

Freudenreich, O., Charles Schulz, S., Goff, D. C. (2009): Initial medical work-up of first-episode psychosis: A conceptual review. Early Intervention in Psychiatry, 3(1): 10–18. https://doi.org/10.1111/j.1751-7893.2008.00105.x.

Freudenreich, O., Holt, D. J., Cather, C., Goff, D. C. (2007): The evaluation and management of patients with first-episode schizophrenia: A selective, clinical review of diagnosis, treatment, and prognosis. Harvard Review of Psychiatry, 15(5): 189–211. https://doi.org/10.1080/10673220701679804.

Frith, U., Frith, C. D. (2003): Development and neurophysiology of mentalizing. Philosophical Transactions of the Royal Society of London. Series B: Biological Sciences, 358(1431): 459–473. https://doi.org/10.1098/rstb.2002.1218.

Fusar-Poli, P., Cappucciati, M., Bonoldi, I., Hui, L. C., Rutigliano, G., Stahl, D. R., ... Lawrie, S. M. (2016): Prognosis of brief psychotic episodes: A meta-analysis. JAMA Psychiatry, 73(3): 211–220. https://doi.org/10.1001/jamapsychiatry.2015.2313.

Fusar-Poli, P., de Pablo, G. S., Correll, C. U., Meyer-Lindenberg, A., Millan, M. J., Borgwardt, S., … Kessing, L. V. (2020): Prevention of psychosis: Advances in detection, prognosis, and intervention. JAMA Psychiatry, 77(7): 755–765. https://doi.org/10.1001/jamapsychiatry.2019.4779.

Fusar-Poli, P., Deste, G., Smieskova, R., Barlati, S., Yung, A. R., Howes, O., … Borgwardt, S. (2012): Cognitive functioning in prodromal psychosis: A meta-analysis. Arch Gen Psychiatry, 69(6): 562–571. https://doi.org/10.1001/archgenpsychiatry.2011.1592.

Fusar-Poli, P., McGorry, P. D., Kane, J. M. (2017): Improving outcomes of first-episode psychosis: An overview. World Psychiatry, 16(3): 251–265. https://doi.org/10.1002/wps.20446.

Galletly, C. A., Foley, D. L., Waterreus, A., Watts, G. F., Castle, D. J., McGrath, J. J., … Morgan, V. A. (2012): Cardiometabolic risk factors in people with psychotic disorders: The second Australian national survey of psychosis. Australian and New Zealand Journal of Psychiatry, 46(8): 753–761. https://doi.org/10.1177/0004867412453089.

Galletly, C. L., Murray, L. E. (2009): Managing weight in persons living with severe mental illness in community settings: A review of strategies used in community interventions. Issues Ment Health Nurs, 30(11): 660–668. https://doi.org/10.3109/01612840903131784.

Garety, P., Freeman, D. (2013): The past and future of delusion research: From the inexplicable to the treatable. The British Journal of Psychiatry, 203: 327–333. https://doi.org/10.1192/bjp.bp.113.126953

Garety, P. A., Rigg, A. (2001): Early psychosis in the inner city: A survey to inform service planning. Soc Psychiatry Psychiatr Epidemiol, 36(11): 537–544. https://doi.org/10.1007/s001270170004.

Gates, J., Killackey, E., Phillips, L., Álvarez-Jiménez, M. (2015): Mental health starts with physical health: Current status and future directions of non-pharmacological interventions to improve physical health in first-episode psychosis. The Lancet Psychiatry, 2(8): 726–742. https://doi.org/10.1016/S2215-0366(15)00213-8.

Giedd, J. N. (2008): The teen brain: Insights from neuroimaging. Journal of Adolescent Health, 42(4): 335–343. https://doi.org/10.1016/j.jadohealth.2008.01.007.

Gillard, S., Gibson, S. L., Holley, J., Lucock, M. (2015): Developing a change model for peer worker interventions in mental health services: A qualitative research study. Epidemiol Psychiatr Sci, 24(5): 435–445. https://doi.org/10.1017/S2045796014000407.

GIRLANDA, F., FIEDLER, I., BECKER, T. ET AL. (2017): The evidence-practice gap in specialist mental healthcare: Systematic review and meta-analysis of guideline implementation studies. The British Journal of Psychiatry, 210(1): 24–30. https://doi.org/10.1192/bjp.bp.115.179093.

GLOVER, H. (2003): A series of thoughts on personal recovery. www.mental-health.org.uk (24.08.2006).

GLUCKMAN, P., HANSON, M. (2006): Changing times: The evolution of puberty. Molecular and Cellular Endocrinology, 254: 26–31. https://doi.org/10.1016/j.mce.2006.04.005.

GOODING, P., MCSHERRY, B., ROPER, C., GREY, F. (2018): Alternatives to coercion in mental health settings: A literature review. Melbourne Social Equity Institute, University of Melbourne.

GORE, F. M., BLOEM, P. J., PATTON, G. C., FERGUSON, J., JOSEPH, V., COFFEY, C., ... MATHERS, C. D. (2011): Global burden of disease in young people aged 10–24 years: A systematic analysis. The Lancet, 377(9783): 2093–2102. https://doi.org/10.1016/S0140-6736(11)60512-6.

GRAWE, K. (1998): Psychologische Therapie. Göttingen: Hogrefe.

GROL, R., GRIMSHAW, J. (2003): From best evidence to best practice: Effective implementation of change in patients' care. The Lancet, 362(9391): 1225–1230. https://doi.org/10.1016/S0140-6736(03)14546-1.

GROSS, J.J. (1998): The emerging field of emotion regulation: An integrative review. Review of General Psychology, 2(3): 271–299. https://doi.org/10.1037/1089-2680.2.3.271.

HÄFNER, H., MAURER, K., LÖFFLER, W., AN DER HEIDEN, W. A., HAMBRECHT, M., SCHULTZE-LUTTER, F. (2003): Modeling the early course of schizophrenia. Schizophr Bull, 29(2): 325–340. https://doi.org/10.1093/oxfordjournals.schbul.a007008.

HAMPSON, M. E., WATT, B. D., HICKS, R. E. (2020): Impacts of stigma and discrimination in the workplace on people living with psychosis. BMC Psychiatry, 20(1): 288. https://doi: 10.1186/s12888-020-02614-z.

HAVIGHURST, R. J. (1956): Research on the developmental-task concept. The School Review, 64(5): 215–223.

HECKHAUSEN, J., HECKHAUSEN, H. (2006): Motivation und Handeln: Einführung und Überblick. In J. Heckhausen, H. Heckhausen (Hg.): Motivation und Handeln (S. 1–9). Berlin, Heidelberg: Springer.

HEIDER, F. (1958): The psychology of interpersonal relations. John Wiley & Sons: New York. https://doi.org/10.1037/10628-000.

HERPERTZ, S. C. (2017): Modulare Psychotherapie. München: Urban & Fischer.

Herpertz-Dahlmann, B., Bühren, K., Remschmidt, H. (2013): Erwachsenwerden ist schwer. Psychische Störungen in der Adoleszenz. Deutsches Ärzteblatt International, 110(25): 432–440. https://doi.org/10.3238/arztebl.2013.0432.

Herz, M. I., Lamberti, J. S., Mintz, J., Scott, R., O'Dell, S. P., McCartan, L., Nix, G. (2000): A program for relapse prevention in schizophrenia: a controlled study. Arch Gen Psychiatry, 57(3), 277–283. https://doi.org/10.1001/archpsyc.57.3.277.

Hewlett, E., Moran, V. (2014): Making Mental Health Count: The Social and Economic Costs of Neglecting Mental Health Care. OECD Health Policy Studies. Paris: OECD Publishing. https://doi.org/10.1787/9789264208445-en.

Hinsch, R., Pfingsten, U. (2007): Gruppentraining sozialer Kompetenzen. Weinheim: Beltz PVU.

Hoffmann, H., Jäckel, D., Glauser, S., Mueser, K. T., Kupper, Z. (2014): Long-term effectiveness of supported employment: 5-year follow-up of a randomized controlled trial. American Journal of Psychiatry, 171(11): 1183–1190. https://doi.org/10.1176/appi.ajp.2014.13070857.

Hollis, C., Chen, Q., Chang, Z., Quinn, P. D., Viktorin, A., Lichtenstein, P., … Larsson, H. (2019): Methylphenidate and the risk of psychosis in adolescents and young adults: A population-based cohort study. The Lancet Psychiatry, 6(8): 651–658. https://doi: 10.1016/S2215-0366(19)30189-0.

Hollmann, J., Sobanski, A. (2015): Strategie- und Change-Kompetenz für Leitende Ärzte. Krisen meistern, Chancen erkennen, Zukunft gestalten. Berlin, Heidelberg: Springer.

Hughes, F., Stavely, H., Simpson, R., Goldstone, S., Pennell, K., McGorry, P. (2014): At the heart of an early psychosis centre: The core components of the 2014 Early Psychosis Prevention and Intervention Centre model for Australian communities. Australasian Psychiatry, 22(3): 228–234. https://doi.org/10.1177/1039856214530479.

Hurrelmann, K., Quenzel, G. (2015): Lost in transition: Status insecurity and inconsistency as hallmarks of modern adolescence. International Journal of Adolescence and Youth, 20(3): 261–270. https://doi.org/10.1080/02673843.2013.785440.

Hurrelmann, K., Quenzel, G. (2016): Lebensphase Jugend. Eine Einführung in die Sozialwissenschaftliche Jugendforschung. 13. Auflage. Weinheim, Basel: Beltz Juventa.

Irre menschlich e.V. (Hg.) (o.J.): Es ist normal, verschieden zu sein (»Blaue Broschüre«). https://www.dgsp-ev.de/veroeffentlichungen/broschueren/es-ist-normal-verschieden-zu-sein.html (22.06.2021).

Iyer, S. N., Mangala, R., Anitha, J., Thara, R., Malla, A. K. (2011): An examination of patient-identified goals for treatment in a first-episode programme in Chennai, India. Early Intervention in Psychiatry, 5(4): 360–365. https://doi.org/10.1111/j.1751-7893.2011.00289.x.

Jäckel, D., Kupper, Z., Glauser, S., Mueser, K. T., Hoffmann, H. (2017): Effects of sustained competitive employment on psychiatric hospitalizations and quality of life. Psychiatric Services, 68(6): 603–609. https://doi.org/10.1176/appi.ps.201600083.

Jäckel, D., Siebert, S., Baumgardt, J., Leopold, K., Bechdolf, A. (2020): Arbeitsbezogene Teilhabebeeinträchtigungen und Unterstützungsbedarf von Patienten in der (teil-)stationären psychiatrischen Versorgung. Psychiatrische Praxis, 47(5): 235–241. https://doi.org/10.1055/a-1112-5519.

Jacobson, C. M., Muehlenkamp, J. J., Miller, A. L., Turner, J. B. (2008): Psychiatric impairment among adolescents engaging in different types of deliberate self-harm. Journal of Clinical Child Adolescent Psychology, 37(2): 363–375. https://doi.org/10.1080/15374410801955771.

Jenkins, J. H., Carpenter-Song, E. A. (2009): Awareness of stigma among persons with schizophrenia: Marking the contexts of lived experience. The Journal of Nervous and Mental Disease, 197(7): 520–529. https://doi.org/10.1097/NMD.0b013e3181aad5e9.

Johnson, J., Horwath, E., Weissman, M. M. (1991): The validity of major depression with psychotic features based on a community study. Arch Gen Psychiatry, 48(12): 1075–1081. https://doi.org/10.1001/archpsyc.1991.01810360039006.

Kanfer, F. H., Reinecker, H., Schmelzer, D. (2012): Selbstmanagement-Therapie. 5. Auflage. Berlin, Heidelberg: Springer.

Karow, A., Bock, T., Naber, D., Löwe, B., Schulte-Markwort, M., Schäfer, I., … König, H. (2013): Die psychische Gesundheit von Kindern, Jugendlichen und jungen Erwachsenen – Teil 2: Krankheitslast, Defizite des deutschen Versorgungssystems, Effektivität und Effizienz von »Early Intervention Services«. Fortschritte der Neurologie·Psychiatrie, 81(11): 628–638. https://doi.org/10.1055/s-0033-1355840.

Kessler, R. C., Amminger, G. P., Aguilar-Gaxiola, S., Alonso, J., Lee, S., Ustun, T. B. (2007): Age of onset of mental disorders: A review of recent literature. Curr Opin Psychiatry, 20(4): 359. https://doi.org/10.1097/YCO.0b013e32816ebc8c.

Kilian, R., Lauber, C., Kalkan, R., Dorn, W., Rössler, W., Wiersma, D., ... Becker, T. (2012): The relationships between employment, clinical status, and psychiatric hospitalisation in patients with schizophrenia receiving either IPS or a conventional vocational rehabilitation programme. Social Psychiatry and Psychiatric Epidemiology, 47(9): 1381–1389. https://dx.doi.org/10.1007/s00127-011-0451-z.

Killackey, E., Allott, K., Jackson, H. J., Scutella, R., Tseng, Y. P., Borland, J., ... Cotton, S. M. (2019): Individual placement and support for vocational recovery in first-episode psychosis: Randomised controlled trial. The British Journal of Psychiatry, 214(2): 76–82. https://doi.org/10.1192/bjp.2018.191.

King, J., Waghorn, G. (2018): How higher performing employment specialists support job-seekers with psychiatric disabilities retain employment. Journal of Rehabilitation, 84(4): 22–28.

Kingston, T., Scully, P., Browne, D., Baldwin, P., Kinsella, A., Russell, V., ... Waddington, J. (2013): Diagnostic trajectory, interplay and convergence/divergence across all 12 DSM-IV psychotic diagnoses: 6-year follow-up of the Cavan-Monaghan First Episode Psychosis Study (CAMFEPS): Psychol Med, 43(12): 2523. https://doi.org/10.1017/S003329171300041X.

Kinoshita, Y., Furukawa, T. A., Omori, I. M., Watanabe, N., Marshall, M., Bond, G. R., Huxley, P., Kingdon, D. (2013): Supported employment for adults with severe mental illness. Cochrane Database of Systematic Reviews, 2013(9): CD008297. doi: 10.1002/14651858.CD008297.pub2.

Klimitz, H. (2006): Psychoedukation bei schizophrenen Störungen – Psychotherapie oder »Unterwanderung«? Psychiatrische Praxis, 33(8): 372–382. https://doi.org/10.1055/s-2005-915333.

Klingberg, S., Hesse, K. (2014): Stationäre Evidenzbasierte Psychotherapie bei Psychosen: Kognitiv-verhaltenstherapeutisches Praxismanual. Stuttgart: Kohlhammer.

Klingberg, S., Wittorf, A., Sickinger, S., Jacobi, U. (2009): Kognitive Verhaltenstherapie zur Behandlung von Patienten mit persistierenden psychotischen Symptomen, Behandlungsmanual, Version 3. http://www.psychose-psychotherapieforschung.de/ppp/files/POSITIVE_KVT_Manual_V3.pdf (09.07.2020).

Knapp, M., Patel, A., Curran, C., Latimer, E., Catty, J., Becker, T., ... Burns, T. (2013): Supported employment: Cost-effectiveness across six European sites. World Psychiatry, 12(1): 60–68. https://doi.org/10.1002/wps.20017.

KONRAD, K. (2011): Strukturelle Hirnentwicklung in der Adoleszenz. In: P. J. Uhlhaas, K. Konrad (Hg.): Das adoleszente Gehirn (S. 124–138). Stuttgart: Kohlhammer.

KONRAD, K., FIRK, C., UHLHAAS, P. J. (2013): Hirnentwicklung in der Adoleszenz. Deutsches Ärzteblatt, 110(25): 425–431. https://doi.org/10.3238/arztebl.2013.0425.

KORDON, A., LOTZ-RAMBALDI, W., MUCHE-BOROWSKI, C., HOHAGEN, F. (2013): S3-Leitinie Zwangsstörungen, AWMF-Register Nr. 038/017 im Auftrag der Deutschen Gesellschaft für Psychiatrie und Psychotherapie, Psychosomatik und Nervenheilkunde e.V. (DGPPN). http://www. awmf.org/leitlinien/detail/ll/038-017.html (06.08.2021).

LAMBERT, M., CONUS, P., EIDE, P., MASS, R., KAROW, A., MORITZ, S., ... NABER, D. (2004): Impact of present and past antipsychotic side effects on attitude toward typical antipsychotic treatment and adherence. European Psychiatry, 19(7): 415–422. https://doi.org/10.1016/j.eurpsy.2004.06.031.

LAMSTER, F., KIENER, J., WAGNER, K., RIEF, W., GÖRGE, S. C., IWANIUK, S., LEUBE, D., FALKENBERG, D. I., KLUGE, I., KIRCHER T., MEHL, S. (2018): Ist Wahn indirekt veränderbar? Ein stimmungsverbesserndes KVT-Konzept für die stationäre Standardversorgung von Patienten mit schizophrenen Störungen. Verhaltenstherapie, 28(3): 138–146.

LANGMAACK, B., BRAUNE-KRICKAU, M. (2000): Wie die Gruppe laufen lernte. Weinheim: Beltz PVU.

LARKIN, W., MORRISON, A. P. (2007): Trauma and psychosis: New directions for theory and therapy. London: Routledge.

LAWRENCE, D., HANCOCK, K. J., KISELY, S. (2013): The gap in life expectancy from preventable physical illness in psychiatric patients in Western Australia: Retrospective analysis of population based registers. BMJ, 346: f2539. https://doi.org/10.1136/bmj.f2539.

LECOMTE, T., LECLERC, C., WYKES, T., NICOLE, L., ABDEL BAKI, A. (2015): Understanding process in group cognitive behaviour therapy for psychosis. Psychol Psychother, 88(2): 163–177. doi: 10.1111/papt.12039.

LEOPOLD, K., NIKOLAIDES, A., BAUER, M., BECHDOLF, A., CORRELL, C., JESSEN, F., ... KLOSTERKÖTTER, J. (2015): Angebote zur Früherkennung von Psychosen und bipolaren Störungen in Deutschland. Der Nervenarzt, 86(3): 352–358. https://doi.org/10.1007/s00115-014-4119-2.

LESTER, H., BIRCHWOOD, M., BRYAN, S., ENGLAND, E., ROGERS, H., SIRVASTAVA, N. (2009): Development and implementation of early intervention services for young people with psychosis: Case study. The British Journal of Psychiatry, 194(5): 446–450. https://doi.org/10.1192/bjp.bp.108.053587.

Leucht, S., Cipriani, A., Spineli, L., Mavridis, D., Örey, D., Richter, F., ... Geddes, J. R. (2013): Comparative efficacy and tolerability of 15 antipsychotic drugs in schizophrenia: A multiple-treatments meta-analysis. The Lancet, 382(9896): 951–962. https://doi.org/10.1016/S0140-6736(13)60733-3.

Leucht, S., Leucht, C., Huhn, M., Chaimani, A., Mavridis, D., Helfer, B., ... Cipriani, A. (2017): Sixty years of placebo-controlled antipsychotic drug trials in acute schizophrenia: Systematic review, Bayesian meta-analysis, and meta-regression of efficacy predictors. American Journal of Psychiatry, 174(10): 927–942. https://doi.org/10.1176/appi.ajp.2017.16121358.

Leuchter, A. F., Hunter, A. M., Tartter, M., Cook, I. A. (2014): Role of pill-taking, expectation and therapeutic alliance in the placebo response in clinical trials for major depression. The British Journal of Psychiatry, 205(6): 443–449. https://doi.org/10.1192/bjp.bp.113.140343.

Levi, L., Haim, M. B., Burshtein, S., Winter-Van Rossum, I., Heres, S., Davidson, M., ... Weiser, M. (2020): Duration of untreated psychosis and response to treatment: An analysis of response in the OPTiMiSE cohort. European Neuropsychopharmacology, 32: 131–135. https://doi.org/10.1016/j.euroneuro.2020.01.007.

Lieberman, J. A., Fenton, W. S. (2000): Delayed detection of psychosis: Causes, consequences, and effect on public health. American Journal of Psychiatry, 157(11): 1727–1730. https://doi.org/10.1176/appi.ajp.157.11.1727.

Lieberman, J. A., Phillips, M., Gu, H., Stroup, S., Zhang, P., Kong, L., ... Hamer, R. M. (2003): Atypical and conventional antipsychotic drugs in treatment-naive first-episode schizophrenia: A 52-week randomized trial of clozapine vs chlorpromazine. Neuropsychopharmacology, 28(5): 995–1003. https://doi.org/10.1038/sj.npp.1300157.

Lincoln, T. (2014): Kognitiv-behaviorale Psychotherapie. In B. G. Schimmelmann, F. Resch (Hg.): Psychosen in der Adoleszenz: Entwicklungspsychopathologie, Früherkennung und Behandlung. Stuttgart: Kohlhammer.

Lindart, M. (2016): Was Coaching wirksam macht: Wirkfaktoren von Coachingprozessen im Fokus. Wiesbaden: Springer.

Linehan, M. M. (1987): Dialectical behavior therapy for borderline personality disorder: Theory and method. Bulletin of the Menninger Clinic, 51(3): 261–276.

Lloyd-Evans, B., Crosby, M., Stockton, S., Pilling, S., Hobbs, L., Hinton, M., Johnson, S. (2011): Initiatives to shorten duration of untreated psychosis: Systematic review. The British Journal of Psychiatry, 198(4): 256–263. https://doi.org/10.1192/bjp.bp.109.075622.

LLOYD-EVANS, B., MAYO-WILSON, E., HARRISON, B. (2014): A systematic review and meta-analysis of randomised controlled trials of peer support for people with severe mental illness. BMC Psychiatry, 14: 39. https://doi.org/10.1186/1471-244X-14-39.

LOCKETT, H., WAGHORN, G., KYDD, R. (2018): A framework for improving the effectiveness of evidence-based practices in vocational rehabilitation. Journal of Vocational Rehabilitation, 49(1): 15–31. https://doi.org/10.3233/JVR-180951.

LONSDALE, N., WEBBER, M. (2021): Practitioner opinions of crisis plans within early intervention in psychosis services: A mixed methods study. Health Soc Care Community, Mar 4. Online ahead of print. https://doi.org/10.1111/hsc.13308.

LUCIANO, A., METCALFE, J. D., BOND, G. R., XIE, H., MILLER, A. L., RILEY, J., O'MALLEY, A. J., DRAKE, R. E. (2016): Hospitalization risk before and after employment among adults with schizophrenia, bipolar disorder, or major depression. Psychiatric Services, 67(10): 1131–1138. https://doi.org/2010.1176/appi.ps.201500343.

LUDWIG, L., MEHL, S., KRKOVIC, K., LINCOLN, T. M. (2020): Effectiveness of emotion regulation in daily life in individuals with psychosis and nonclinical controls. An experience-sampling study. Journal of Abnormal Psychology, 129(4): 408–421. https://doi.org/10.1037/abn0000505.

MAHLER, L., WULLSCHLEGER, A., OSTER, A. (im Druck): Nachbesprechung von Zwangsmaßnahmen. Ein Praxisleitfaden. Köln: Psychiatrie Verlag.

MAHLKE, C., SCHULZ, G., SIELAFF, G., NIXDORF, R., BOCK, T. (2019): Einsatzmöglichkeiten von Peerbegleitung in der psychiatrischen Versorgung. Bundesgesundheitsblatt, 62(2): 214–221. https://doi.org/10.1007/s00103-018-2875-z.

MALIK, P., KEMMLER, G., HUMMER, M., RIECHER-ROESSLER, A., KAHN, R. S., FLEISCHHACKER, W. W., GROUP, E. S. (2011): Sexual dysfunction in first-episode schizophrenia patients: Results from European First Episode Schizophrenia Trial. Journal of Clinical Psychopharmacology, 31(3): 274–280. https://doi.org/10.1097/JCP.0b013e3182199bcc.

MARAJ, A., MUSTAFA, S., JOOBER, R., MALLA, A., SHAH, J. L., IYER, S. N. (2019): Caught in the »NEET trap«: The intersection between vocational inactivity and disengagement from an early intervention service for psychosis. Psychiatric Services, 70(4): 302–308. https://doi.org/10.1176/appi.ps.201800319.

Mayoral-van Son, J., de la Foz, V. O.-G., Martinez-Garcia, O., Moreno, T., Parrilla-Escobar, M., Valdizan, E. M., Crespo-Facorro, B. (2016): Clinical outcome after antipsychotic treatment discontinuation in functionally recovered first-episode nonaffective psychosis individuals: A 3-year naturalistic follow-up study. J Clin Psychiatry, 77(4): 492–500. https://doi.org/10.4088/JCP.14m09540.

McGahey, E., Waghorn, G., Lloyd, C., Morrissey, S., Williams, P. L. (2014): Formal plan for self-disclosure enhances supported employment outcomes among young people with severe mental illness. Early Intervention in Psychiatry. Advance online publication. https://doi.org/2010.1111/eip.12196.

McGorry, P. D., Chanen, A., McCarthy, E., van Riel, R., McKenzie, D., Singh, B. S. (1991): Posttraumatic stress disorder following recent-onset psychosis: An unrecognized postpsychotic syndrome. Journal of Nervous and Mental Disease, 179(5): 253–258. https://doi.org/10.1097/00005053-199105000-00002.

McGorry, P. D., Edwards, J., Mihalopoulos, C., Harrigan, S. M., Jackson, H. J. (1996): EPPIC: An evolving system of early detection and optimal management. Schizophr Bull, 22(2): 305–326. https://doi.org/10.1093/schbul/22.2.305.

McGorry, P. D., Goldstone, S. D., Parker, A. G., Rickwood, D. J., Hickie, I. B. (2014): Cultures for mental health care of young people: An Australian blueprint for reform. The Lancet Psychiatry, 1(7): 559–568. https://doi.org/10.1016/S2215-0366(14)00082-0.

McGorry, P. D., Hickie, I. B., Yung, A. R., Pantelis, C., Jackson, H. J. (2006): Clinical staging of psychiatric disorders: A heuristic framework for choosing earlier, safer and more effective interventions. Australian and New Zealand Journal of Psychiatry, 40(8): 616–622. https://doi.org/10.1080/j.1440-1614.2006.01860.x.

McGorry, P. D., Ratheesh, A., O'Donoghue, B. (2018): Early Intervention – an implementation challenge for 21st century mental health care. JAMA Psychiatry, 75(6): 545–546. https://doi.org/10.1001/jamapsychiatry.2018.0621.

Mehl, S., Hautmann, C., Nittel, C. M., Rief, W., Kircher, T., Lincoln, T. M. (2021): Feasibility and efficacy estimate of an intensified emotion-focused version of Cognitive Behavior Therapy (CBT-E) in comparison to wait list in a single-blinded randomized-controlled pilot trial (submitted).

Mehl, S., Lincoln, T. M. (2014): Therapie-Tools Psychosen. Weinheim, Basel: Beltz.

Mei, C., van der Gaag, M., Nelson, B., Smit, F., Yuen, H. P., Berger, M., Krcmar, M., French, P., Amminger, G. P., Bechdolf, A., Cuijpers, P., Yung, A. R., McGorry, P. D. (2021): Preventive interventions for individuals at ultra high risk for psychosis: An updated and extended meta-analysis. Clin Psychol Rev, Mar 26: 102005. https://doi.org/10.1016/j.cpr.2021.102005.

Mentzos, S. (2015): Dilemmatische Gegensätze im Zentrum der Psychodynamik der Psychosen. Forum der Psychoanalyse, 31(4): 341–352. https://doi.org/10.1007/s00451-015-0216-5.

Mitchell, S., Shannon, C., Mulholland, C., Hanna, D. (2020): Reaching consensus on the principles of trauma-informed care in early intervention psychosis services: A Delphi study. Early Intervention in Psychiatry, Nov 9. Online ahead of print. https://doi.org/10.1111/eip.13068.

Miura, T., Noma, H., Furukawa, T. A., Mitsuyasu, H., Tanaka, S., Stockton, S., ... Leucht, S. (2014): Comparative efficacy and tolerability of pharmacological treatments in the maintenance treatment of bipolar disorder: A systematic review and network meta-analysis. The Lancet Psychiatry, 1(5): 351–359. https://doi.org/10.1016/S2215-0366(14)70314-1.

Moffitt, T. E. (1997): Adolescence-limited and life-course-persistent offending: A complementary pair of developmental theories. In T. P. Thornberry (Hg.): *Developmental theories of crime and delinquency* (S. 11–54). New Brunswick, NJ: Transaction Publishers.

Montag, C., Dziobek, I., Richter, I. S., Neuhaus, K., Lehmann, A., Sylla, R., ... Gallinat, J. (2011): Different aspects of theory of mind in paranoid schizophrenia: Evidence from a video-based assessment. Psychiatry Research, 186(2–3): 203–209. https://doi.org/10.1016/j.psychres.2010.09.006.

Montag, C., Mahler, L., Wullschleger, A. (2017): Auswirkung einer standardisierten Nachbesprechung durchgeführter Zwangsmaßnahmen auf objektiven und subjektiven Zwang. Verfahrensbogen für Mitarbeiter. Psychiatrische Universitätsklinik der Charité, Berlin.

Moritz, S., Bohn, F., Veckenstedt, R., Hottenrott, B., Woodward, T. (2016): Metacognition Study Group: Metakognitives Training für schizophrene Patienten (MKT): Manual. 6. Auflage. Hamburg: VanHam Campus Verlag.

Moritz, S., Gawda, Ł., Heinz, A., Gallinat, J. (2019): Four reasons why early detection centers for psychosis should be renamed and their treatment targets reconsidered: We should not catastrophize a future we can neither reliably predict nor change. Psychol Med, 49(13): 2134–2140. https://doi.org/10.1017/S0033291719001740.

Moritz, S., Krieger, E., Bohn, F., Veckenstedt, R. (2017): MKT+: Individualisiertes Metakognitives Therapieprogramm für Menschen mit Psychose. 2. Auflage. Berlin, Heidelberg: Springer.

Morrison, A. P., Bowe, S., Larkin, W., Nothard, S. (1999): The psychological impact of psychiatric admission: Some preliminary findings. The Journal of Nervous and Mental Disease, 187(4): 250–253. https://doi.org/10.1097/00005053-199904000-00011.

Morrison, A. P., Frame, L., Larkin, W. (2003): Relationships between trauma and psychosis: A review and integration. British Journal of Clinical Psychology, 42(4): 331–353. https://doi.org/10.1348/014466503322528892.

Mueser, K. T., DeTore, N. R., Kredlow, M. A., Bourgeois, M. L., Penn, D. L., Hintz, K. (2020): Clinical and demographic correlates of stigma in first-episode psychosis: The impact of duration of untreated psychosis. Acta Psychiatrica Scandinavica, 141(2): 157–166. https://doi.org/10.1111/acps.13102.

Newell, J. M., MacNeil, G. A. (2010): Professional burnout, vicarious trauma, secondary traumatic stress, and compassion fatigue. Best Practices in Mental Health, 6(2): 57–68.

NICE (2014): Psychosis and schizophrenia in adults: Prevention and management. Clinical guideline. London: National Institute for Health and Care Excellence. www.nice.org.uk/guidance/cg178 (09.08.2021).

Niemantsverdriet, M. B., Slotema, C. W., Blom, J. D., Franken, I. H., Hoek, H. W., Sommer, I. E., van der Gaag, M. (2017): Hallucinations in borderline personality disorder: Prevalence, characteristics and associations with comorbid symptoms and disorders. Scientific Reports, 7(1): 1–8. https://doi.org/10.1038/s41598-017-13108-6.

Nock, M. K., Joiner Jr, T. E., Gordon, K. H., Lloyd-Richardson, E., Prinstein, M. J. (2006): Non-suicidal self-injury among adolescents: Diagnostic correlates and relation to suicide attempts. Psychiatry Research, 144(1): 65–72. https://doi.org/10.1016/j.psychres.2006.05.010.

Nordentoft, M., Jeppesen, P., Abel, M., Kassow, P., Petersen, L., Thorup, A., ... Jørgensen, P. (2002): OPUS study: Suicidal behaviour, suicidal ideation and hopelessness among patients with first-episode psychosis: One-year follow-up of a randomised controlled trial. The British Journal of Psychiatry, 181(S43): s98–s106. https://doi.org/10.1192/bjp.181.43.s98.

Nuechterlein, K. H., Subotnik, K. L., Ventura, J., Turner, L. R., Gitlin, M. J., Gretchen-Doorly, D., ... Liberman, R. P. (2020): Enhancing return to work or school after a first episode of schizophrenia: The UCLA RCT of individual placement and support and workplace fundamentals module training. Psychological Medicine, 50(1): 20–28. https://doi.org/10.1017/S0033291718003860.

O'Connell, J., Sunwoo, M., McGorry, P., O'Donoghue, B. (2019): Characteristics and outcomes of young people with substance induced psychotic disorder. Schizophrenia Research, 206: 257–262. https://doi.org/10.1016/j.schres.2018.11.007.

OECD (2020): Education at a glance 2020: OECD indicators. Paris: OECD Publishing. https://doi.org/10.1787/69096873-en.

Ohayon, M. M., Schatzberg, A. F. (2002): Prevalence of depressive episodes with psychotic features in the general population. American Journal of Psychiatry, 159(11): 1855–1861. https://doi.org/10.1176/appi.ajp.159.11.1855.

Østergaard, S. D., Bertelsen, A., Nielsen, J., Mors, O., Petrides, G. (2013): The association between psychotic mania, psychotic depression and mixed affective episodes among 14,529 patients with bipolar disorder. J Affect Disord, 147(1–3): 44–50. https://doi.org/10.1016/j.jad.2012.10.005.

Pallanti, S., Salerno, L. (2020): Adult ADHD in schizophrenia spectrum and other psychotic disorders. In S. Pallanti, L. Salerno: The burden of adult ADHD in comorbid psychiatric and neurological disorders (S. 119–136). Berlin, Heidelberg: Springer.

Patton, G. C., Olsson, C. A., Skirbekk, V., Saffery, R., Wlodek, M. E., Azzopardi, P. S., … Francis, K. (2018): Adolescence and the next generation. Nature, 554(7693): 458–466. https://doi.org/10.1038/nature25759.

Patton, G. C., Sawyer, S. M., Santelli, J. S., Ross, D. A., Afifi, R., Allen, N. B., … Bonell, C. (2016): Our future: A Lancet commission on adolescent health and wellbeing. The Lancet, 387(10036): 2423–2478. https://doi.org/10.1016/S0140-6736(16)00579-1.

Peach, N., Alvarez-Jimenez, M., Cropper, S. J., Sun, P., Halpin, E., O'Connell, J., Bendall, S. (2021): Trauma and the content of hallucinations and post-traumatic intrusions in first-episode psychosis. Psychology and Psychotherapy: Theory, Research and Practice, 94 Suppl 2: 223–241. https://doi.org/10.1111/papt.12273.

Penttilä, M., Jääskeläinen, E., Hirvonen, N., Isohanni, M., Miettunen, J. (2014): Duration of untreated psychosis as predictor of long-term outcome in schizophrenia: Systematic review and meta-analysis. The British Journal of Psychiatry, 205(2): 88–94. https://doi.org/10.1192/bjp.bp.113.127753.

PLENER, P. L., FEGERT, J. M., KAESS, M., KAPUSTA, N. D., BRUNNER, R., GROSCHWITZ, R. C., ... BECKER, K. (2016): Nicht-suizidales selbstverletzendes Verhalten (NSSV) im Jugendalter: Klinische Leitlinie zur Diagnostik und Therapie. Zeitschrift für Kinder- und Jugendpsychiatrie und Psychotherapie, 45(6): 463–474. https://doi.org/10.1024/1422-4917/a000463.

PLENER, P. L., KAPUSTA, N. D., KÖLCH, M. G., KAESS, M., BRUNNER, R. (2012): Nicht-suizidale Selbstverletzung als eigenständige Diagnose. Zeitschrift für Kinder-und Jugendpsychiatrie und Psychotherapie, 40(2): 113–120. https://doi.org/10.1024/1422-4917/a000158.

PLENER, P. L., LIBAL, G., KELLER, F., FEGERT, J. M., MUEHLENKAMP, J. J. (2009): An international comparison of adolescent non-suicidal self-injury (NSSI) and suicide attempts: Germany and the USA. Psychol Med, 39(9): 1549–1558. https://doi.org/10.1017/S0033291708005114.

POYUROVSKY, M.; WEIZMAN, A., WEIZMAN, R. (2004): Obsessive-Compulsive Disorder in Schizophrenia. CNS Drugs 18(14): 989–1010. https://doi.org/10.2165/00023210-200418140-00004

PRIEBE, S., BRÖKER, M., GUNKEL, S. (1998): Involuntary admission and posttraumatic stress disorder symptoms in schizophrenia patients. Comprehensive Psychiatry, 39(4): 220–224. https://doi.org/10.1016/s0010-440x(98)90064-5.

RAMSAY, C. E., BROUSSARD, B., GOULDING, S. M., CRISTOFARO, S., HALL, D., KASLOW, N. J., ... COMPTON, M. T. (2011): Life and treatment goals of individuals hospitalized for first-episode nonaffective psychosis. Psychiatry Research, 189(3): 344–348. https://doi.org/10.1016/j.psychres.2011.05.039.

RASMUSSEN, A. R., NORDGAARD, J., PARNAS, J. (2019): Schizophrenia-spectrum psychopathology in obsessive-compulsive disorder: An empirical study. Eur Arch Psychiatry Clin Neurosci, 1–10. https://doi.org/10.1007/s00406-019-01022-z.

READ, J. (1997): Child abuse and psychosis: A literature review and implications for professional practice. Professional Psychology: Research and Practice, 28(5): 448–456. https://doi.org/10.1037/0735-7028.28.5.448.

READ, J., PERRY, B. D., MOSKOWITZ, A., CONNOLLY, J. (2001): The contribution of early traumatic events to schizophrenia in some patients: A traumagenic neurodevelopmental model. Psychiatry: Interpersonal and Biological Processes, 64(4): 319–345. https://doi.org/10.1521/psyc.64.4.319.18602.

READ, J., VAN OS, J., MORRISON, A. P., ROSS, C. A. (2005): Childhood trauma, psychosis and schizophrenia: A literature review with theoretical and clinical implications. Acta Psychiatr Scand, 112(5): 330–350. https://doi.org/10.1111/j.1600-0447.2005.00634.x.

Remschmidt, H. (2013): Adoleszenz – seelische Gesundheit und psychische Krankheit. Deutsches Ärzteblatt, 110(25): 423–424. https://doi.org/10.3238/arztebl.2013.0423.

Resch, F., Parzer, P., Brunner, R., Group, B. S. (2008): Self-mutilation and suicidal behaviour in children and adolescents: Prevalence and psychosocial correlates: Results of the BELLA study. European Child Adolescent Psychiatry, 17(1): 92–98. https://doi.org/10.1007/s00787-008-1010-3.

Rinaldi, M., Killackey, E., Smith, J., Shepherd, G., Singh, S. P., Craig, T. (2010): First episode psychosis and employment: A review. International Review of Psychiatry, 22(2): 148–162. https://doi.org/10.3109/09540261003661825.

Rogers, C. (1981): Der neue Mensch. Stuttgart: Klett-Cotta.

Roick, C., Deister, A., Zeichner, D., Birker, T., König, H.-H., Angermeyer, M. C. (2005): Das regionale Psychiatrie-Budget: Ein neuer Ansatz zur effizienten Verknüpfung stationärer und ambulanter Versorgungsleistungen. Psychiatrische Praxis, 32(4): 177–184. https://doi.org/10.1055/s-2004-834736.

Romanowska, S., MacQueen, G., Goldstein, B. I., Wang, J., Kennedy, S. H., Bray, S., ... Addington, J. (2020): Social and role functioning in youth at risk of serious mental illness. Early Intervention in Psychiatry, 14(4): 463–469. https://doi.org/10.1111/eip.12872.

Romme, M., Escher, S. (2013): Stimmenhören verstehen. Ein Leitfaden für die Arbeit mit Stimmenhörern. Köln: Psychiatrie Verlag.

Rosenheck, R., Leslie, D., Sint, K., Lin, H., Robinson, D. G., Schooler, N. R., ... Kane, J. M. (2016): Cost-effectiveness of comprehensive, integrated care for first episode psychosis in the NIMH RAISE Early Treatment Program. Schizophr Bull, 42(4): 896–906. https://doi.org/10.1093/schbul/sbv224.

Rosenheck, R., Mueser, K. T., Sint, K., Lin, H., Lynde, D. W., Glynn, S. M., ... Kane, J. M. (2017): Supported employment and education in comprehensive, integrated care for first episode psychosis: Effects on work, school, and disability income. Schizophrenia Research, 128: 120–128. https://doi.org/10.1016/j.schres.2016.09.024.

Roy, L., Rousseau, J., Fortier, P., Mottard, J.-P. (2009): Perception of community functioning in young adults with recent-onset psychosis: Implications for practice. British Journal of Occupational Therapy, 72(10): 424–433. https://doi.org/10.1177/030802260907201002.

Ruchlewska, A., Mulder, C. L., Smulders, R., Roosenschoon, B. J., Koopmans, G., Wierdsma, A. (2009): The effects of crisis plans for patients with psychotic and bipolar disorders: A randomised controlled trial. BMC Psychiatry, 9: 41. https://doi.org/10.1186/1471-244X-9-41.

Rüsch, N., Nordt, C., Kawohl, W., Brantschen, E., Bärtsch, B., Müller, M., ... Rössler, W. (2014): Work-related discrimination and change in self-stigma among people with mental illness during supported employment. Psychiatric Services, 65(12): 1496–1498. https://doi.org/10.1176/appi.ps.201400073.

Salvatore, G., Lysaker, P. H., Gumley, A., Popolo, R., Mari, J., Dimaggio, G. (2012): Out of illness experience: Metacognition-oriented therapy for promoting self-awareness in individuals with psychosis. American Journal of Psychotherapy, 66(1): 85–106. https://doi.org/10.1176/appi.psychotherapy.2012.66.1.85.

Sawyer, S. M., Azzopardi, P. S., Wickremarathne, D., Patton, G. C. (2018): The age of adolescence. The Lancet Child Adolescent Health, 2(3): 223–228. https://doi.org/10.1016/S2352-4642(18)30022-1.

Schäfer, I., Gast, U., Hofmann, A., Knaevelsrud, C., Lampe, A., Liebermann, P., ... Wöller, W. (2019): S3-Leitlinie Posttraumatische Belastungsstörung. Berlin, Heidelberg: Springer.

Scherk, H., Pajonk, F. G., Leucht, S. (2007): Second-generation antipsychotic agents in the treatment of acute mania: A systematic review and meta-analysis of randomized controlled trials. Arch Gen Psychiatry, 64(4): 442–455. https://doi.org/10.1001/archpsyc.64.4.442.

Schlimme, J., Brückner B. (2017): Die abklingende Psychose. Verständigung finden, Genesung begleiten. Köln: Psychiatrie Verlag.

Schmidt, F. (2012): Nutzen und Risiken psychoedukativer Interventionen für die Krankheitsbewältigung bei schizophrenen Erkrankungen. Bonn: Psychiatrie Verlag.

Schmidt, S. J., Schultze-Lutter, F., Schimmelmann, B. G., Maric, N. P., Salokangas, R. K. R., Riecher-Rössler, A., van der Gaag, M., Meneghelli, A., Nordentoft, M., Marshall, M., Morrison, A., Raballom, A., Klosterkötter, J., Ruhrmann S. (2015): EPA guidance on the early intervention in clinical high risk states of psychoses. European Psychiatry, 30(3): 388–404. https://doi.org/10.1016/j.eurpsy.2015.01.013.

Schneider, M. (2008): Puberty as a highly vulnerable developmental period for the consequences of cannabis exposure. Addiction Biology, 13(2): 253–263. https://doi.org/10.1111/j.1369-1600.2008.00110.x.

Schultze-Lutter, F., Michel, C., Schmidt, S. J., Schimmelmann, B. G., Maric, N. P., Salokangas, R., … Raballo, A. (2015): EPA guidance on the early detection of clinical high risk states of psychoses. European Psychiatry, 30(3): 405–416. https://doi.org/10.1016/j.eurpsy.2015.01.010.

Seiffge-Krenke, I. (2006): Leaving home or still in the nest? Parent-child relationships and psychological health as predictors of different leaving home patterns. Developmental Psychology, 42(5): 864–876. https://doi.org/10.1037/0012-1649.42.5.864.

Seikkula, J., Arnkil, T. E. (2007): Dialoge im Netzwerk. Neue Beratungskonzepte für die psychosoziale Praxis. Neumünster: Paranus.

Shaw, K., McFarlane, A., Bookless, C. (1997): The phenomenology of traumatic reactions to psychotic illness. The Journal of Nervous and Mental Disease, 185(7): 434–441. https://doi.org/10.1097/00005053-199707000-00003.

Sibitz, I., Katschnig, H., Goessler, R., Unger, A., Amering, M. (2005): Pharmacophilia and pharmacophobia: Determinants of patients' attitudes towards antipsychotic medication. Pharmacopsychiatry, 38(03): 107–112. https://doi.org/10.1055/s-2005-864119.

Siebert, S., Leopold, K., Baumgardt, J., Burkhardt, E., Bechdolf, A. (2021): Specialized inpatient treatment for young people with early-phase psychosis: Acute-treatment and 12-month results (submitted).

Simmonds, D. J., Hallquist, M. N., Asato, M., Luna, B. (2014): Developmental stages and sex differences of white matter and behavioral development through adolescence: A longitudinal diffusion tensor imaging (DTI) study. Neuroimage, 92: 356–368. https://doi.org/10.1016/j.neuroimage.2013.12.044.

Singh, S. P., Tuomainen, H., De Girolamo, G., Maras, A., Santosh, P., McNicholas, F., … Franić, T. (2017): Protocol for a cohort study of adolescent mental health service users with a nested cluster randomised controlled trial to assess the clinical and cost-effectiveness of managed transition in improving transitions from child to adult mental health services (the MILESTONE study). BMJ open, 7(10): e016055. https://doi.org/10.1136/bmjopen-2017-016055.

Slotema, C., Blom, J. D., Niemantsverdriet, M., Deen, M., Sommer, I. E. (2018): Comorbid diagnosis of psychotic disorders in borderline personality disorder: Prevalence and influence on outcome. Frontiers in Psychiatry, 9: 84. https://doi.org/10.3389/fpsyt.2018.00084.

Slotema, C. W., Daalman, K., Blom, J. D., Diederen, K. M., Hoek, H. W., Sommer, I. (2012): Auditory verbal hallucinations in patients with borderline personality disorder are similar to those in schizophrenia. Psychol Med, 42(9): 1873–1878. https://doi.org/10.1017/S0033291712000165.

Stanghellini, G., Lysaker, P. H. (2007): The psychotherapy of schizophrenia through the lens of phenomenology: Intersubjectivity and the search for the recovery of first- and second-person awareness. American Journal of Psychotherapy, 61(2): 163–179. https://doi.org/10.1176/appi.psychotherapy.2007.61.2.163.

Stangl, W. (2020): Online-Lexikon für Psychologie und Pädagogik. Stichwort: Adoleszenz. https://lexikon.stangl.eu/200/adoleszenz/ (11.11.2020).

Starzer, M. S. K., Nordentoft, M., Hjorthøj, C. (2018): Rates and predictors of conversion to schizophrenia or bipolar disorder following substance-induced psychosis. American Journal of Psychiatry, 175(4): 343–350. https://doi.org/10.1176/appi.ajp.2017.17020223.

Stieglitz, R.-D., Vauth, R. (2001): Die Wirksamkeit kognitiv-verhaltenstherapeutischer Ansätze in der Behandlung chronischer Positivsymptomatik. Zeitschrift für Klinische Psychologie und Psychotherapie, 30(4): 279–284. https://doi.org/10.1026//1616-3443.30.4.279.

Suijkerbuijk, Y. B., Schaafsma, F. G., van Mechelen, J. C., Ojajärvi, A., Corbière, M., Anema, J. R. (2017): Interventions for obtaining and maintaining employment in adults with severe mental illness: A network meta-analysis. Cochrane Database of Systematic Reviews, 9(9): CD011867. https://doi.org/10.1002/14651858.CD011867.pub2.

Sveinsdottir, V., Lie, S. A., Bond, G. R., Eriksen, H. R., Tveito, T. H., Grasdal, A. L., Reme, S. E. (2019): Individual placement and support for young adults at risk of early work disability (the SEED trial): A randomized controlled trial. Scandinavian Journal of Work, Environment and Health, 45(1): 33–41. https://doi.org/10.5271/sjweh.3837.

Swanson, S. J., Becker, D. R., Bond, G. R., Ellison, M. L. (2020): IPS supported employment for youth: Helping transition age youth with serious mental health conditions to access education, jobs, and careers. Worcester, MA: University of Massachusetts Medical School, Department of Psychiatry, Transitions to Adulthood Center for Research.

Symonds, J., Dietrich, J., Chow, A., Salmela-Aro, K. (2016): Mental health improves after transition from comprehensive school to vocational education or employment in England: A national cohort study. Developmental Psychology, 52(4): 652–665. https://doi.org/10.1037/a0040118.

TAYLOR, A., BOND, G. (2014): Employment specialist competencies as predictors of employment outcomes. Community Mental Health Journal, 50(1): 31–40. https://doi.org/10.1007/s10597-012-9554-6.

THORNICROFT, G., MEHTA, N., CLEMENT, S., EVANS-LACKO, S., DOHERTY, M., ROSE, D., ... HENDERSON, C. (2016): Evidence for effective interventions to reduce mental-health-related stigma and discrimination. Lancet, 387(10023): 1123–1132. https://doi.org/10.1016/S0140-6736(15)00298-6.

TIIHONEN, J., HAUKKA, J., TAYLOR, M., HADDAD, P. M., PATEL, M. X., KORHONEN, P. (2011): A nationwide cohort study of oral and depot antipsychotics after first hospitalization for schizophrenia. American Journal of Psychiatry, 168(6): 603–609. https://doi.org/10.1176/appi.ajp.2011.10081224.

TOHEN, M., HENNEN, J., ZARATE JR, C. M., BALDESSARINI, R. J., STRAKOWSKI, S. M., STOLL, A. L., ... COHEN, B. M. (2000): Two-year syndromal and functional recovery in 219 cases of first-episode major affective disorder with psychotic features. American Journal of Psychiatry, 157(2): 220–228. https://doi.org/10.1176/appi.ajp.157.2.220.

TOHEN, M., HENNEN, J., ZARATE JR, C. M., BALDESSARINI, R. J., STRAKOWSKI, S. M., STOLL, A. L., ... KOTTER, J. P. (2012): Die Kraft der zwei Systeme. Harvard Business Manager, 12: 22–26.

VAN DEN BERG, D. P., DE BONT, P. A., VAN DER VLEUGEL, B. M., DE ROOS, C., DE JONGH, A., VAN MINNEN, A., VAN DER GAAG, M. (2016): Trauma-focused treatment in PTSD patients with psychosis: Symptom exacerbation, adverse events, and revictimization. Schizophr Bull, 42(3): 693–702. https://doi.org/10.1093/schbul/sbv172.

VAN DEN BERG, D., DE BONT, P., VAN DER VLEUGEL, B. M., DE ROOS, C., DE JONGH, A., VAN MINNEN, A., VAN DER GAAG, M. (2018): Long-term outcomes of trauma-focused treatment in psychosis. Br J Psychiatry, 212(3): 180–182. https://doi.org/10.1192/bjp.2017.30.

VAN OS, J., GULOKSUZ, S. (2017): A critique of the »ultra-high risk« and »transition« paradigm. World Psychiatry, 16(2): 200–206. https://doi.org/10.1002/wps.20423.

VAUTH, R., STIEGLITZ, R.-D. (2008): Training emotionaler Intelligenz bei schizophrenen Störungen: Ein Therapiemanual. Göttingen: Hogrefe.

VLASTELICA, M., URLI, I., PAVLOVI, S. (2001): The assessment of the analytic group treatment efficiency according to Yalom's classification. Coll Antropol, 25: 227–237. https://hrcak.srce.hr (11.08.2021).

von Peter, S., Wilfer, A., Gervink, A. (2019): Recoveryorientierte Gruppenarbeit für Menschen mit Psychoseerfahrungen. Ein Non-Manual. Köln: Psychiatrie Verlag.

Walker, G., Bryant, W. (2013): Peer support in adult mental health services: A meta-synthesis of qualitative findings. Psychiatr Rehabil J, 36(1): 28–34. https://doi.org/10.1037/h0094744.

Weinmann, S., Bechdolf, A., Greve, N. (2021): Psychiatrische Krisenintervention zu Hause. Das Praxisbuch zu StäB & Co. Köln: Psychiatrie Verlag.

Wells, A. (2009): Metacognitive therapy for anxiety and depression. New York: Guilford.

Whitehorn, D., Brown, J., Richard, J., Rui, Q., Kopala, L. (2002): Multiple dimensions of recovery in early psychosis. International Review of Psychiatry, 14(4): 273–283. https://doi.org/10.1080/0954026021000016914.

WHO (2015): The European mental health action plan 2013–2020. Copenhagen: World Health Organization.

WHO (2017): Providing individualized peer support in mental health and related areas – WHO quality rights training to act, unite and empower for mental health (pilot version). Genf: World Health Organization (WHO/MSD/MHP/17.12).

Windell, D., Norman, R., Malla, A. K. (2012): The personal meaning of recovery among individuals treated for a first episode of psychosis. Psychiatric Services, 63(6): 548–553. https://doi.org/10.1176/appi.ps.201100424.

Woodside, H., Krupa, T., Pocock, K. (2007): Early psychosis, activity performance and social participation: A conceptual model to guide rehabilitation and recovery. Psychiatric Rehabilitation Journal, 31(2): 125–130. https://doi.org/10.2975/31.2.2007.125.130.

Wullschleger, A., Vandamme, A., Ried, J., Pluta, M., Montag, C., Mahler, L. (2019): Standardisierte Nachbesprechung von Zwangsmaßnahmen auf psychiatrischen Akutstationen: Ergebnisse einer Pilotstudie. Psychiatrische Praxis, 46(3): 128–134. https://doi.org/10.1055/a-0651-6812.

Wunderink, L., Nieboer, R. M., Wiersma, D., Sytema, S., Nienhuis, F. J. (2013): Recovery in remitted first-episode psychosis at 7 years of follow-up of an early dose reduction/discontinuation or maintenance treatment strategy: Long-term follow-up of a 2-year randomized clinical trial. JAMA Psychiatry, 70(9): 913–920. https://doi.org/10.1001/jamapsychiatry.2013.19.

Yalom, I. D. (1995): The theory and practice of group psychotherapy. 4. Auflage. New York: US Basic Books.

YALOM, I. D. (2010): Existenzielle Psychotherapie. 5. Auflage. Bergisch-Gladbach: EHP-Verlag.

YU, X., CORRELL, C. U., XIANG, Y.-T., XU, Y., HUANG, J., YANG, F., ... MASAND, P. (2016): Efficacy of atypical antipsychotics in the management of acute agitation and aggression in hospitalized patients with schizophrenia or bipolar disorder: Results from a systematic review. Shanghai Archives of Psychiatry, 28(5): 241–252. https://doi.org/10.11919/j.issn.1002-0829.216072.

YUNG, A. R., MCGORRY, P. D. (1996): The initial prodrome in psychosis: Descriptive and qualitative aspects. Australian and New Zealand Journal of Psychiatry, 30(5): 587–599. https://doi.org/10.3109/00048679609062654.

ZACHRISSON, H. D., RÖDJE, K., MYKLETUN, A. (2006): Utilization of health services in relation to mental health problems in adolescents: A population based survey. BMC Public Health, 6: 34. https://doi.org/10.1186/1471-2458-6-34.

ZUBIN, J., SPRING, B. (1977): Vulnerability: A new view of schizophrenia. Journal of Abnormal Psychology, 86(2): 103–126. https://doi.org/10.1037//0021-843x.86.2.103.

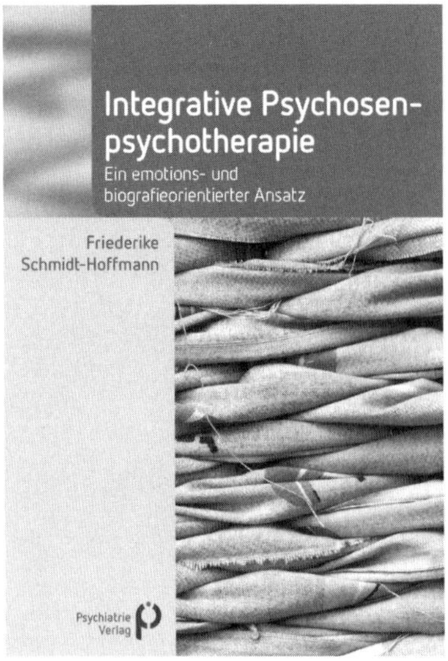

Friederike Schmidt-Hoffmann

Integrative Psychosenpsychotherapie

Ein emotions- und biografieorientierter Ansatz

1. Auflage 2021

240 Seiten, 35,00 Euro

ISBN: 978-3-88414-855-6

Menschen mit Psychose-Erfahrungen werden im therapeutischen Alltag oft anders behandelt als Menschen mit anderen Störungsbildern – dabei können »allgemeine« Ansätze der Psychotherapie auch bei Psychosen angewandt werden. Die Autorin ermutigt psychotherapeutisch Tätige, ihr Wissen auch hier einzusetzen, und stellt theoretisch fundierte und versorgungsnahe Perspektiven auf psychotische Störungen vor. Schulenübergreifend führt das Buch in das psychosespezifische Arbeiten ein, weist auf die Besonderheiten von Psychosebehandlungen hin und fördert anhand vieler Fallbeispiele den Mut für die Therapie mit Psychose-Erfahrenen.
Das Buch wirbt für einen biografisch verstehenden Zugang und zeigt auf, wie schematherapeutisch orientiertes Arbeiten im Rahmen eines integrativen, emotions- und bedürfnisorientierten Ansatzes Genesungsprozesse fördern kann. Es macht vorhandene theoretische Kenntnisse für die praktische Arbeit nutzbar und vermittelt eine sensible therapeutische Haltung, die auf Recovery, Selbstwirksamkeit und Empowerment ausgerichtet ist.

Psychiatrie Verlag

Telefon 0221 167989-0, Fax 0221 167989-20,
E-Mail: verlag@psychiatrie.de,
Internet: www.psychiatrie-verlag.de

Kritische Reflexion und gemeinsame Aushandlung

Als Ausgangspunkt ist eine Haltung hilfreich, die versucht, den Menschen ganzheitlich in den Blick zu nehmen und ihn in seinen Erlebensweisen zu verstehen – und ihn damit auch zu ermutigen, sich selbst als Mensch (in Beziehungen) zu erleben, zu verstehen und mitzuteilen. Eine derartige Haltung schließt die Bereitschaft ein, Ambivalenzen, Widersprüchlichkeiten, das Nebeneinander unterschiedlicher Positionen und Perspektiven sowie Lücken, Unverständliches und offene Fragen auszuhalten. In diesem Prozess die eigene therapeutische Haltung immer wieder kritisch zu reflektieren, bedeutet zum einen, das eigene Selbsterfahrungswissen zu vertiefen und einzubeziehen, um die eigenen wunden Punkte und Widersprüchlichkeiten (Gegenübertragungen) zu erkennen und sich eigener Tendenzen zu »Unwerten« bewusst zu werden. Zum anderen bedeutet es, die eigene Positionierung und den Umgang mit Macht und Diskriminierung kritisch zu reflektieren und in das therapeutische Handeln einfließen zu lassen. Dies schließt wiederum ein, das eigene Verhaftetsein in vereinfachten, traditionellen und potenziell die Macht- und Diskriminierungsverhältnisse stabilisierenden Krankheitsbildern zu hinterfragen.

Wenn wir die Selbstexpertise unseres Gegenübers als Grundlage für unsere therapeutische Arbeit betrachten, dann entwickeln sich daraus die Antworten auf Fragen danach,

- welche Erfahrungen und Erkenntnisse wann hilfreich und aushaltbar sind,
- welche Veränderungen zu welchem Zeitpunkt möglich und erstrebenswert sind,
- welche Risiken eingegangen, welche Schritte gewagt werden wollen,
- wann Verantwortung selbst übernommen werden oder zwischenzeitlich entlastend abgegeben werden kann.

All dies kann niemand für sein Gegenüber definieren oder entscheiden. Die gemeinsame Aushandlung dieser Fragen erfordert einen behutsamen zwischenmenschlichen Zugang, der offen ist für die Signale des anderen – auch wenn sie in Form von »Symptomen« ausgedrückt werden –, um zu verstehen, welche Botschaft auch *an uns* darin enthalten ist. So können auch diese Fragen und mit ihnen verbundene Spannungsverhältnisse angesprochen und miteinander abgewogen werden.

BEISPIEL Frau Q. brachte mir ein Geschenk mit in die Therapie, mit dem sie sich bedanken wolle, dass ich für sie da sei und ihr helfe. Da wir schon ab und zu über Geschenke in der Therapie gesprochen hatten, betonte sie, wie wichtig es ihr sei, ihre Dankbarkeit auszudrücken, und bat mich, das Geschenk anzunehmen. Ich teilte ihr mit, dass ich ihre Dankbarkeit spüre und diese Botschaft bei mir angekommen sei, dass ich aber gleichzeitig aus unseren bisherigen Gesprächen wisse, dass sie oft andere genau dann versorgen würde, wenn sie in sich Bedürfnisse, versorgt zu werden, wahrnehme – und daher zurückhaltend sei, das Geschenk anzunehmen. Sie erzählte daraufhin, dass sie in sich einen »Schrei nach Liebe« spüre, ein ganz tiefes Bedürfnis und das Gefühl, dass immer etwas gefehlt habe.
Es entwickelte sich ein sehr berührendes Gespräch über diese bedürftige Seite in ihr, in dem sie auch über ihr Gefühl, »eine Mutter zu vermissen«, und ihre Beziehung zu ihrer Mutter sprach, die sie durch deren eigene psychische Erkrankung und Alkoholabhängigkeit als nicht verfügbar erlebt hatte und mit der sie die Erfahrung gemacht hatte, um »überhaupt geliebt zu werden, den anderen versorgen zu müssen«. Am Ende der Sitzung entschieden wir zusammen, dass die Dekoration des Geschenks als Zeichen ihrer Dankbarkeit bei mir bleiben würde, sie das Geschenk aber für sich selbst mitnehmen würde – es war auch etwas, was sie sich selbst zwar wünschte, für das sie für sich aber niemals so viel Geld ausgeben würde. ×

Thomas Bock hat immer wieder betont (zuletzt siehe Bock 2020), dass sich in der Therapie von Menschen mit Psychose-Erfahrungen alle Therapieschulen notwendigerweise annähern müssten, um beziehungsfähiger zu werden. Sozialen Beziehungen und somit auch der therapeutischen Beziehungsgestaltung kommt in der Psychotherapie eine zentrale Bedeutung zu. Das macht es notwendig, dass wir uns als Therapeutinnen und Therapeuten verstärkt mit der Beziehung beschäftigen, unsere eigene Rolle in der Beziehung reflektieren, Gegenübertragungen klären und in der Beziehung als emotionales und soziales Gegenüber zur Verfügung stehen – und dies möglicherweise mehr, als wir das sonst insbesondere in verhaltenstherapeutischen Therapien gewohnt sind.
Die Notwendigkeit einer besonderen Reflexion der Beziehung und einer kritischen Auseinandersetzung mit der eigenen Rolle kann aus zwei Perspektiven begründet werden. Zum einen kann die besondere Sensibilität psychose-erfahrener Menschen dazu führen, dass Beziehungen als notwendig und bedrohlich zugleich erlebt werden. Es kann eine starke Sehnsucht nach Beziehung und

Nähe gehen, die gleichzeitig mit einer starken Angst vor Bindung einhergeht. Das heißt, schon die grundsätzliche Beziehungssituation und das damit verbundene Bindungsangebot können als konflikthaft und existenziell bedrohlich erlebt werden – und mit enormer innerer Anspannung verbunden sein. Die schon erwähnte, von den Teilnehmenden einer Gruppentherapie formulierte zentrale Frage »Wie kann ich in Beziehung geben, ohne dabei selbst verloren zu gehen?« macht diese Herausforderung (nicht nur) psychose-erfahrener Menschen auf besondere Weise deutlich.

In der Therapie geht es also darum, gemeinsam einen Begegnungsraum zu entwickeln, in dem nicht nur Beziehung zueinander, sondern vor allem der Kontakt zu sich selbst möglich wird, sodass sich die Person im Kontakt selbst erleben und wahrnehmen kann und gleichzeitig ein Kontakt zum Gegenüber möglich wird. Dabei kommt den individuellen, sich in der therapeutischen Beziehung reaktualisierenden Beziehungserfahrungen und -mustern eine zentrale Funktion zu, die sicherlich in psychodynamisch orientierten Psychotherapien bislang deutlich mehr berücksichtigt wurde als etwa in verhaltenstherapeutischen. Diese sich manchmal schon im initialen Kontakt aufdrängenden oder entfaltenden Reaktualisierungen erfordern von uns eine besondere Reflexion unserer Haltung und *unserer* Art der Beziehungsgestaltung. Meiner Erfahrung nach spielen oft Beziehungserfahrungen eine Rolle, die mit Grenzüberschreitung, Übergriffigkeit oder einer Verletzung der eigenen Integrität verbunden waren. Dies macht es notwendig, dass wir sensibel und behutsam vorgehen und unseren eigenen Umgang mit Grenzen kritisch reflektieren.

Darüber hinaus sind Menschen mit Psychose-Erfahrungen in besonderem Maße einer Diskriminierung ausgesetzt, die meist auf der interpersonellen Ebene vermittelt bzw. mindestens aktualisiert wird. Deshalb ist es notwendig, dass wir unsere eigene Haltung, unsere Behandlungspraktiken und unsere Formen der Beziehungsgestaltung und deren Eingebundensein in Formen der Macht und Machtausübung immer wieder kritisch reflektieren. Im therapeutischen Kontext sind dabei neben den Formen offener Diskriminierung vor allem Formen internalisierter Dominanz und Unterdrückung von Bedeutung. Hierzu zählen entmündigende und/oder schädigende Formen von Hilfe, die durch Schuld-, Scham- oder Überlegenheitsgefühle motiviert sind, letztendlich aber insbesondere die Fähigkeit, sich selbst zu helfen und Selbstverantwortung zu übernehmen, einschränken können.

Das betrifft auch die »benevolente Diskriminierung«, bei der das Gegenüber zwar aus einer wohlmeinend erlebten Intention »besser« behandelt oder unterstützt wird, dies aber in den gleichen Stereotypen (Mitleid mit dem

Schwächeren oder auch das sogenannte Helfersyndrom) begründet ist und letztendlich mindestens ebenso negative Auswirkungen für die betreffende Person hat. Es ist allerdings bedeutend schwieriger, derartige Formen von Diskriminierung bewusst wahrzunehmen und sich davor zu schützen. Außerdem gibt es Tendenzen, die Schuld an den Konsequenzen struktureller Unterdrückung bei der benachteiligten Person zu suchen oder unterschiedliche individuelle Lebensrealitäten und Ungleichheiten (einschließlich eigener Privilegien) ganz zu ignorieren bzw. zu leugnen (Schmidt 2009, S. 90 ff.).

Neben der Bereitschaft, die Beziehung und vor allem die eigene Rolle immer wieder kritisch zu reflektieren, sind weitere Aspekte der therapeutischen Haltung für den Therapie- und Genesungsprozess hilfreich:

Sich zurücknehmen Sich selbst zurückzunehmen bedeutet, einen zwischenmenschlichen Raum aufzumachen, der – bildlich gesprochen – Raum für das Gegenüber (entstehen) lässt, sich selbst wahrzunehmen. Das hat nichts damit zu tun, aus dem Kontakt zu gehen oder keine Verantwortung zu übernehmen. Vielmehr geht es um eine präsente Zurückhaltung, die letztendlich auch das Einfühlen erleichtert.

Das heißt auch, dass nicht alles unmittelbar verstanden, erklärt oder verändert werden muss, was auf Therapeutenseite zu Konflikten mit (verhaltenstherapeutischen) Anforderungen an Effizienz, Diagnostik, Psychoedukation oder der raschen Vermittlung von Störungsmodellen sowie zum schnellen Einsatz von Therapiemethoden zur Symptomreduktion führen kann. Solche Impulse können daraus resultieren, dass das Leid des Gegenübers spürbar wird, aus der inneren Verpflichtung, hilfreich sein zu sollen, und der oft vermittelten Vorstellung, helfen können zu *müssen,* woran zuweilen eine rigide Orientierung an prototypischen Vorstellungen, was hilfreich ist, hängt. Es ist meiner Ansicht nach wichtig, diesen Impulsen nicht (immer) nachzugeben, weil sie vorschnell verhindern können, dass ein Begegnungsraum überhaupt entsteht, oder sich wenig hilfreiche Erfahrungen wiederholen, die dem Menschen schon sehr vertraut sind.